妇科超声造影
诊断图谱

主　编　杨　敏

副主编　刘　芳　顾小宁

编　者（以姓氏笔画为序）

石富文　刘冬梅　刘　芳　杨　敏　顾小宁　褚桐苇

人民卫生出版社

·北京·

版权所有，侵权必究！

图书在版编目（CIP）数据

妇科超声造影诊断图谱/杨敏主编. —北京：人民卫生出版社，2021.6
ISBN 978-7-117-31570-8

Ⅰ.①妇… Ⅱ.①杨… Ⅲ.①妇科病-超声波诊断-图谱 Ⅳ.①R711.04-64

中国版本图书馆 CIP 数据核字（2021）第 083231 号

人卫智网	www.ipmph.com	医学教育、学术、考试、健康，购书智慧智能综合服务平台
人卫官网	www.pmph.com	人卫官方资讯发布平台

妇科超声造影诊断图谱
Fuke Chaoshengzaoying Zhenduan Tupu

主　　编：杨　敏
出版发行：人民卫生出版社（中继线 010-59780011）
地　　址：北京市朝阳区潘家园南里 19 号
邮　　编：100021
E - mail：pmph @ pmph.com
购书热线：010-59787592　010-59787584　010-65264830
印　　刷：北京华联印刷有限公司
经　　销：新华书店
开　　本：787×1092　1/16　印张：19
字　　数：474 千字
版　　次：2021 年 6 月第 1 版
印　　次：2021 年 7 月第 1 次印刷
标准书号：ISBN 978-7-117-31570-8
定　　价：198.00 元

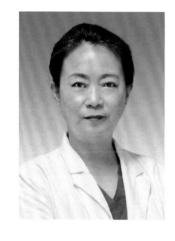

杨 敏

主任医师,副教授,硕士研究生导师,首都医科大学附属北京世纪坛医院超声科主任。现任中国医师协会超声医师分会妇产专业委员会常务委员,中国医疗保健国际交流促进会超声医学分会第二届委员会常务委员、围产学与妇产超声医学培训部副主任,中国研究型医院学会超声医学专业委员会常务委员,中国人体健康科技促进会妇科内分泌与生育力促进专业委员会副主任委员,中国医药质量管理协会医学影像质量研究委员会第一届委员会常务委员,北京女医师协会超声医学专业委员会常务委员,中国医学影像技术研究会第八届理事会理事及妇产超声专业学组副组长,北京医学会超声医学分会第三届理事会理事,中国超声医学工程学会妇产专业委员会委员,首都医科大学超声医学系务委员会委员。国家卫生健康委员会"十三五"规划教材《妇产科超声诊断学》副主编、《超声医学》编委,《中国妇科超声检查指南》编委,《中国产科超声检查指南》编写组副组长,《中国超声医学》《中国医学影像技术》杂志编委。多省市科研项目评审专家。

从事超声医学影像诊断二十余年,临床教学十余年,技术全面并具有较丰富的超声诊断经验。擅长妇科疑难病超声诊断、产前胎儿畸形诊断、超声造影、盆底超声、新生儿系列超声检查等。目前主要致力于妇产超声领域的技术应用与研究,并取得较好成效。获北京市科学技术进步奖二等奖,承担省部级课题多项,发表核心期刊及SCI论文四十余篇。

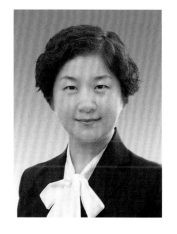

刘 芳

副主任医师,首都医科大学附属北京世纪坛医院超声科医疗秘书。现任首都医科大学超声医学系青年委员,中国医疗保健国际交流促进会超声医学分会围产学及超声造影学组委员,中国超声医学工程学会第二届分子影像超声专业委员会委员,北京超声医学专家委员会委员。

从事超声医学近二十年,擅长妇产科超声、妇科静脉造影及盆底超声,临床、科研及教学并进发展,积极参与北京市规范化医师培训及考核工作,参与多项省部级课题科研工作,以第一作者发表核心期刊及 SCI 文章近十篇,多次在北京市及国家级学术会议上发言并获奖,获得中国医师协会超声医师分会第一届全国妇产超声医学论坛青年教师授课比赛一等奖。

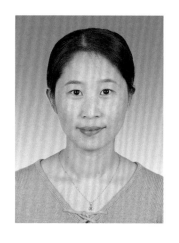

顾小宁

副主任医师,首都医科大学附属北京世纪坛医院超声科妇产组组长。兼任中国超声医学工程学会妇产超声专业委员会青年委员、中华预防医学会出生缺陷预防与控制专业委员会第一届青年委员会委员。

在妇产科疾病的超声诊断方面具有丰富经验,擅长胎儿系统超声筛查、妇科三维超声、盆底超声、输卵管超声造影、妇科静脉超声造影等。主持及参与省部级课题多项,以第一作者在国际和国内核心期刊发表学术论文近十篇。2019 年受邀参加香港亚太生殖大会、德国柏林世界妇产超声大会进行发言交流。曾获北京大学青年教师教学基本功比赛三等奖、第三届中国超声造影病例大奖赛二等奖、北京医学会青年学术论坛病例大赛二等奖。

前　言

　　超声造影技术被称为超声影像技术发展的第三次革命,在临床应用已有十余年,其在妇科疾病超声诊断中的应用包括妇科良恶性疾病的鉴别诊断、盆腔占位性病变的鉴别诊断、异位妊娠和异常妊娠的鉴别诊断及输卵管通畅性检查等。超声造影可以通过向人体血管内注入微泡造影剂以显示病变的微血管网的空间结构、空间分布、血管走行等特征,实现了同CT、MRI 一样的增强显像,进而提高诊断的准确性;还可以通过向人体管道内(如宫腔输卵管)注入微泡造影剂以追踪造影剂在管腔内增强显像,实时动态观察管腔形态、立体走行及评估其通畅性。另外,因目前使用的超声造影剂对肝肾无毒性、无辐射、罕见过敏反应、无需做过敏试验、适用人群广泛、可重复注射、可实时观察及反复分析等优势更便于操作和迅速诊断。

　　《妇科超声造影诊断图谱》是由笔者所在医院的超声造影团队总结近 7 年的妇科超声造影经验编著而成。本书包括两部分内容,即妇科静脉超声造影和宫腔输卵管超声造影,涵盖了妇科常见和部分罕见病种,所有病例均以静态及动态图谱双重形式展现,并通过术后病理证实。另外针对诊断思维、诊断技巧及鉴别诊断进行了分析总结,并附有真实临床病例供读者参考(可登录中华临床影像库查看),希望能为该领域感兴趣医师的临床工作提供帮助。

　　本书中所有病例的手术大体标本、病理图片及术中图片均由首都医科大学附属北京世纪坛医院病理科及妇产科提供,在此对他们的大力支持表示忠心地感谢! 本团队编者均为临床一线工作者,有着较丰富的超声造影诊断经验,但编写水平有限,书中可能存在错误和不当之处,诚请各位专家同行批评指正。

　　由于超声造影技术在妇科应用的相关文献不是很多,本书中的某些观点可能存在争议,希望通过一些比较典型的病例与大家共同探讨,也请各位专家同行多提宝贵意见。

杨　敏

2021 年 5 月

目　录

第一章

女性内生殖器官解剖概述

女性内生殖器官包括子宫、卵巢、输卵管及阴道。

一、子宫

子宫（uterus）为产生月经及胚胎生长发育的场所。

（一）解剖结构

子宫位于中盆腔，呈"倒置梨"形，内含子宫腔，两侧有输卵管和卵巢（图1-0-1）。子宫上部较宽呈前后略扁为子宫体（corpus uteri），下部较窄呈圆柱形为子宫颈（cervix uteri）。子宫顶部为子宫底（fundus uteri），宫底两侧为子宫角（cornua uteri），中央为上宽下窄三角形的子宫腔（uterine cavity），两侧与输卵管相通，下端通于宫颈管（图1-0-2）。子宫颈上端与子宫体相连处较窄，为子宫峡部（isthmus uteri），也为子宫腔与宫颈管相连处，称为解剖学内口，而在组织学上因子宫内膜开始转变为宫颈黏膜，也称为组织学内口（图1-0-3）。宫颈管末端为宫颈外口。子宫体与子宫颈的比例可在不同年龄时期发生改变，青春期前为1∶2，育龄期为2∶1，绝经后期为1∶1。子宫的前方与膀胱和尿道相邻，后方与直肠相邻。

（二）组织结构

1. **子宫体** 子宫体包括三层组织结构，由外向内分别为浆膜层、肌层、子宫内膜层。

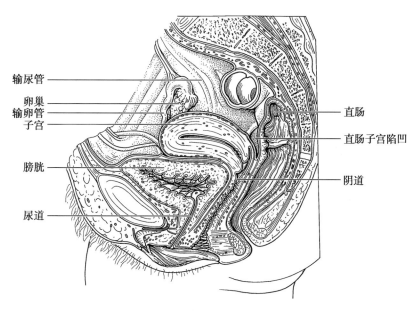

图1-0-1 女性盆腔矢状切面解剖示意图

1

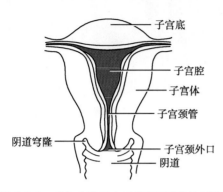

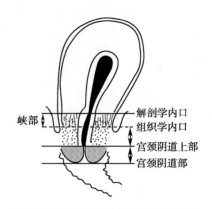

图 1-0-2　成年女性子宫冠状切面解剖示意图　　　　图 1-0-3　子宫矢状切面解剖示意图

（1）浆膜层：为覆盖宫体底部及前后面的脏腹膜,于子宫峡部向前返折形成膀胱子宫凹,向后返折形成直肠子宫陷凹(道格拉斯腔),向上与后腹膜相延续,向两侧汇合延伸形成阔韧带。

（2）子宫肌层：由大量平滑肌组织、少量弹力纤维与胶原纤维组成。子宫体肌层分为 3 层,即外层(肌纤维纵行排列)、中层(肌纤维呈交叉排列)及内层(肌纤维呈环行排列)。

（3）子宫内膜：分为 3 层,即致密层、海绵层及基底层。致密层及海绵层约占内膜层 2/3,对性激素敏感,在卵巢激素影响下发生周期性变化,又称为功能层;基底层为靠近子宫肌层的 1/3 处,对卵巢激素不敏感,无周期性变化。

2. 宫颈　子宫颈主要由结缔组织构成,含有平滑肌纤维、血管及弹力纤维。宫颈管内的黏膜呈纵行皱襞,受卵巢激素的影响有周期性变化。

（三）子宫韧带

子宫韧带包括阔韧带、圆韧带、主韧带和宫底韧带,主要由结缔组织增厚形成,有的含有平滑肌,具有维持子宫位置的作用。阔韧带起自子宫侧浆膜层,止于盆壁,由前后两叶腹膜及其间的结缔组织构成,内有丰富的血管、神经及淋巴管(图 1-0-4)。

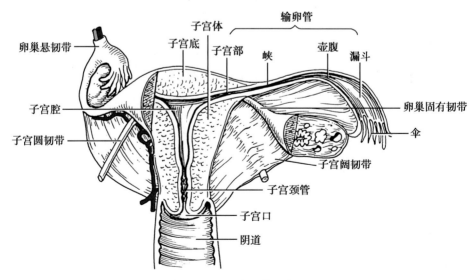

图 1-0-4　子宫韧带示意图

（四）血液供应

子宫血液供应来自子宫动脉及其分支。子宫动脉为髂内动脉前干的分支,其主干分布在子宫两侧,在腹膜后沿骨盆侧壁向下向前、横跨输尿管的前方、经阔韧带基底部及宫旁组织到达子宫侧缘,于距宫颈内口水平约2cm处分为上行支及下行支,上行支为子宫体支,较粗,沿子宫侧缘向上曲行,达宫底水平,至宫角又分为宫底支、卵巢支及输卵管支,依次分布于宫底部、卵巢动脉末梢及输卵管;下行支较细,分布于宫颈及阴道上部。子宫体支沿子宫侧缘进入子宫肌层后,由外向内逐次发出分支血管,即弓状动脉-放射状动脉-基底动脉-螺旋动脉,分别滋养子宫肌层外1/3、中1/3、内1/3和子宫内膜(图1-0-5)。子宫静脉与同名动脉伴行,静脉多于动脉,并在相应器官及其周围形成静脉丛,且互相吻合。

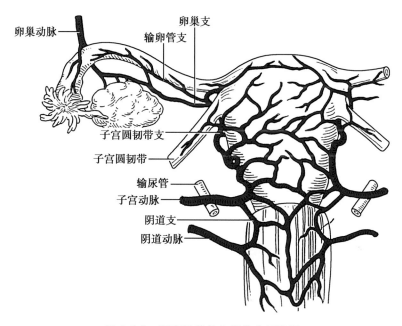

图 1-0-5　子宫及附件血供分布示意图

二、卵巢

卵巢(ovary)为产生及排出卵子、分泌甾体激素的性器官。

（一）解剖结构

正常卵巢是一对略扁的椭圆形器官,位于盆腔髂内、外动脉所夹的卵巢窝内,内侧以卵巢固有韧带与子宫相连,外侧以卵巢悬韧带与盆壁相连。

（二）组织结构

卵巢分外层皮质、中心部髓质两部分,两者间无明显分界,皮质其内含大量卵泡及由网状纤维与梭形细胞构成的结缔组织;髓质与卵巢门相连,含血管的疏松结缔组织,并有大量弹性纤维、淋巴管与神经纤维,接近卵巢门有少量平滑肌组织(图1-0-6)。

（三）血液供应

卵巢由卵巢动脉和子宫动脉卵巢支供血。卵巢动脉由腹主动脉发出,左侧可由左肾动脉发出。卵巢血供可分为四种类型:混合供应型,卵巢动脉优势型,子宫动脉优势型及卵巢动脉供应型。卵巢静脉与同名动脉伴行,静脉多于动脉,并在相应器官及其周围形成静脉

3

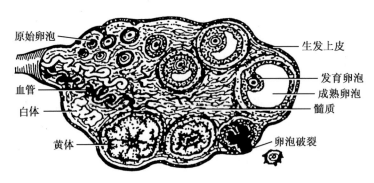

图 1-0-6　卵巢结构示意图

丛,且互相吻合。

三、输卵管

输卵管(fallopian tube)为卵子和精子结合、运输受精卵的管道。

(一)解剖结构

输卵管是一对细长而弯曲的肌性管道,长 10~12cm,直径约 5mm,位于子宫底两侧,包裹在子宫阔韧带上缘内。自双侧子宫角分别伸展至左、右卵巢,由内向外分为间质部、峡部、壶腹部及伞部四个部分(图 1-0-7)。

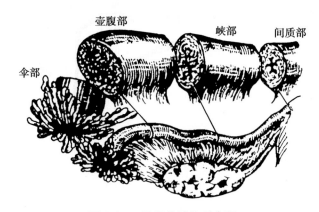

图 1-0-7　输卵管结构示意图

(二)组织结构

输卵管由浆膜层、肌层和黏膜层组成。浆膜层由阔韧带上缘腹膜延伸包绕而成。

(三)血液供应

输卵管由子宫动脉输卵管支和卵巢动脉输卵管若干分支供血。输卵管静脉与同名动脉伴行,静脉多于动脉,并在相应器官及其周围形成静脉丛,且互相吻合。

四、阴道

阴道(vagina)为月经排出、胎儿娩出及性交的通道。

(一)解剖结构

阴道位于真骨盆下部中央,上宽下窄,与膀胱和尿道相邻,与直肠接近。环绕宫颈周围的部分为阴道穹窿,是阴道位置最深的部位。

(二)组织结构

阴道表面有纵行的皱褶柱及与之垂直的横嵴,阴道壁由弹力纤维、肌层及黏膜组成。

(三)血液供应

阴道上段由子宫动脉宫颈-阴道支供血,中段由髂内动脉前干分支阴道动脉供血,下段主要由髂内动脉前干终支阴部内动脉和痔中动脉供血。阴道静脉与同名动脉伴行,静脉多于动脉,并在相应器官及其周围形成静脉丛,且互相吻合。

(刘芳　杨敏)

参 考 文 献

1. 丰有吉,沈铿. 妇产科学[M]. 第 2 版. 北京:人民卫生出版社,2013.

2. 谢红宁. 妇产科超声诊断学[M]. 第 2 版. 北京:人民卫生出版社,2004.

3. 任芸芸,董晓秋. 妇产超声诊断学[M]. 北京:人民卫生出版社,2019.

4. Pahwa A K,Siegelman E S,Arya L A,et al. Physical examination of the female internal and external genitalia with and without pelvic organ prolapse:A review[J]. Clin Anat. 2015,28(3):305-313.

5. Winnick C G,Holwell G I,Herberstein M E,et al. Internal reproductive anatomy of the praying mantid Ciulfina klassi(Mantodea:Liturgusidae)[J]. Arthropod Struct Dev. 2009,38(1):60-69.

6. Huber B A. Cryptic female exaggeration:the asymmetric female internal genitalia of Kaliana yuruani(Araneae:Pholcidae)[J]. J Morphol. 2006,7(6):705-712.

第二章

超声造影应用基础

超声造影(contrast enhanced ultrasonography,CEUS)通过向人体血管内、管道内或体腔内注入造影剂,使人体软组织声特性阻抗呈显著差别,从而增强对脏器或病变的显像及血流灌注信息。超声造影技术的出现被称为超声医学的第三次革命,实现了如 CT、MRI 一样的增强显像。目前超声造影根据注射途径分为两种:静脉超声造影(见第三～五章)及腔内超声造影(见第六、七章)。

第一节　超声造影基本原理

血液中含有红细胞、白细胞、血小板等有形物质,它们的声阻抗差很小,散射很弱,散射回声强度仅为软组织的万分之一到千分之一,在二维灰阶超声中表现为"无回声"。而经静脉注射微泡造影剂后,微泡与血细胞的声阻抗值不同,在声波的作用下会发生强背向散射,其散射强度与散射体大小、形状及与周围组织的声阻抗匹配度相关,以实现超声造影增强显像。微气泡作为"散射体"随血液流动并在声场中产生谐振,提供丰富的非线性谐波信号,同时在血液中产生大量的液-气界面以增强血液的背向散射,从而增加了血液的回波信号强度,成为可视的血池示踪剂。

超声造影剂(ultrasound contrast agent,UCA)主要特点是使用了气体微泡,使血液与周围组织对比增强,达到增强图像效果的目的。UCA 有以下几个重要参数及特性:

1. 造影剂散射体截面积(δ)　由散射体及散射体所在介质(血液)的绝热压缩系数(k_s 和 k)、散射体及散射体介质的密度(ρ_S 和 ρ)、散射体的半径(r)以及入射的超声频率(f_0)所决定,符合式 2-1-1:

$$\delta = \frac{4\pi f_0^4 r^6}{9}\left\{\left[\frac{k_s-k}{k}\right]^2 + \frac{1}{3}\left[\frac{(\rho_S-\rho)^2}{2\rho_S+\rho}\right]\right\}$$ （式 2-1-1）

在同样 f_0 和 r 情况下,气体作为造影剂的散射体截体面积(δ)明显大于液体和固体,比同样大小的固体粒子大 10^9 倍,可使背向散射强度大大增强,以突出感兴趣区的图像,改善图像的信噪比,提高显像效果。这是选用微气泡作为超声造影剂的根本原因。

2. 造影剂背向散射强度(Is)　主要取决于造影剂散射体的截面积(δ),符合式 2-1-2:

$$Is = \frac{Ii\delta}{4\pi R^2}$$ （式 2-1-2）

式中的 Ii 是入射超声强度,R 是探头与散射体之间的距离。

3. 造影剂在血液循环中的持续时间(T)　与微气泡半径的平方(r^2)以及密度(ρ)成正

比,与微气泡的弥散度(D)以及饱和浓度(C_s)成反比,符合式 2-1-3:

$$T = \frac{r^2 \rho}{2DC_s}$$ (式 2-1-3)

4. 造影剂共振 造影剂微泡的包壳具有弹性,当造影剂微泡接收到某一特定入射频率的超声波后,并且其频率等于微泡的固有振动频率时,在声场交替声压的作用下可产生共振运动(谐波信号),这种能使微泡产生共振的入射频率称共振频率。在共振频率上,微泡提供的声学能量最高,其振动会被放大。超声波发射频率不同会产生不同的很强的回声信号或谐波,谐波散射时血液/组织强度比(信噪比)提高。造影剂微泡的非线性振动信号可将微循环内的灌注血流与组织及大血管的声像信息对比区别开。共振频率与微泡直径成反比,即微泡越大,共振频率越低。

5. 造影剂的衰减 微泡造影剂能导致声场衰减系数的变化,衰减系数的变化会导致超声回波信号的变化,从而使超声图像发生一定的改变。背向散射与衰减互相关联,都与造影剂浓度有关。在低浓度时,背向散射强度随微泡造影剂浓度的增加而增加,在高浓度时,衰减却起主要作用。

6. 造影剂非线性效应 微泡在低声压情况下对超声波的反应是线性的,也就是微泡半径在正性声压下压缩程度与在负性声压下膨胀程度是一致的。但在高声压情况下却是非线性反应,即在正压下的压缩和负压下的膨胀是非对称的,使微泡共振变得复杂,形成非线性的超声散射体,而其背向散射强度远高于人体组织,在人体组织内表现为超声增强显像。

超声造影技术是近年来超声诊断学领域里一项重要的检查方法。UCA 随血流分布到全身,在不干扰血流动力学的情况下,能直观地反映组织或病灶内的血流灌注情况,结合超声造影新技术,可有效增强病变区显像,明显改善超声对病变区微循环显像的灵敏性和特异性,进一步拓展了临床超声诊断范围和应用潜力,以达到对病变良恶性鉴别诊断的目的。与 X 线、CT、MRI 等检测手段相比,UCA 在人体微小血管和组织灌注成像方面具有操作简便、无辐射、无肝肾毒副作用、实时高帧频、伪像少、显像效果好、适用面广、便于床旁检查等诸多优势,因此,在医学影像诊断方面应用越来越广泛。目前静脉超声造影广泛应用于腹腔脏器(如肝脏、脾脏、胆囊、胰腺、肾脏等)、浅表器官(如甲状腺、乳腺等)、妇科、儿科及心血管脏器,也可应用于外伤程度的评估、介入超声的定位及治疗的评估、靶向诊断等。超声造影技术对于现代超声医学诊断的发展具有重要的意义,为临床的诊疗提供了更多科学有效的诊断信息,开创了超声医学的新领域。

(褚桐苇 杨敏)

第二节 微泡声学造影剂

在超声造影应用中,可根据不同的应用目的选择不同的造影剂。根据包膜成分不同,造影剂可以分为以下四类:

第一类是以 Albunex 和 Optison 为代表的采用人血白蛋白作为包膜的微泡。Albunex 平均直径为 3~5μm,浓度为 $(3~5) \times 10^8$/ml(92% 微泡直径<10μm),微泡对压力变化敏感,在血流中半衰期<1min,1993 年在美国投入生产,现已停产。Optison 微泡壳厚 15μm,平均直径

为 1.0~2.25μm（93%的微泡直径<10μm），平均浓度为（5~8）×10^8 个/ml，1997 年 12 月由美国 FDA 批准上市，主要用于心脏超声增强左心室显像。

第二类是以 Echogen（QW3600）和 Imavist（又称 Imagent）为代表的采用表面活性剂作为包膜的微泡。Echogen 为气液相变型造影剂，采用的是表面活性剂微乳化非离子聚合物和 2.2%全氟戊烷异构体混合物，乳化液滴的直径为 0.2μm，在 29℃下全氟戊烷由液体转化为气体，微泡直径可增加 2.8 倍。在生理温度下，微泡直径可达 2~3μm，持续时间 5min 以上，1995 年获得美国专利，在欧洲被批准用于心脏增强显影，2002 年停止生产和使用。Imavist 是包含全氟己烷的微泡，壳为表面活性剂及缓冲盐的水溶性结构，在血液中溶解度低，稳定性好，用于肝脏超声增强显影，在肝脏内可保持 3~5min。

第三类是以 Echovist（SH U454）和 Levovist（SH U508A）为代表的采用糖类物质为包膜的微泡。Echovist 外壳采用半乳糖矩阵体包裹，平均直径 2μm（97%微泡直径<6μm），但其稳定性仍达不到经周围静脉注射后通过肺循环。Echovist 1991 年进入欧洲市场，被批准应用于超声心动图中，主要用于观察心脏右-左分流异常情况。Levovist 是欧洲和加拿大第一个被批准、也是被 60 多个国家批准应用于腹部器官组织的微泡超声造影剂，微泡平均直径 2~3μm（99%微泡直径<7μm），外壳采用具有可生物降解的半乳糖和棕榈酸包裹，棕榈酸为一种脂肪酸，起到增加微泡稳定性的作用，从而使微泡顺利通过肺循环进入动脉循环，持续时间可达 1~5min，Levovist 多用于肝肿瘤的鉴别诊断，在肝内可停留 20min。

第四类是以 Definity、Sonazoid 及 SonoVue 为代表的采用磷脂类化合物为包膜的微泡。Definity 为单层磷脂类壳内包含八氟丙烷微泡，平均直径 2.5μm，性能稳定，在美国及加拿大等国通过审批，用于腹部和心脏超声造影检查。Sonazoid 为磷脂类壳内包含全氟丁烷气体微泡，平均直径 3μm，具有无毒性、微泡谐波频谱宽、嗜网状内皮系统、增强效果好等特点。有研究显示 Sonazoid 在肝脏延迟相具有特殊的亲枯否（Kupffer）细胞特性。SonoVue 为聚乙二醇 4000 和磷脂组成的壳内包含六氟化硫气体微泡，平均直径 2.5μm（90%微泡直径<8μm），其表面活性剂（聚氧乙烯、磷脂和棕榈酸）增加了微泡的稳定性，先后在欧洲和中国被批准应用于心脏、肝脏、儿童输尿管反流临床超声造影检查。SonoVue 在中国已得到广泛临床应用，通过周围静脉注射除了应用于心脏和肝脏以外，还广泛应用于浅表组织器官、腹腔其他组织器官、妇科领域、介入超声诊断及治疗领域、动脉斑块评估、术中超声领域等。此外，在通过腔内通道注射如输卵管通畅性评估、脏器破裂损伤等领域也得到很好的应用。

目前最受关注且应用较广泛的是用于观察组织灌注状态的微气泡造影剂。通常把直径小于 10μm 的小气泡称为微气泡。高效的造影剂一般有以下几个特点：①安全性高，不良反应低，无刺激性，无生理活性，无肝肾毒副作用；②微泡直径为 1~6μm，可自由通过毛细血管；③能产生丰富的谐波；④具有高背向散射强度（Is）和大散射体截面积（δ）及低弥散度（D）和低饱和浓度（C_S），即持续时间（T）较长（>5min），有很好的稳定性。微泡具有 3 个重要的特性，即良好的声背向散射性、能产生丰富的谐波、在声压作用下具有破裂效应（即声空化效应）。声空化是指在强声波作用下，由于声波交变场的负压相的作用使液体中产生气体及其生长、闭合与破灭的现象。微泡在超声波的作用下产生振动，即在正压下的压缩和负压下的膨胀是非对称的，使微泡造影剂具有非线性特征，其非线性参数为人体组织的数十倍甚至数百倍以上，通过谐波成像技术的应用获得更清晰的图像。各类微泡造影剂理化特性见表 2-2-1。

表 2-2-1 各类微泡造影剂理化特性

	分子式	分子量	微泡直径/μm	包壳	内含气体	微气泡浓度	制备后稳定性
SonoVue	SF_6	146.05	2~6	磷脂	六氟化硫	$(1~5)×10^8/ml$	<6h
Sonazoid	C_4F_{10}	238.028	2~8	脂质	全氟丁烷	$2×10^9/ml$	>5min
Definity	C_3F_8	188.02	1.1~3.3	磷酯	八氟丙烷	$1.6×10^9$ 个/ml	>14d
Levovist	—	—	2~3	半乳糖和棕榈酸	空气	$(5~8)×10^8/g$	10~40min
Echogen	C_5F_{12}	288.0343	2~3	微乳化非离子聚合物	挥发性的全氟戊烷液体	$1.0×10^9$ 个/ml	>5min
Optison	C_3F_8	188.02	1.0~2.25	白蛋白	八氟丙烷	$(5~8)×10^8$ 个/ml	30min
Albunex	—	—	3~5	白蛋白	空气	$(3~5)×10^8/ml$	12 个月

　　微泡造影剂属第三代超声造影剂,是以全氟化碳等高分子量气体作为填充物为特征的新型微泡。目前临床应用较多并具有代表性的是 SonoVue 微气泡造影剂,内含高密度的惰性气体,因分子量大,在血液中的饱和浓度(C_s)和弥散度(D)都较小,根据式 2-1-3 可以得知,它的持续时间(T)较长,因此稳定性好。在低声压的作用下,微泡具有好的谐振特性,振而不破,能产生较强的谐波信号,获得较低噪声的实时谐波图像。本书中所有病例均使用 SonoVue 微泡造影剂,SonoVue 微泡结构如图 2-2-1 所示。其组成为冻干粉(25mg),内填充六氟化硫气体(59mg)。冻干粉末辅料为二硬脂磷脂酰胆碱(DSPC),二棕榈磷脂酰甘油钠(DPPG.Na),棕榈酸及聚乙二醇4000。SonoVue 对声压抵抗性好,回声反射强,持续时间长,半衰期为 6min,超过 80% 的成分 11min 后经肺脏排出。SonoVue 为纯血池造影剂,不会外渗到血管间隙,在血池中足够稳定。可以通过肺泡微循环屏障进入全身血管系统,在低声压下产生明显的非线性散射效应,显示组织的微循环血流灌注。使用前加入 5ml 生理盐水,轻轻摇匀配成白色、乳状悬浮液,微泡直径约为 2.5μm(90% 微泡小于 8μm),微泡浓度为(1.0~

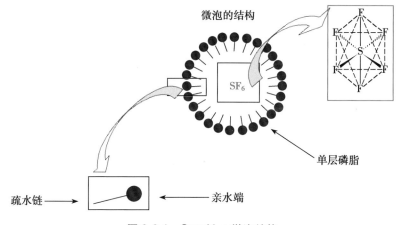

图 2-2-1 SonoVue 微泡结构

5.0)×10^8/ml,其表面活性剂如聚氧乙烯、磷脂和棕榈酸保证了微泡的稳定性,在小瓶里可稳定数小时(<6h),但放置2min后,微泡上升到液体表面,注射前可将小瓶上下摇动以获得均匀的悬浮液。六氟化硫微泡的优点包括壳的稳定性和弹性好、气体溶解性低、血循环持续时间长、微泡均匀一致、低声压模式下背向散射效果好。

(褚桐苇　杨敏)

第三节　超声造影实时成像技术

机械指数(mechanical index,MI)是超声造影成像中的一个重要指标,其定义为在特定介质中,声波峰值负压与中心频率的平方根之比。即MI与超声波声场中的声压和探头的频率有关,P^-为声场最大负压,f为探头中心频率,符合式2-3-1:

$$MI = \frac{P^-}{\sqrt{f}}$$

(式2-3-1)

MI反映的是超声声束聚焦区的组织所接受的平均超声压力近似值。通常认为MI≤0.1为低机械指数。实时成像技术(real-time imaging)也称为低机械指数实时成像,通过利用发射低机械指数的声压而实时跟踪造影剂微气泡的组织灌注过程,是目前临床上应用广泛的超声成像技术,具有实时、高分辨率、观察方便等优点。低MI超声波很少能对造影剂微泡产生破坏,从而保证血流灌注状态的连续性观察。另外,低MI状态下能减少组织产生的谐波信号,同时滤除组织产生的线性基波信号,获得较高的信噪比。

(褚桐苇　杨敏)

参考文献

1. Claudon M, Cosgrove D, Albrecht T, et al. Guidelines and good clinical Practice recommendations for contrast enhanced ultrasound(CEUS)-update 2008[J]. Ultraschall Med, 2008, 29(1):28-44.

2. Lassau N, Chami L, Benatsou B, et al. Dynamic contrastenhanced ultrasonography(DCE-US) with quantification of tumor perfusion:a new diagnostic tool to evaluate the early effects of anti-angiogenic treatment[J]. Eur Radiol, 2007, 17(Suppl 6):F89-F98.

3. Mischi M, den Boer JA, Korsten HH. On the physical and stochastic representation of an indicator dilution curve as a gamma variate[J]. Physiol Meas, 2008, 29(3):281-294.

4. Wakasa T, Higuchi Y, Hisatomi M, et al. Application of dynamic CT for various diseases in the oral and maxillofacial region[J]. Eur J Radiol, 2002, 44(1):10-15.

5. Wilkening W, Lazenby J C, Ermert H. Technique for ultrasound imaging with conrast media using nonlinearity and time variance[J]. Biomed Tech(Berl), 1998, 43(Suppl):18-19.

6. Leinonen M R, Raekallio M R, Vainio O M, et al. The effect of the sample size and location on contrast ultrasound measurement of perfusion parameters[J]. Vet Radiol Ultrasound, 2011, 52(1):82-87.

7. Amarteifio E, Krix M, Wormsbecher S, et al. Dynamic contrast-enhanced ultrasound for assessment of therapy effects on skeletal muscle microcirculation in peripheral arterial disease:pilot study[J]. Eur J Radiol, 2013, 82(4):640-646.

8. 张青萍,周翔,柳建华. 新型超声造影剂对组织器官血流灌注的研究[J]. 放射学实践, 2000, 15(3):170-172.

9. Gorce J M, Arditi M, Schneider M. Influence of Bubble Size Distribution on the Echogenicity of Ultrasound Con-

trast Agents:A Study of SonoVue™[J]. Investigative Radiology,2000,35(11):661-671.

10. Wan C F,Du J,Fang H,et al. Enhancement patterns and parameters of breast cancers at contrast-enhanced US:correlation with prognostic factors[J]. Radiology,2012,262(2):450-459.

11. 刘吉斌,王金锐. 超声造影显像[M]. 北京:科学技术文献出版社,2010.

12. 郑荣琴,吕明德. 超声造影新技术临床应用[M]. 广州:广东科技出版社,2007.

第三章

妇科静脉超声造影临床应用

一、适应证和禁忌证

（一）适应证

1. 子宫病变的鉴别诊断，包括子宫肌层、子宫颈、子宫内膜的良性及恶性病变的鉴别，以及病变的侵及范围。

2. 子宫附件病变的鉴别诊断，包括卵巢肿瘤的良性及恶性病变、输卵管炎性、占位性病变的鉴别。

3. 盆腔肿物的鉴别诊断及盆腔肿物与周围组织关系的鉴别。

4. 与妊娠相关疾病的鉴别诊断，包括异位妊娠早期鉴别、流产后绒毛组织残留或胎盘残留、滋养细胞疾病、人工流产术后动静脉瘘形成。

5. 介入超声诊断的定位及介入超声治疗后评估。

6. 妇科肿瘤术后或放化疗后的疗效评估。

（二）禁忌证

1. 对所采用造影剂或造影剂中的某种成分过敏者。

2. 有典型心绞痛、急性冠脉综合征、临床不稳定性缺血性心脏病、伴有右向左分流的心脏病、急性心衰、心功能紊乱者。

3. 刚接受冠脉介入手术治疗者。

4. 重度肺动脉高压、未控制的系统高血压、成人呼吸窘迫综合征患者。

5. 孕妇及哺乳期者。

二、超声设备的调节与使用

在进行超声造影检查时，需选择与超声造影功能相匹配的超声探头，可获得高信噪比的成像。设备的适度调节和正确使用对避免在造影过程中产生显像伪像是非常重要的，如 MI、增益、扫描深度、帧频、扫描时间等调节。SonoVue 是目前国内较常用的造影剂，因只能耐受较低的 MI，通常设置 MI<0.2。从公式 2-3-1 中可知 MI 与探头中心频率的平方根成反比，因此在进行浅表组织超声造影检查时 MI 可设置较低，而进行深部组织检查时可适当调高 MI，但会增加微泡的破坏并缩短微泡显像时间，这种情况可适当增加给药量。在造影剂注射前要调节图像的增益及均匀性，并调整探查深度至图像能完整地包括病灶及周围组织，调节聚焦置于病灶的底部，聚焦点数量一般不超过 2 个。也可以在造影过程中根据需要随时调节 MI 或增益。帧频的调节通常在 8~20 帧/s，帧频过低会降低时间分辨率，不利于图像的实时显示；帧频过高则会引起不必要的微泡破坏，减少成像时间。超声探头的选择应与超声造影功能匹配，根据检查的目的不同，所选择的探头不同，频率也不同，在妇科常用经阴

道或经腹部探头,频率分别为 5.0~9.0MHz、2.5~4.0MHz。另外,通过调整动态观察范围、采用双幅图像观察模式、设置造影启动计时及存储动态图时长,有助于真实地显示病灶及正常组织间的增强差异、确认病灶的位置及图像分析。

三、操作流程

1. **造影前准备**　造影前应检查造影剂是否在有效期内、包装有无破损。包装内置有 1 支超声造影粉剂、1 支 5ml 注射器、1 个专用穿刺配液器和 1 个静脉套管针(20G)(图 3-0-1)。造影前询问患者病史及过敏史,无需进行过敏试验,需签署知情同意书,告知患者可能出现的不良反应及解决方案。

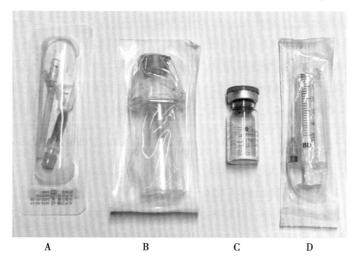

图 3-0-1　SonoVue 超声造影剂
A. 20G 静脉套管针;B. 专用穿刺配液器;C. 超声造影粉剂;D. 5ml 注射器。

2. **静脉通道建立**　将 20G 静脉套管针置于患者左上肢前臂的肘静脉内建立静脉通道,检查确定静脉通道回流无阻。

3. **造影剂配制**　去掉造影剂玻璃安瓿上蓝色的盖帽并消毒。用注射器抽取 5ml 生理盐水(0.9%)后将注射器连接至穿刺配液器上,再将穿刺配液器插入安瓿内,用力按压至两片塑料卡扣卡住瓶塞固定,将注射器内 5ml 生理盐水注入瓶内,震荡摇匀 20s,使瓶内造影剂呈现乳白色混悬液。造影剂应该现用现配,避免因长时间放置使微气泡减少影响检查效果。

4. **静脉注射**　造影剂用量通常在 1.8~3.0ml 之间,按医生要求用量抽取造影剂后,立刻通过静脉通道快速团注,再注入 5ml 生理盐水冲刷之后,关闭静脉通道并观察患者有无不良反应。造影结束后套管针留置 15~20min,以备应急救治。确定患者无异常反应方可拔出套管针。

5. **超声观察**　注射造影剂后开始观察病变区在增强早期和增强晚期造影剂微泡灌注和消退情况,对病变区增强的强度、增强范围大小及增强和消退的时间进行记录和描述,连续储存 120s 内图像。可联合采用定量分析软件进行分析,并给出合理的诊断结果。

四、观察内容

(一)时相划分
分为增强早期和增强晚期。增强早期指子宫动脉开始灌注显影至子宫肌层完全灌注增强达到峰值的过程。到达峰值以后造影剂开始消退至造影前水平的过程为增强晚期。

（二）观察指标

观察指标有增强时间、增强水平和造影剂分布特点，均以子宫肌层为参照。开始增强时间为注入造影剂后观察区域内开始出现造影剂灌注显影的时间，早于子宫肌层灌注显影为早增强，与子宫肌层同期灌注显影为同步增强，晚于子宫肌层灌注显影为迟增强。增强水平表现为当观察区域造影剂灌注显像强于子宫肌层时为高增强，等同于子宫肌层时为等增强，低于子宫肌层时为低增强，无灌注显像则为无增强。由于观察区域内组织结构不同，造影剂灌注分布不同，表现为分布均匀和不均匀。

五、超声造影定量分析应用

良恶性病变的微血管血流分布在彩色多普勒血流成像（color Doppler flow imaging，CDFI）中多难以清晰体现，而超声造影灌注模式能够反映肿瘤和周围组织器官内血流微灌注情况，并根据造影剂微泡的增强程度判断病灶的良恶性程度。然而，当病灶和邻近正常组织的增强差别很小时，肉眼难以分辨，则需要一种量化软件来帮助进行诊断。超声造影定量分析（ultrasonic contrast quantitative analysis）是一种以示踪剂稀释原理为依据的半定量研究方法，该方法是以造影剂为示踪剂，量化感兴趣区域（region of interest，ROI）内造影剂的灌注强度随时间变化的情况，用时间-强度曲线（time-intensity curve，TIC）表示，通过结合造影的动态过程和微泡密度变化的过程，提供丰富的定量诊断信息。TIC 主要用于分析造影剂增强强度与时间的关系。不同的病变因血流供应不同，其造影剂增强模式不同，增强时间也不相同。对病变进行 TIC 分析，有助于更客观地了解病变的血供特点，定量评估病变组织结构内的微循环随时间变化的血流量，有利于病变的鉴别诊断。超声造影的信号强度与造影剂的微泡浓度呈相关关系，而微泡浓度与组织灌注的血流量相关，因此 TIC 类似于 CT、MRI 灌注成像的定量分析。TIC 可以提供多个感兴趣区的对比分析，通过分析感兴趣区随时间变化而变化的血流量、组织的整体增强趋势、增强时间、达峰时间等参数，鉴别病变的性质。目前很多超声仪器都提供超声造影的定量分析随机软件，如 GE、Mindray、Philips、Esaote 等，也有部分脱机分析软件可供使用，如 Sono Liver、Qontrast 等，虽然超声造影的定量参数定义有所不同，但无论是定量分析随机软件，还是脱机分析软件，其意义大致相同。超声造影定量分析相关参数见表 3-0-1。时间-强度曲线示意图如图 3-0-2 所示。

表 3-0-1　超声造影定量分析相关参数

参　　数	含　　义	意　　义
GOF（goodness of fit）	计算拟合曲线的拟合程度	取值范围为 0～1，GOF 的高低将影响全部参数的准确性，1 为拟合曲线和原始曲线完全吻合，但一般建议拟合度不应低于 75%
BI（base intensity）	造影剂未到达时的基本强度	—
AT（arrival time）	造影强度开始出现的时间点	实际取值为比基准线高出 110% 处的时间值
TTP（time to peak）	达峰时间	造影剂从开始进入 ROI 内至增强强度达到峰值的时间

续表

参　数	含　义	意　义
PI(peak intensity)	峰值强度	造影剂在 ROI 内增强强度最显著的信号强度,可反映造影剂在 ROI 内的最大剂量,与组织的平均血流量成正比,可反映 ROI 内的血流量
AS(ascending slope)	造影的上升斜率	曲线上病灶灌注起始到峰值两点间斜率,反映了 ROI 内造影剂微泡的流量随时间的变化情况
DT/2(1/2 descending time,DT/2)	峰值强度减半时间	过峰值后强度减至峰值一半的时间点
DS(descending slope)	造影的下降斜率	造影剂在 ROI 内的稀释率,可能用来判断动脉血流灌注的储备能力
AUC(area under curve)	计算造影过程中时间强度曲线的曲线下面积	与造影剂的分布、血流速度及灌注时间密切相关,可反映 ROI 内的血流容积

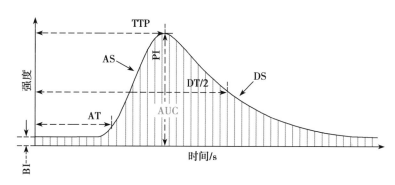

图 3-0-2　强度-时间曲线示意图

多项研究表明超声造影定量分析技术的参数分析主要受造影剂的剂量、造影剂的推注速度、ROI 区域的选取及机体因素等因素影响,具体如下:

1. **造影剂的剂量**　同一超声造影剂的剂量在一定范围内与 AUC、MTT(造影剂平均渡越时间)、PI 呈指数递增关系,但当造影剂的信号强度达到饱和时,上述参数将不再随着剂量的增加而增加。

2. **造影剂的推注速度**　无论是"弹丸式"团注法还是滴注法,造影剂的注射速度都会直接影响时间参数,但为了提高定量研究的精准性,最佳的注射方法是应用注射泵恒速输入造影剂。

3. **ROI 的选取**　ROI 的选取影响因素包括选取位置、选取形状及选取面积,ROI 选择不同的位置会影响造影的各个参数,而 ROI 的选取面积对时间参数影响不大,但对其他灌注参数有显著影响,当 ROI 的选取位置及面积不变的情况下,ROI 的形状不会影响造影参数的变化。

4. **机体因素**　不同器官的组织学及解剖结构不同,不同脏器的血流灌注量亦不同,且机体在各个生理状态下的血流灌注量也不同,因此该影响因素较难控制,但其主要影响因素包括是否有丰富的侧支循环、是否有双重血供、是否有动静脉瘘、是否有灌注压力的变化,此外,腹腔脏器受呼吸的影响通常会影响定量分析的结果,但对于盆腔脏器一般影响不大。

在进行超声造影的定量分析研究时,除了恒定的设置条件(如统一的超声发射参数、深度、焦点、同一造影剂及相同浓度),还应充分考虑上述四种影响因素,尽量做到系统化和规范化。

六、不良反应及对策

SonoVue 微泡造影剂安全性较高,不良反应发生率低,根据说明书其严重的不良反应发生率低于 0.01%,临床试验报告较多的不良反应有偶尔出现的面部潮红、头疼、心慌、恶心、注射部位反应,部分患者只有一过性咳嗽、打喷嚏等症状,且症状轻微、短暂,可自行恢复并无遗留效应。极少数提示过敏反应,如出现皮肤红斑、皮疹、喉咙刺激、腹痛、心动过缓、低血压、胸部不适、呼吸困难、意识丧失、过敏性休克等,多可自行痊愈或治疗后完全恢复,目前尚无相关死亡病例报道。

为有效预防不良反应的发生,超声造影检查前应仔细询问患者的过敏史,尤其对使用造影剂成分过敏者;严格掌握超声造影检查的适应证及禁忌证;检查结束后患者应保留静脉通道并留观 20~30min,患者无异常反应后,方可撤掉静脉通道。

超声造影检查室应备有生命监护仪、急救物品及设备,包括氧气、血压计、抗过敏、抗休克药物等。患者如出现轻微的不良反应,无需特殊处理,可自行恢复;如出现较严重的不良反应,可采取对症干预治疗。例如全身性过敏反应、支气管痉挛、喉头水肿、迷走神经反射者,可给予肌内注射肾上腺素 0.5mg(1:1 000,必要时可再次注射)、吸氧、保持呼吸道通畅、血压监测、静脉注射 H_1 组胺受体阻断剂(如苯海拉明 25~50mg)、静脉注射阿托品 0.6~1.0mg(必要时 5min 后可再次注射,但总量<3mg)。

七、报告书写原则

静脉超声造影的报告书写应包括基本信息、图像、文字描述等内容,具体如下:

1. **基本信息**　包括患者的姓名、性别、年龄、住院号、超声检查号、检查部位、仪器及探头型号等内容。

2. **图像选择**　选取典型造影图像 4~6 张,可根据需要适当增减。

3. **文字描述**　超声造影报告的主要部分,通常需要包括以下内容:

(1) 常规超声描述:病灶的位置、大小、边界、形态、内部回声、血流情况及频谱多普勒特征。

(2) 静脉超声造影表现:首先,要描述扫查方式(经阴道或腹壁超声扫查)、造影剂的名称、注射方式、剂量及注射次数;其次,要根据造影的时相顺序重点描述目标病灶的超声造影增强方式,主要包括造影剂的增强时间、程度及分布特征等情况;最后,结合常规超声检查给出造影的诊断提示。

4. **署名**　包括检查医师及记录者的姓名、检查时间等。

八、静脉超声造影的局限性

超声造影检查是在二维超声模式下显示子宫、卵巢及附件区组织的灌注情况,从而提高超声诊断的准确率,但在临床诊断中对于部分病例仍有其局限性。妇科超声造影的增强情况判断是以子宫肌层为参照物,因此,对于子宫切除的患者,因缺乏参照物而增加了诊断的难度,此外,对于部分大病灶,因无法与子宫肌层显示于同一图像内而增加了观察难度,此时应动态观察,并将经阴道及经腹壁超声相结合做出诊断。对于卵巢肿物的良恶性判断,超声造影有较明确的判断标准,但对于囊性肿物囊壁上的凸起结构,超声造影易出现假阳性的诊断。目前临床上缺少输卵管病变的诊断标准,因此对于输卵管疾病的诊断还有待研究。

(褚桐苇　杨敏)

参 考 文 献

1. 周翔,张青萍,柳建华.经外周静脉团注声学造影剂时间-强度曲线的实验研究[J].中国医学影像技术,1999,15(4):249-252.

2. Lassau N,Chami L,Benatsou B,et al. Dynamic contrastenhanced ultrasonography(DCE-US)with quantification of tumor perfusion:a new diagnostic tool to evaluate the early effects of anti-angiogenic treatment[J]. Eur Radiol,2007,17(Suppl 6):F89-F98.

3. Amarteifio E,Krix M,Wormsbecher S,et al. Dynamic contrast-enhanced ultrasound for assessment of therapy effects on skeletal muscle microcirculation in peripheral arterial disease:pilot study[J]. Eur J Radiol,2013,82(4):640-646.

4. Lassau N,Koscielny S,Chami L,et al. Advanced hepatocellular carcinoma:early evaluation of response to bevacizumab therapy at dynamic contrast-enhanced US with quantification—preliminary results[J]. Radiology,2011,258(1):291-300.

5. Yang C,Lee D H,Mangraviti A,et al. Quantitative correlational study of microbubble-enhanced ultrasound imaging and magnetic resonance imaging of glioma and response to radiotherapy in a rat model[J]. Med Phys,2015,42(8):4762.

6. Maruyama H,Mat sutani S,Saisho H,et al. Gray-scale contrast enhancement in rabbit liver with DMP115 at different acoustic power levels[J]. Ultrasound Med Biol,2000,26(9):1429-1438.

7. 蒋洁,王金锐,曲恩泽,等.肝脏超声造影定量分析中的影响因素[J].中国医学影像技术,2011,27(8):1621-1625.

8. 庄华,杨志.超声造影时间强度曲线在腹腔脏器功能及肿瘤灌注成像定量研究中的应用进展[J].生物医学工程学杂志,2011,28(3):640-644.

9. 张青萍,周翔,柳建华.新型超声造影剂对组织器官血流灌注的研究[J].放射学实践,2000,15(3):170-172.

10. 李杰,董宝玮,于晓玲,等.肝不同部位灰阶超声造影定量分析的实验研究[J].中华超声影像学杂志,2004,13(2):460-462.

第四章

正常女性内生殖器官静脉超声造影检查

一、检查方法及观察内容

可采用经阴道或经腹部超声,在造影模式下观察内生殖器官在增强早期造影剂灌注时间、增强强度、造影剂微泡分布特征以及在增强晚期造影剂消退程度。

二、超声造影表现

(一)子宫

超声造影实时动态观察可清晰显示正常子宫内血管分布的循环灌注特征,即于增强早期,造影剂微泡首先进入子宫动脉主干,沿分支血管逐渐向子宫灌注,显影顺序为子宫浆膜层→子宫肌层→子宫内膜层;子宫颈灌注显影与子宫肌层同步或略晚于子宫肌层;造影剂微泡分布均匀,肌层呈等增强,内膜呈稍低增强;而于增强晚期子宫内造影剂消退顺序则相反,为子宫内膜层→子宫肌层→子宫浆膜层(ER4-0-1)。

(二)卵巢

增强早期,卵巢中央髓质部分首先灌注显影,继而向皮质区灌注,达峰时呈高增强,卵泡内无灌注,卵泡壁呈环状高增强。增强晚期,造影剂缓慢消退,髓质部分呈持续性等增强,皮质部分呈低增强(ER4-0-2)。

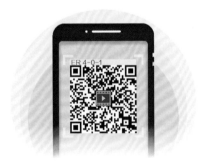

ER4-0-1 正常子宫超声造影动态图

ER4-0-2 正常卵巢超声造影动态图

(三)输卵管及阴道

正常输卵管壁及阴道壁较薄,超声造影剂微泡灌注显影与周围组织难于分辨,常与周围组织同步增强、同步消退。

(刘芳 杨敏)

参 考 文 献

1. 中国医师协会超声医师分会. 产前超声和超声造影检查指南[M]. 北京:人民军医出版社,2013.

2. 梁娜,吴青青. 静脉超声造影在妇科的应用及研究进展[J]. 中国医刊,2015,7(50):22-26.

3. 任芸芸,董晓秋. 妇产超声诊断学[M]. 北京:人民卫生出版社,2019.

4. Evans A T,Szlachetka K,Thornburg L L,et al. Ultrasound Assessment of the Intrauterine Device[J]. Obstet Gynecol Clin North Am,2019,46(4):661-681.

5. Miseljic N,Izetbegovic S,Mehmedbasic S,et al. Congenital anomalies of the uterus,and ultrasound diagnostics [J]. Med Arh,2010,64(2):119-120.

6. Jarrett B Y,Vanden Brink H,Brooks E D,et al. Impact of right-left differences in ovarian morphology on the ultrasound diagnosis of polycystic ovary syndrome[J]. Fertil Steril,2019,112(5):939-946.

7. Shao X H,Dong X Q,Kong D J,et al. Contrast-Enhanced Ultrasonography in Sclerotherapy for Ovarian Endometrial Cyst[J]. Ultrasound Med Biol,2018,44(8):1828-1835.

8. Korhonen K,Moore R,Lyshchik A,et al. Parametric mapping of contrasted ovarian transvaginal sonography[J]. Ultrasound Q,2015,31(2):117-123.

9. Malinova M. The use of doppler echography with contrast in gynecology[J]. Akush Ginekol(Sofiia),2012,51 Suppl 1:6-10.

第五章

妇科疾病静脉超声造影诊断

第一节 子宫疾病

一、宫体肌层病变

（一）子宫肌瘤

1. 病因及病理 子宫肌瘤（myoma of uterus）是女性生殖器官最常见的良性肿瘤，其病因尚不明确，多认为雌激素是肌瘤发生的重要因素，也有研究表明孕激素具有促进肌瘤生长的作用。肌瘤是由子宫平滑肌及结缔组织组成，周围肌壁纤维组织受压形成假包膜，肌瘤血供来自假包膜内的放射状分支血管。病理镜下主要由梭形平滑肌细胞和纤维结缔组织构成，尚有极少数特殊组织类型，如富细胞性、上皮性、静脉内及腹膜播散性，其性质和恶性潜能有待研究。根据肌瘤与子宫肌壁的关系分为肌壁间肌瘤（intramural myoma）、浆膜下肌瘤（subserous myoma）及黏膜下肌瘤（submucous myoma）。肌壁间肌瘤占 60%～70%，肌瘤位于肌壁间，周边均有肌层包绕。浆膜下肌瘤约占肌瘤的 20%，肌瘤向子宫浆膜面生长，突出于子宫表面，其表面仅有浆膜覆盖，有部分浆膜下肌瘤是以蒂与子宫相连，通过蒂部供血，可发生蒂扭转，另有部分浆膜下肌瘤向宫旁阔韧带内生长，称为阔韧带肌瘤。黏膜下肌瘤占 10%～15%，肌瘤向宫腔方向生长，并突入宫腔，其表面仅有黏膜层覆盖。国际妇产科协会（Federation International of Gynecology and Obstetrics，FIGO）将黏膜下肌瘤分为 3 型：0 型，完全位于宫腔内，有蒂，未向肌层扩展；Ⅰ型，无蒂，大部分位于宫腔内，向肌层扩展<50%；Ⅱ型，无蒂，小部分位于宫腔内，向肌层扩展≥50%。子宫肌瘤可单发，也可多发（图 5-1-1）。子宫肌瘤可发生变性，常见的变性包括玻璃样变（hyaline degeneration）、囊性变（cystic degeneration）、红色变（red degeneration）、钙化（degeneration with calcification）及肉瘤样（sarcomatous change）变。

2. 临床表现 肌壁间肌瘤多无明显临床表现。黏膜下肌瘤可有月经量增多及经期延长，

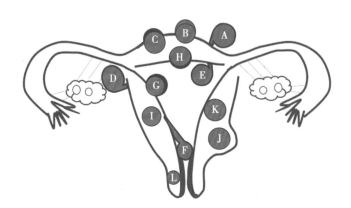

图 5-1-1 子宫肌瘤发生部位示意图
A～D. 浆膜下肌瘤；E～H. 黏膜下肌瘤，E、F. 0 型，G. Ⅰ型，H. Ⅱ型；I～K. 肌壁间肌瘤；L. 宫颈肌瘤。

伴坏死感染时可出现不规则阴道出血或血样脓性排液。浆膜下肌瘤较大时,可扪及下腹部包块。当肌瘤压迫膀胱、输尿管、直肠时可出现压迫症状,如尿频、尿急、下腹部不适及便秘等。

3. 超声表现

（1）二维超声：子宫肌瘤的超声表现为不均匀的低回声结节,瘤体大小不等,大者可达10cm 及以上。当合并有出血、囊性变、钙化时,内部可见高回声、无回声及强回声。肌壁间肌瘤与子宫肌层间有明显的界限,CDFI 显示瘤体内部及周边可见血流信号,周边的血流信号呈环状或半环状。黏膜下肌瘤表现为瘤体部分突入宫腔或全部突入宫腔,CDFI 显示瘤体内及边缘的血流分支通过其根部来源于子宫肌层。浆膜下肌瘤表现为瘤体位于子宫浆膜下,有的突向阔韧带,有完整的包膜,有的瘤体与子宫呈蒂样相连,CDFI 显示瘤体内及包膜的血流分支来源于子宫浆膜层。（图 5-1-2A、B,图 5-1-3A、B,图 5-1-4A、B）

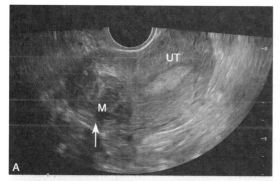
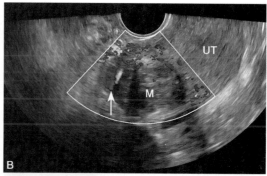
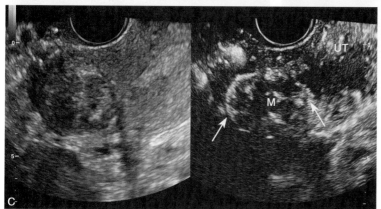

图 5-1-2　子宫肌壁间肌瘤
A.二维超声图,子宫右侧壁低回声结节(箭),M-病灶,UT-子宫;B.CDFI 图,示周边探及不连续环状血流(箭);C.增强早期超声造影图,病灶周边呈环状等增强,与子宫肌层同步(箭);D.增强晚期超声造影图,病灶周边呈持续性等增强(箭)。

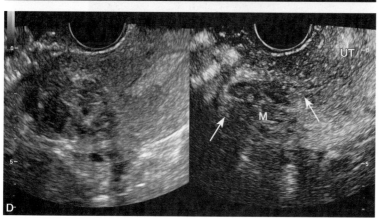

（2）超声造影:增强早期,子宫肌瘤的假包膜首先呈环状灌注显影,与子宫肌层同步,随后呈分支状向瘤体内灌注,达峰时呈均匀或不均匀等增强或高增强。带蒂的黏膜下或浆膜下肌瘤为蒂部血管先于假包膜灌注显影。部分较小的肌瘤假包膜增强不明显,瘤体内呈低增强或等增强,当肌瘤发生变性、坏死时,变性区域可无造影剂灌注。增强晚期,瘤体内造影剂消退早于子宫肌层,假包膜呈持续性等增强,形成"血管环"征,使得瘤体边界更清晰。（图5-1-2C、D,图5-1-3C、D,图5-1-4C、D,ER5-1-1~ER5-1-3）。

ER5-1-1　子宫肌壁间肌瘤超声造影动态图

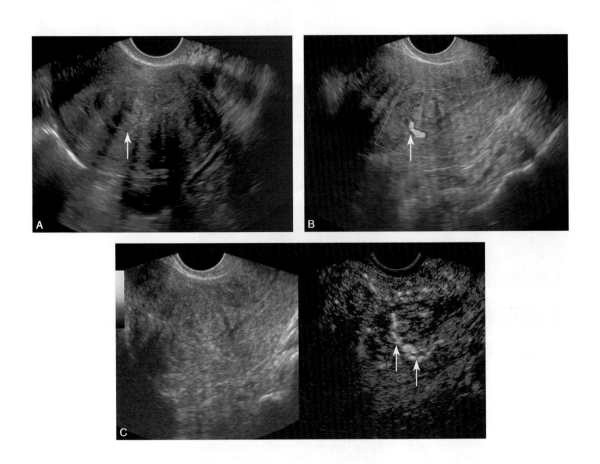

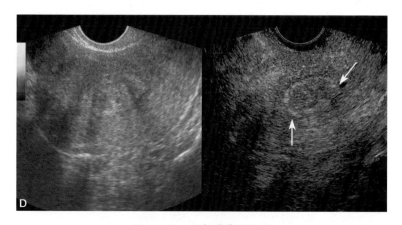

图 5-1-3　子宫黏膜下肌瘤

A.二维超声图,宫腔低回声结节(箭);B.CDFI 图,周边探及半环状血流信号,起自后壁(箭);C.增强早期超声造影图,病灶蒂部及周边先灌注显影,与子宫肌层同步(箭);D.增强晚期超声造影图,病灶周边呈持续性等增强,内部呈低增强(箭)。

ER5-1-2　子宫黏膜下肌瘤超声造影动态图

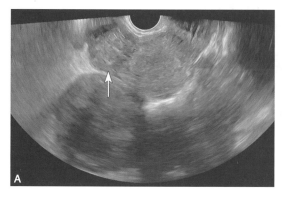

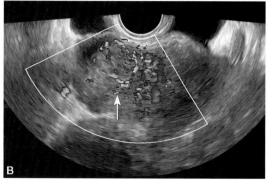

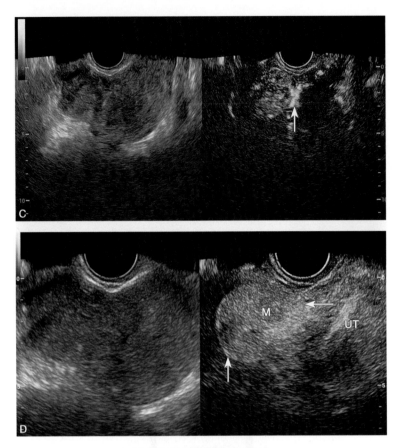

图 5-1-4　子宫浆膜下肌瘤

A. 二维超声图,子宫右侧壁外侧低回声结节(箭);B. CDFI 图,病灶周边探
及不连续环状血流信号(箭);C. 增强早期超声造影图,病灶与子宫右侧壁
相连处先灌注显影,与子宫肌层同步,呈高增强(箭);D. 增强晚期超声造
影图,病灶周边呈持续性等增强,内部呈低增强(箭)。

ER5-1-3　子宫浆膜下肌瘤超声造影动态图

(二)子宫腺肌病

1. 病因及病理　子宫腺肌病(adenomyosis)目前多认为是基底层内膜侵入到肌层生长
的结果,而人工流产、多次分娩、内膜炎等造成子宫内膜基底层损伤也与腺肌病的发生密切
相关。子宫腺肌病常合并子宫肌瘤和内膜增生,因而提示其发病与高雌激素有关。另外,也
有研究表明该病与遗传、病毒感染有关。子宫内膜侵入子宫肌层后,在肌层内呈弥漫性生

长,使子宫增大呈球形,子宫后壁受累多见。部分腺肌病病灶局限性生长,内部反复出血使病灶周围纤维组织增生形成团块,但无明显边界,称为子宫腺肌瘤(adenomyoma)。病理镜下肌层内可见岛状分布的内膜腺体和间质,为不成熟的基底层内膜,对雌激素敏感,对孕激素不敏感,因此病灶区常以增生期改变为主。

2. 临床表现　常发生于育龄期妇女,主要症状为进行性痛经、经量增多及经期延长。妇科手诊子宫增大、质硬、有压痛。

3. 超声表现

(1) 二维超声:超声表现为子宫弥漫性或非对称性增大,以后壁增厚明显,多呈"粗颗粒状"、多发散在"小囊样"结构及后方伴有"栅栏状"声衰减,若呈局灶型生长,即为腺肌瘤,病灶与正常肌层之间无明显边界。CDFI 显示病变肌层内可见星点状、条状或放射状的血流信号(图 5-1-5A、B,图 5-1-6A、B)。

(2) 超声造影:当子宫呈弥漫性增大或非对称性增大时,增强早期,病变区造影剂灌注显影多与子宫肌层同步,达峰时呈弥漫性不均匀高增强或等增强,与正常子宫肌层无明显界限。增强晚期,病变区内造影剂消退与正常子宫肌层同步,呈不均匀低增强。当子宫呈局限性增大形成腺肌瘤时,增强早期,病变区造影剂灌注显影略早于正常子宫肌层,达峰时呈不均匀高增强。增强晚期,病变区造影剂消退与子宫肌层同步,呈不均匀性等增强,与正常子宫肌层无明显界限(图 5-1-5C、D,图 5-1-6C、D,ER5-1-4,ER5-1-5)。

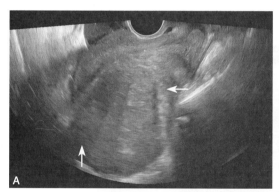

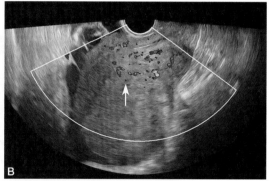

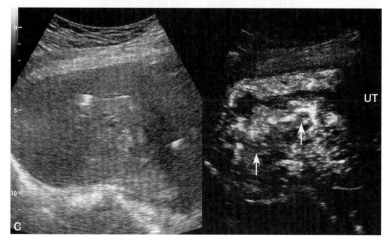

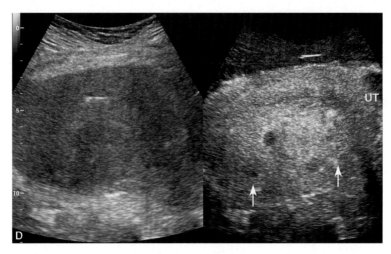

图 5-1-5　子宫腺肌症

A. 二维超声图,子宫后壁明显增厚,回声欠均(箭);B. CDFI 图,病变肌层
内探及条状、放射状血流信号(箭);C. 增强早期,病灶呈不均匀性等增强,
与正常肌层同步,无明显边界(箭);D. 增强晚期,病灶呈不均匀低增强,与
正常肌层同步消退(箭)。

ER5-1-4　子宫腺肌症超声造影动态图

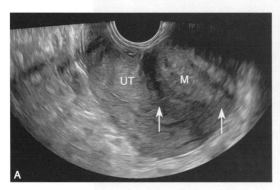

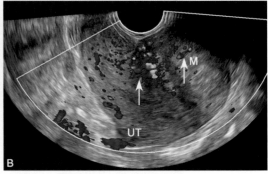

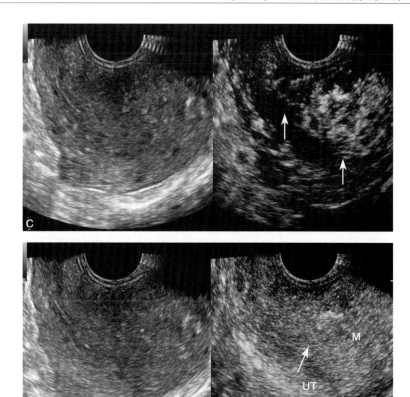

图 5-1-6　子宫腺肌瘤

A. 二维超声图,子宫后壁低回声结节(箭),UT-子宫,M-病灶;B. CDFI 图,病灶探及星点状、条状血流信号(箭);C. 增强早期超声造影图,病灶呈不均匀性等增强,略早于正常肌层,并与其无明显边界(箭);D. 增强晚期超声造影图,病灶呈不均匀低增强,与正常肌层同步消退(箭)。

ER5-1-5　子宫腺肌瘤超声造影动态图

（三）子宫肉瘤

1. 病因及病理　子宫肉瘤(utrerine sarcoma)罕见,恶性程度高,多发生于围绝经期妇女。来源于子宫肌层的平滑肌、结缔组织及内膜间质,也可继发于子宫平滑肌瘤。根据组织来源分为平滑肌肉瘤、子宫内膜间质肉瘤及上皮和间叶混合型肉瘤。平滑肌肉瘤多原发于子宫平滑肌或血管壁平滑肌。子宫内膜间质肉瘤来源于子宫内膜间质细胞,起源于子宫内膜功能层。上皮和间叶混合型肉瘤又分为腺肉瘤和癌肉瘤,腺肉瘤含有良性上皮成分及肉瘤样间叶成分。癌肉瘤则由恶性上皮和恶性间叶混合成分组成。子宫肉瘤组织切面呈鱼肉状，多数中心有坏死。

2. 临床表现　早期症状不明显，随着病情发展可出现阴道不规则出血、腹痛、腹部包块及膀胱、直肠压迫症状，晚期可出现恶病质及转移相应症状。妇科检查子宫增大、质软，如病灶脱出宫颈口，可见紫红色赘生物，质脆易出血。

3. 超声表现　见"三、子宫内膜病变"病例 12 和病例 14。

（四）病例

▣ 病例 1

1. 病历摘要　女，52 岁，发现子宫肌瘤 3 年，经量增多 9 个月。肿瘤标志物及相关激素正常。

2. 超声检查

（1）二维超声：宫腔下段至宫颈管内可见一低回声，大小约 4.4cm×3.0cm×2.9cm，可见粗大蒂样低回声似连于宫腔底部，蒂的宽度约 2.0cm。CDFI 示可见条状血流信号与宫底前壁相交通，RI：0.77。超声提示：宫腔下段至宫颈管内低回声（考虑黏膜下肌瘤），建议静脉超声造影了解蒂部情况（图 5-1-7A、B）。

（2）超声造影：增强早期，病灶周边及蒂部先灌注显影，略迟于子宫肌层，随即由周边向内缓慢灌注，达峰时呈较均匀等增强。增强晚期，病灶内造影剂消退与子宫肌层同步，呈低增强，蒂部及周边血管呈持续性等增强。蒂根部宽度约 1.05cm。超声造影提示：符合子宫黏膜下肌瘤超声造影表现（图 5-1-7C、D，ER5-1-6）。

3. 手术病理　宫腔镜所见：宫腔后壁可见一紫红色赘生物，充满宫腔，脱入宫颈管，表面光滑，未见丰富血运及异形血管，蒂宽约 1.2cm。病理：（子宫黏膜下肌瘤）黏膜下平滑肌瘤。核分裂 0 个/10HPF（图 5-1-7E、F）。

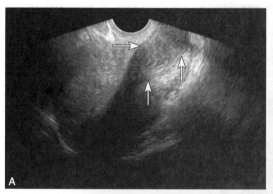
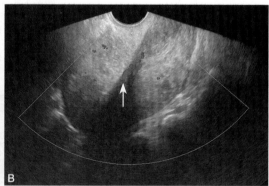
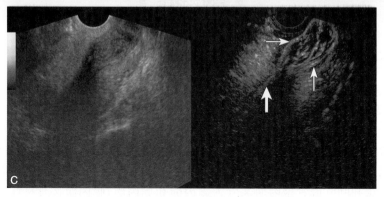

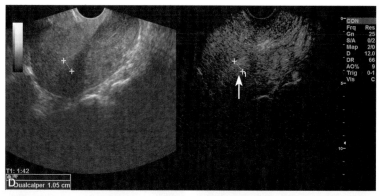

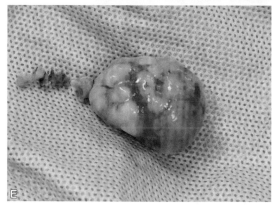
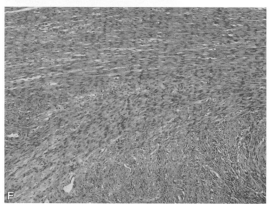

图 5-1-7　子宫黏膜下肌瘤（0 型）

A. 二维超声图，宫腔下段至宫颈管内低回声团（箭）；B. CDFI 图，病灶蒂部探及血流信号（箭）；C. 增强早期超声造影图，病灶蒂部及周边先灌注显影，周边环状等增强（粗箭示蒂部，细箭示周边）；D. 增强晚期超声造影图，病灶蒂部及周边呈持续性等增强，蒂部宽度约 1.05cm（箭）；E. 大体标本；F. 病理图。

ER5-1-6　子宫黏膜下肌瘤（0 型）超声造影动态图

病例 2

1. 病历摘要　女，47 岁，异常子宫出血，发现子宫黏膜下肌瘤半年。

2. 超声检查

（1）二维超声：子宫前壁可见一低回声团，大小约 8.6cm×3.0cm×2.5cm，部分突入宫腔下段，CDFI 示可见环状血流信号，RI：0.51。超声提示：子宫前壁低回声团（考虑前壁肌瘤向黏膜下生长）（图 5-1-8A、B）。

（2）超声造影：增强早期，病灶内造影剂由外向内灌注显影，与子宫肌层同步，周边呈环状高增强,达峰时内部呈等增强,病灶大部分突入宫腔下段。增强晚期,病灶内造影剂消退略早于子宫肌层,呈低增强,周边呈持续性环状等增强。病灶距前壁浆膜层约 1.06cm。超声造影提示:符合子宫黏膜下肌瘤超声造影表现(图 5-1-8C、D,ER5-1-7)。

3. 手术病理　宫、腹腔镜所见:肌瘤样结节大部分位于宫腔内,前壁间部分大小约 3cm×1cm,距浆膜层 1.0cm。病理:(子宫黏膜下肌瘤)黏膜下平滑肌瘤。核分裂 0 个/10HPF(图 5-1-8E)。

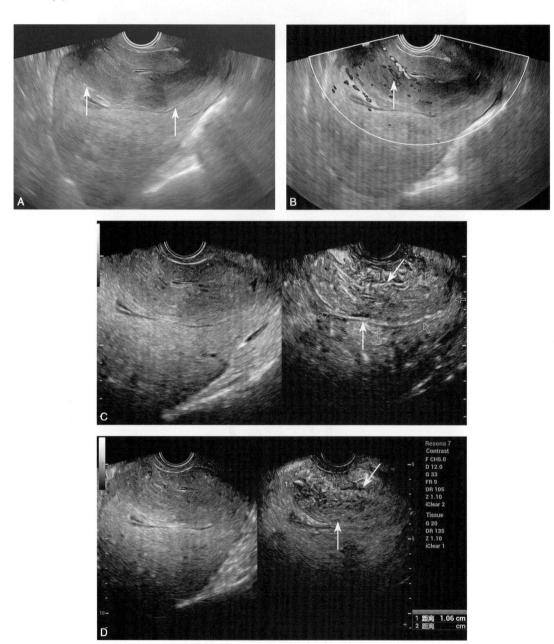

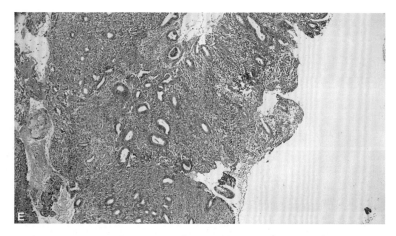

图 5-1-8　子宫黏膜下肌瘤（Ⅰ型）

A.二维超声图,子宫前壁低回声突入宫腔下段(箭);B.CDFI图,示病灶周边探及血流信号(箭);C.增强早期超声造影图,病灶周边呈环状高增强,由外向内灌注显影,内部呈等增强,边界清晰(箭);D.增强晚期超声造影图,病灶内造影剂呈低增强,周边呈持续性等增强,边界清晰,病灶边缘距前壁浆膜层最短距离带约 1.06cm(箭);E.病理图。

ER5-1-7　子宫黏膜下肌瘤（Ⅰ型）超声造影动态图

病例 3

1. 病历摘要　女,19 岁,发现腹部膨隆 7 个月,超声发现盆腔肿物 4 个月余。盆腔磁共振提示:盆腔内巨大实性肿块(子宫浆膜下肌瘤? 不完全除外来源于右侧卵巢的肿瘤)。

2. 超声检查

(1) 二维超声:子宫后方偏右侧可见实性低回声,大小约 17.8cm×14.9cm×10.3cm,CDFI 显示该包块周边及内部可见血流信号,RI:0.64,与宫底偏右侧似可见交通血流信号,子宫受压。超声提示:子宫后方偏右侧实性低回声(不除外阔韧带肌瘤),建议静脉超声造影(图 5-1-9A、B)。

(2) 超声造影:增强早期,病灶与子宫底右侧壁浆膜层交界处首先灌注显影,略早于子宫肌层,随后呈分支状向瘤体周边及内部灌注,达峰时呈不均匀等增强,周边可见环状高增强。增强晚期,病灶内造影剂消退与子宫肌层同步,呈低增强,其内分支血管及周边环状血管呈持续性等增强。超声造影提示:符合阔韧带肌瘤巨大肌瘤超声造影表现(图 5-1-9C、D,ER5-1-8)。

3. 手术病理　腹腔镜所见:右侧阔韧带可见一大小约 20cm×10cm×10cm 大小肌瘤结节完全突向右侧阔韧带至达侧盆壁,旋切下的肌瘤组织旋涡状结构清晰,称重约 3 480g。病理:(右侧阔韧带肌瘤)平滑肌瘤。核分裂 0 个/10HPF(图 5-1-9E)。

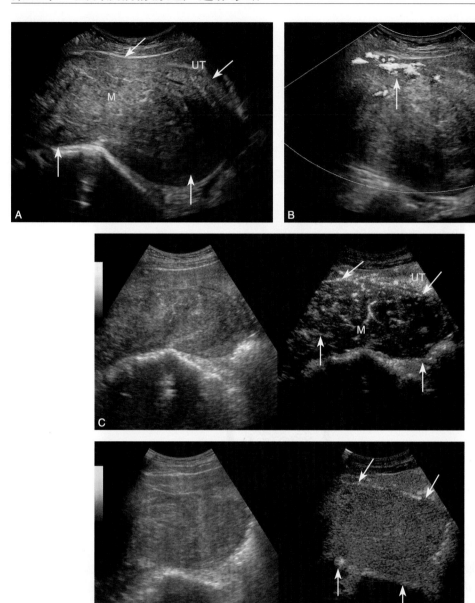

图 5-1-9　子宫巨大阔韧带肌瘤

A. 二维超声图,子宫后方偏右侧实性低回声(箭);B. CDFI 图,病灶与宫底偏右侧似可见交通血流信号(箭);C. 增强早期超声造影图,病灶与宫底右侧壁及周边首先灌注显影,周边呈环状高增强,由外向内呈分支状灌注显影(箭),M-病灶,UT-子宫;D. 增强晚期超声造影图,病灶内造影剂呈低增强,周边呈持续性等增强(箭);E. 病理图。

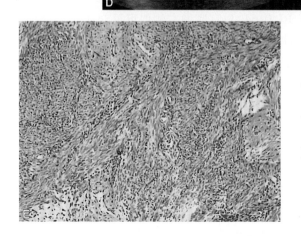

临床医生洞察人体疾病的"第三只眼"

——数百位"观千剑而识器"的影像专家帮你练就识破人体病理变化的火眼金睛

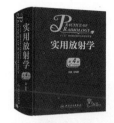

《实用放射学》第4版
——放射医师的案头书，内容丰富、翔实，侧重于实用，临床价值高

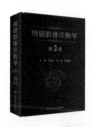

《颅脑影像诊断学》第3版
——续写大师经典，聚焦颅脑影像，疾病覆盖全，知识结构新

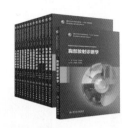

放射诊断与治疗学专业临床型研究生规划教材
专科医师核心能力提升导引丛书

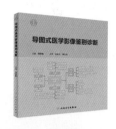

《导图式医学影像鉴别诊断》
——以常见病和多发病为主，采用导图、流程图、示意图及表格形式、条目式编写，以影像征象入手，着重传授看片技巧和征象、分析思路

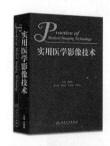

《实用医学影像技术》
——影像技师临床操作的案头必备

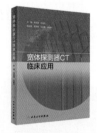

《宽体探测器CT临床应用》
——从讲解技术理论到展示临床病例，详细剖析宽体探测器CT临床应用

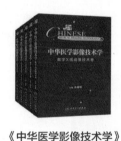

《中华医学影像技术学》
——国内该领域专家理论与实践的全面展现，为中华医学会影像技术分会的倾心之作

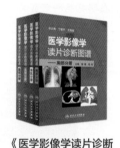

《医学影像学读片诊断图谱丛书》
——内容简洁、实用性强，影像学诊断的入门之选

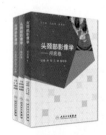

《头颈部影像学丛书》
——头颈部影像诊断的权威之作、代表之作

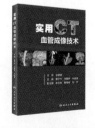

《实用CT血管成像技术》
——全面介绍多层螺旋CT血管成像技术，病例丰富，图片精美

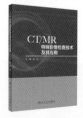

《CT/MR特殊影像检查技术及其应用》
——图片丰富，使用方便，服务临床。

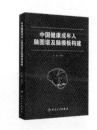

《中国健康成年人脑图谱及脑模板构建》
——建立中国人"标准脑模版"，填补"人类脑计划"空白！

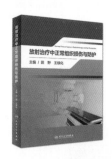

《放射治疗中正常组织损伤与防护》
——迄今为止国内正常组织放射损伤与防护方面较为全面的一本参考书

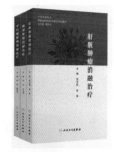

《中国医师协会肿瘤消融治疗丛书》
——规范、权威、新颖、实用，中国医师协会"肿瘤消融治疗技术专项能力培训项目"指定用书

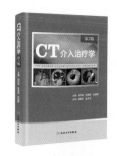

《CT介入治疗学》（第3版）
——全面介绍CT介入治疗在临床中的应用，理论与实践相结合

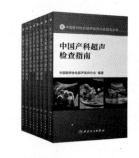

《中国医师协会超声医师分会指南丛书》
——中国医师协会超声医师分会编著的用于规范临床超声实践的权威指南

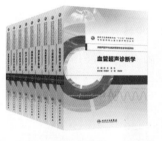

超声医学专业临床型研究生规划教材
专科医师核心能力提升导引丛书

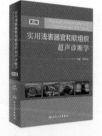

《实用浅表器官和软组织超声诊断学》（第2版）
——对浅表器官超声诊断的基础知识和临床应用进行了系统描述

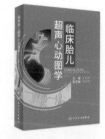

《临床胎儿超声心动图学》
——图像精美，内容丰富；包含大量胎儿心脏及小儿心脏超声解剖示意图、二维超声心动图和彩色多普勒血流图

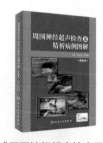

《周围神经超声检查及精析病例图解》（第2版）
——200余幅经典病例图＋实体解剖图＋手术实景图（病灶一目了然）＋100余段视频＋主编解说（一语道破关键）

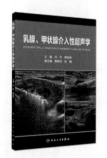

《乳腺、甲状腺介入性超声学》
——乳腺、甲状腺疾病超声引导穿刺活检、治疗的临床指导用书

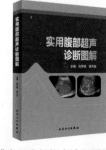

《实用腹部超声诊断图解》
——完美结合超声影像图和手绘示意图，易会、易懂、易学

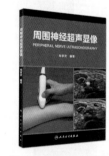

《周围神经超声显像》
——强调规范的周围神经超声探测方法，涵盖了以超声诊断为目的的显像的几乎所有神经

"治疗－康复－长期护理"服务链的核心

——全面落实《"健康中国2030"规划纲要》所提出的
"早诊断、早治疗、早康复"

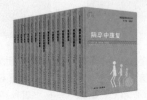 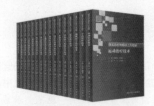

《康复医学系列丛书》

——康复医学的大型系列参考书，突出内容的实用性，强调基础理论的系统与简洁、诊疗实践方面的可操作性

《康复治疗师临床工作指南》

——以临床工作为核心，对操作要点、临床常见问题、治疗注意事项进行重点讲述

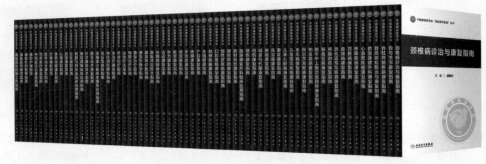

《中国康复医学会"康复医学指南"丛书》

——康复医学领域权威、系统的工作指南

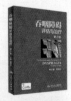

《吞咽障碍评估与治疗》
（第2版/配增值）

——八年酝酿、鸿篇巨制，包含大量吞咽障碍相关新知识、新技术、新理论

《康复科医生手册》

——全国县级医院系列实用手册之一，服务于基层康复医务工作者

《物理医学与康复学指南与共识》

——中华医学会物理医学与康复学分会推出的首部指南，提供规范系统的康复临床思路以及科学的临床决策指导

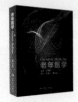   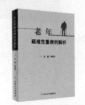

《老年医学》

——体现了老年医学"老年综合征和老年综合评估"的核心内涵，始终注重突出老年医学特色，内容系统权威

《老年医学速查手册》
（第2版）

——实用口袋书，可方便快捷地获取老年医学的知识和技能

《老年常见疾病实验室诊断及检验路径》

——对老年人群的医学检验进行了严谨的筛查、分析及综合诊断

《老年疑难危重病例解析》

——精选老年疑难、复杂、危重病例，为读者提供临床诊治思辨过程以及有益的借鉴

第三轮全国高等学校医学研究生"国家级"规划教材

创新的学科体系，全新的编写思路

授之以渔，而不是授之以鱼　　　回顾历史，揭示其启示意义
述评结合，而不是述而不评　　　剖析现状，展现当前的困惑
启示创新，而不是展示创新　　　展望未来，预测其发展方向

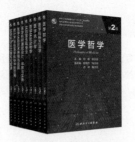 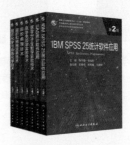 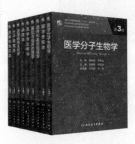

《科研公共学科》　　**《实验技术与统计软件系列》**　　**《基础前沿与进展系列》**

在研究生科研能力（科研的思维、科研的方法）的培养过程中起到探照灯、导航系统的作用，为学生的创新提供探索、挖掘的工具与技能，特别应注重学生进一步获取知识、挖掘知识、追索文献、提出问题、分析问题、解决问题能力的培养

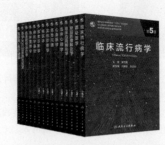 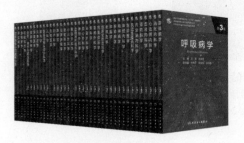

《临床基础与辅助学科系列》　　　　　**《临床专业学科系列》**

在临床型研究生临床技能、临床创新思维培养过程中发挥手电筒、导航系统的作用，注重学生基于临床实践提出问题、分析问题、解决问题能力的培养

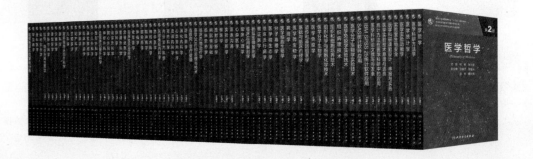

临床诊断的"金标准"

——国内病理学知名专家带你一起探寻疾病的"真相"

"视触叩听"飞翔的翅膀

——国家行业管理部门和权威专家为你制定的
临床检验诊断解决方案

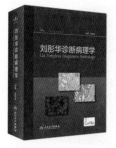

《刘彤华诊断病理学》
（第4版/配增值）

——病理科医师的案头书，二十年打磨的经典品牌，修订后的第4版在前一版的基础上吐陈纳新、纸数融合

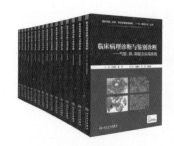

《临床病理诊断与鉴别诊断丛书》

——国内名院、名科、知名专家对临床病理诊断中能见到的几千种疾病进行了全面、系统的总结，将给病理医师"震撼感"

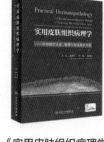

《实用皮肤组织病理学》
（第2版/配增值）

——5000余幅图片，近2000个二维码，973种皮肤病有"图"（临床图片）有"真相"（病理图片）

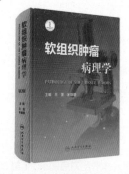

《软组织肿瘤病理学》（第2版）

——经过10年精心打磨，以4000余幅精美图片为基础，系统阐述各种软组织肿瘤的病理学改变

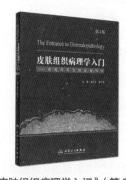

《皮肤组织病理学入门》（第2版）

——皮肤科医生的必备知识，皮肤病理学入门之选

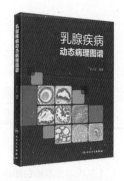

《乳腺疾病动态病理图谱》

——通过近千幅高清图片，系统展现乳腺疾病病理的动态变化

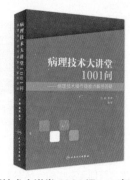

《病理技术大讲堂1001问——病理技术
操作疑难点解惑答疑》

——以问题为导向，全面解答临床病理技师工作中可能遇到的问题

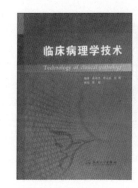

《临床病理学技术》

——以临床常用病理技术为单元，系统介绍临床病理学的相关技术

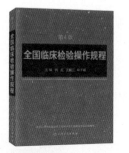

《全国临床检验操作规程》
（第4版）

——原国家卫计委医政司向全国各级医院推荐的临床检验方法

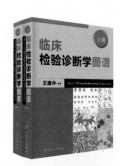

《临床检验诊断学图谱》

——一部国内外罕见的全面、系统、完美、精致的检验诊断学图谱

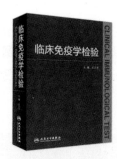

《临床免疫学检验》

——以国内检验专业的著名专家为主要编写成员，兼具权威性和实用性

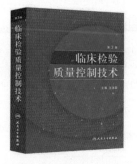

《临床检验质量控制技术》
（第3版）

——让临床检验质量控制有章可循，有据可依

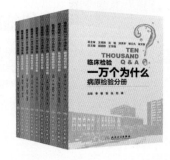

《临床检验一万个为什么丛书》

——囊括了几乎所有临床检验的经典问题

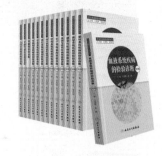

《常见疾病检验诊断丛书》

——临床医师与检验科医师沟通的桥梁

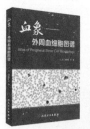
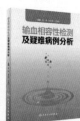
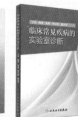
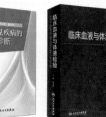
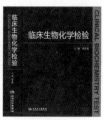
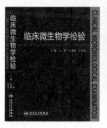
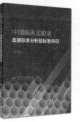
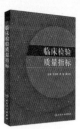
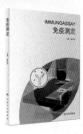
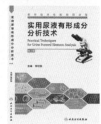

中华影像医学丛书·中华临床影像库

编写委员会

顾　　问　刘玉清　戴建平　郭启勇　冯晓源　徐　克

主任委员　金征宇

副主任委员（按姓氏笔画排序）

王振常　卢光明　刘士远　龚启勇

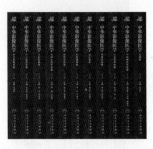 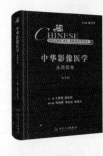 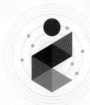

中华临床影像库

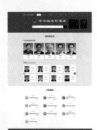

分卷	主编
头颈部卷	王振常　鲜军舫
乳腺卷	周纯武
中枢神经系统卷	龚启勇　卢光明 程敬亮
心血管系统卷	金征宇　吕　滨
呼吸系统卷	刘士远　郭佑民
消化道卷	梁长虹　胡道予
肝胆胰脾卷	宋　彬　严福华
骨肌系统卷	徐文坚　袁慧书
泌尿生殖系统卷	陈　敏　王霄英
儿科卷	李　欣　邵剑波
介入放射学卷	郑传胜　程英升
分子影像学卷	王培军

子库	主编
头颈部疾病影像库	王振常　鲜军舫
乳腺疾病影像库	周纯武
中枢神经系统疾病影像库	龚启勇　卢光明 程敬亮
心血管系统疾病影像库	金征宇　吕　滨
呼吸系统疾病影像库	刘士远　郭佑民
消化道疾病影像库	梁长虹　胡道予
肝胆胰脾疾病影像库	宋　彬　严福华
骨肌系统疾病影像库	徐文坚　袁慧书
泌尿生殖系统疾病影像库	陈　敏　王霄英
儿科疾病影像库	李　欣　邵剑波

了解更多图书
请关注我们的公众号

关注公众号
开启影像库 7 天免费体验

不熟悉人体结构怎敢当医生！

——几代解剖学家集腋成裘，为你揭示人体结构的奥妙

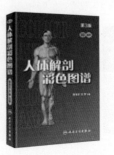

《人体解剖彩色图谱》（第 3 版 / 配增值）

——已是 100 万 [+] 读者的选择

读者对象：医学生、临床医师

内容特色：医学、美学与 3D/AR 技术的完美融合

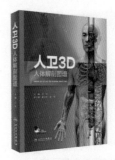

《人卫 3D 人体解剖图谱》

——数字技术应用于解剖学出版的"里程碑"

读者对象：医学生、临床医师

内容特色：通过数字技术精准刻画"系解"和"局解"所需展现的人体结构

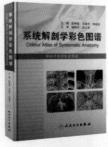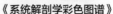

《系统解剖学彩色图谱》

——"系解"和"局解"淋漓尽致的实物展现

读者对象：医学生、临床医师

内容特色：分别用近 800 个和 600 个精雕细刻的标本"图解"系统解剖学和局部解剖学

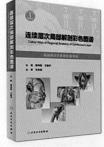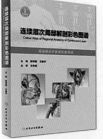

《连续层次局部解剖彩色图谱》

《实用人体解剖彩色图谱》（第 3 版）

——已是 10 万 [+] 读者的选择

读者对象：医学生、临床医师

内容特色：通过实物展现人体结构，局解和系解兼顾

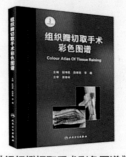

《组织瓣切取手术彩色图谱》

——令读者发出"百闻不如一见"的惊叹

读者对象：外科医师、影像科医师

内容特色：用真实、新鲜的临床素材，展现了84 个组织瓣切取手术入路及线管的解剖结构

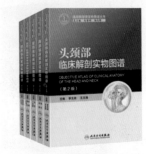

《临床解剖学实物图谱丛书》（第 2 版）

——帮助手术医师做到"游刃有余"

读者对象：外科医师、影像科医师

内容特色：参照手术入路，针对临床要点和难点，多方位、多剖面展现手术相关解剖结构

ER5-1-8　子宫巨大阔韧带肌瘤超声造影动态图

■ 病例4

1. 病历摘要　女,50 岁,月经延长 4 个月。

2. 超声检查

(1) 二维超声:子宫左侧壁可见一中等稍高回声结节,大小约 8.3cm×6.2cm×6.2cm,紧邻并挤压内膜,外缘距浆膜层约 0.5cm,CDFI 示周边及其内可见较丰富血流信号,RI:0.41。超声提示:子宫肌瘤,建议静脉超声造影了解血供情况(图 5-1-10A、B)。

(2) 超声造影:增强早期,病灶周边首先呈环状灌注显影,略早于子宫肌层,随即病灶内造影剂由外向内灌注,与子宫肌层同步,达峰时呈均匀高增强。增强晚期,其内造影剂消退略迟于子宫肌层,呈低增强,周边"血管环"呈持续性高增强。超声造影提示:符合子宫肌瘤超声造影表现(血供丰富)(图 5-1-10C~F,ER5-1-9)。

3. 手术病理　腹腔镜所见:子宫左侧壁直径约 8cm 肌瘤样结节,质韧,色白,表面有旋涡状结构。病理:富于细胞性平滑肌瘤。肿瘤细胞呈短梭形,胞质红染,细胞丰富,核分裂1 个/20HPF。(图 5-1-10G、H)。

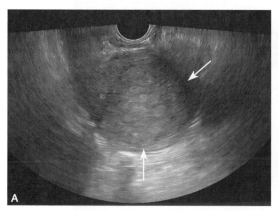
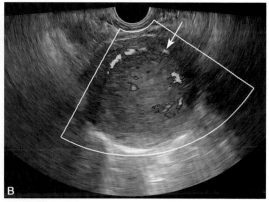

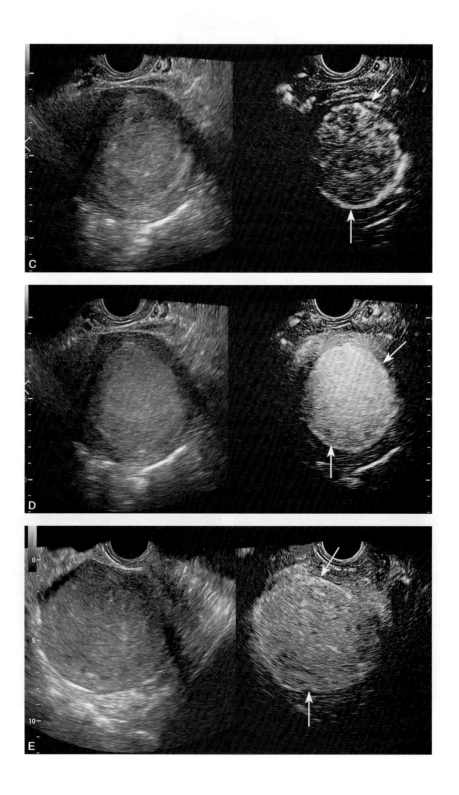

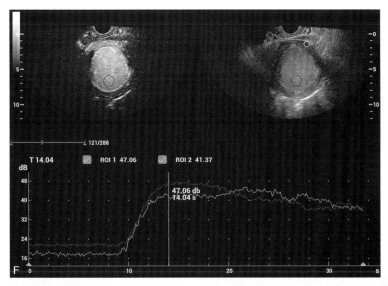

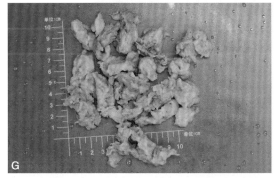
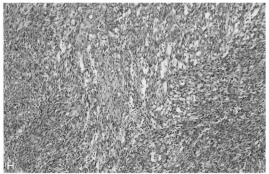

图 5-1-10　富于细胞性子宫肌瘤

A. 二维超声图,子宫左侧壁一中等稍高回声结节(箭);B. CDFI 图,周边及其内探及较丰富血流信号,RI:0.41(箭);C. 增强早期超声造影图,病灶周边呈环状高增强,由外向内灌注显影(箭);D. 达峰时超声造影图,内部病灶呈均匀高增强(箭);E. 增强晚期超声造影图,病灶内造影剂呈低增强,周边呈持续性高增强(箭);F. TIC 图,病灶内与子宫肌层始增时间、达峰时间基本一致,峰值强度高于子宫肌层,红色-病灶内,黄色-子宫肌层;G. 大体标本;H. 病理图。

ER5-1-9　富于细胞性子宫肌瘤超声造影动态图

◻ 病例5

1. 病历摘要 女,48岁,子宫肌瘤14年,发现盆腔包块9个月伴腹痛2个月。盆腔磁共振提示:腹盆腔巨大囊实性占位,考虑右侧卵巢上皮或性索间质来源,不排除恶性。

2. 超声检查

（1）二维超声:腹、盆腔内可见巨大以囊性为主的混合回声包块,壁不均匀性增厚,于左后壁可见团块状低回声,大小约8.1cm×6.0cm×5.5cm,周边可见钙化样强回声,范围上至剑突下,下至子宫中段,左右至腋中线,CDFI示该混合回声包块与宫底似可见血流相连,实性团块样低回声周边可见血流信号,RI:0.58。超声提示:腹、盆腔巨大混合回声包块(子宫来源可能,不除外浆膜下肌瘤囊性变),建议静脉超声造影了解该包块与子宫的关系(图5-1-11A、B)。

（2）超声造影:增强早期,病灶与子宫底后壁浆膜层交界处可见蒂样结构先灌注显影,早于子宫肌层,随后呈分支状向病灶边缘及内部实质区灌注,与子宫肌层同步,达峰时呈不均匀等增强,病灶内囊性及部分实质区无灌注。增强晚期,病灶内灌注区造影剂消退与子宫肌层同步,呈低增强,周边呈持续高增强。超声造影提示:腹、盆腔巨大混合回声包块,符合良性肿物超声造影表现(考虑子宫浆膜下肌瘤囊性变合并部分坏死、钙化)(图5-1-11C~E,ER5-1-10)。

3. 手术病理 腹腔镜所见:腹盆腔见一体积巨大囊性肿块,大小约40cm×30cm×25cm,占满整个腹盆腔,部分突向阔韧带,继续探查肿块,见肿块蒂部来源于子宫后壁近宫底处,蒂部宽约5cm。病理:梭形细胞肿瘤,考虑平滑肌瘤;伴透明变性和退变以及囊性变(图5-1-11F、G)。

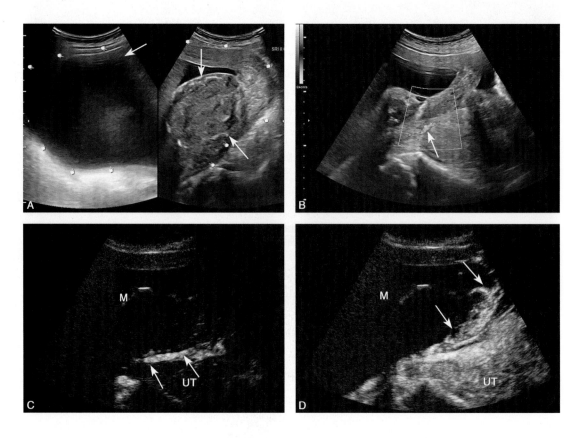

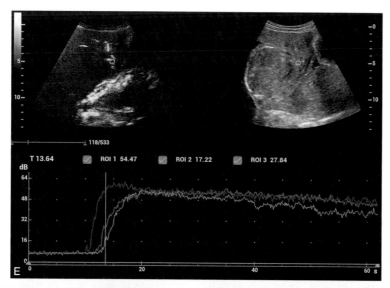

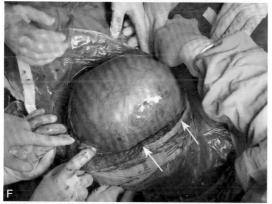
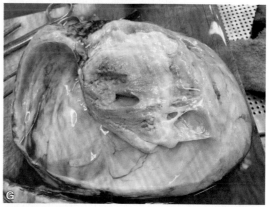

图 5-1-11　巨大浆膜下肌瘤伴变性

A. 二维超声图,腹、盆腔内巨大以囊性为主的混合回声包块,其左后壁可见团块状低回声,周边可见钙化样强回声(示标及箭);B. CDFI 图,混合回声包块与宫底似可见血流信号相交通(箭);C. 增强早期超声造影图 1,病灶与宫底后壁浆膜层交界处可见蒂样结构先灌注显影,早于子宫肌层(箭);D. 增强早期超声造影图 2,随后呈分支状向病灶边缘及内部实质区灌注,囊性及部分实质区无灌注(箭);E. TIC 图,病灶蒂部始增时间、达峰时间早于病灶实质区边缘及子宫肌层,峰值强度高于子宫肌层及病灶实质区边缘,子宫肌层及病灶实质区边缘始增时间、达峰时间及峰值强度基本一致,红色-病灶蒂部,黄色-病灶实质区边缘,蓝色-子宫肌层;F. 术中所见;G. 大体标本。M-病灶;UT-子宫。

ER5-1-10　巨大浆膜下肌瘤伴变性超声造影动态图

⬛ **病例6**

1. 病历摘要　女,45岁,尿频、尿急1年余,经量增多、周期缩短4个月。

2. 超声检查

（1）二维超声:子宫后壁可见实性低回声包块,大小约11.6cm×9.8cm×7.0cm,CDFI示其内及周边可见血流信号,RI:0.65。右附件区可见一囊性回声,大小约11.2cm×6.0cm×5.0cm,边界清,内部分成细沙样,内可见分隔,与后壁低回声紧邻,CDFI示其内血流信号不明显。超声提示:①子宫后壁低回声包块（考虑子宫巨大肌瘤）;②右附件区囊性包块（考虑a.卵巢囊性肿物,巧克力囊肿不排除;b.子宫浆膜下肌瘤囊性变待排除）（图5-1-12A、B）。

（2）超声造影:增强早期,病灶周边造影剂先灌注显影,与子宫肌层同步,随后可见实性区内造影剂由外向内呈不均匀灌注,并可见多条灌注显影的分支血管延伸至囊性区,呈分隔样,分隔间无灌注,达峰时病灶呈不均匀等增强。增强晚期,病灶实性区造影剂消退与子宫肌层同步,呈不均匀低增强,其周边及其分支血管呈持续性等增强。超声造影提示:符合子宫巨大浆膜下肌瘤伴变性静脉超声造影表现（图5-1-12C～F,ER5-1-11）。

3. 手术病理　腹腔镜所见:子宫右后壁巨大肌瘤样肿物突向阔韧带,质中偏囊性,可见许多大小不等的空腔,并可见淡黄色液体填充。病理:子宫平滑肌瘤,伴玻璃样变性。核分裂0个/10HPF（图5-1-12G、H）。

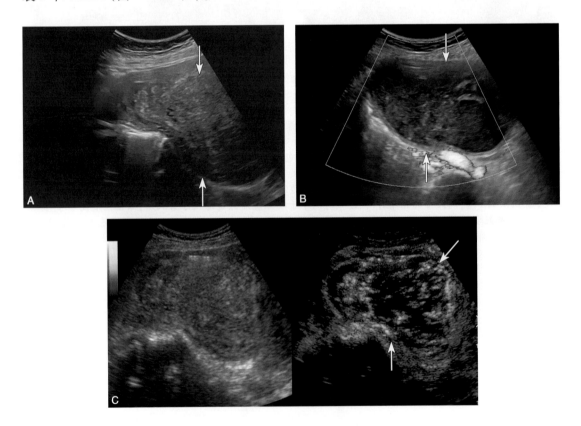

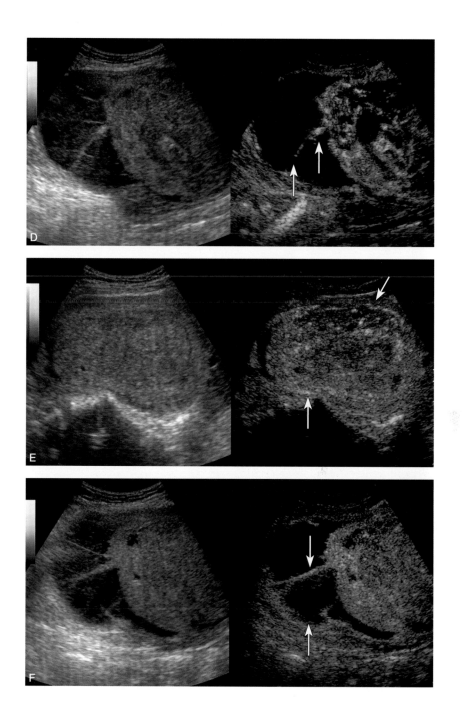

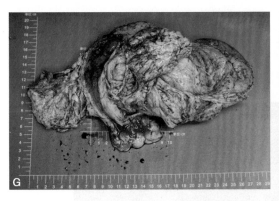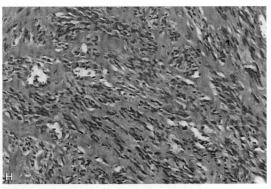

图 5-1-12　巨大浆膜下肌瘤伴变性

A. 二维超声图,子宫后壁巨大实性低回声包块(箭);B. CDFI 图,紧邻后壁低回声的右侧附件区囊性
回声内无明显血流信号(箭);C. 实性区增强早期超声造影图,病灶周边造影剂先灌注显影,与子宫
肌层同步,实性区内造影剂由外向内呈不均匀灌注(箭);D. 囊性区增强早期超声造影图,多条灌注
显影的分支血管延伸至囊性区,呈分隔样,分隔间无灌注(箭);E. 实性区增强晚期超声造影图,实性
区造影剂消退与子宫肌层同步,呈不均匀低增强,其周边呈持续性等增强(箭);F. 囊性区增强晚期
超声造影图,囊性区周边及其内血管分支呈持续性等增强(箭);G. 大体标本;H. 病理图。

ER5-1-11　巨大浆膜下肌瘤伴变性超声造影动态图

病例 7

1. **病历摘要**　女,34 岁,自觉腹部包块 1 个月。

2. **超声检查**

(1) 二维超声:右附件区可见一低回声团,范围约 14.2cm×9.6cm×10.4cm,形态不规则,内部回声不均,CDFI 示其内可见血流信号。超声提示:右附件区低回声(考虑来源于右侧输卵管),建议静脉超声造影检查(图 5-1-13A、B)。

(2) 超声造影:增强早期,病灶周边首先灌注显影,随即由外向内灌注,与子宫肌层同步显影,达峰时呈不均匀等增强,其内见小片状无灌注。增强晚期,病灶内部造影剂消退与子宫肌层同步,呈低增强,周边呈环状持续性等增强。

超声造影提示:右附件区低回声团符合良性病变超声造影表现(考虑浆膜下肌瘤可能性大)(图 5-1-13C、D,ER5-1-12)。

3. **手术病理**　腹腔镜所见:盆腔肌瘤样肿物,蒂部位于右侧盆壁腹膜,蒂部较粗,接近右侧圆韧带根部,血供丰富,来源于腹膜。病理:腹膜平滑肌瘤。切面灰粉、实性、编织状、质中。平滑肌瘤,核分裂 0 个/10HPF,伴退变(图 5-1-13E、F)。

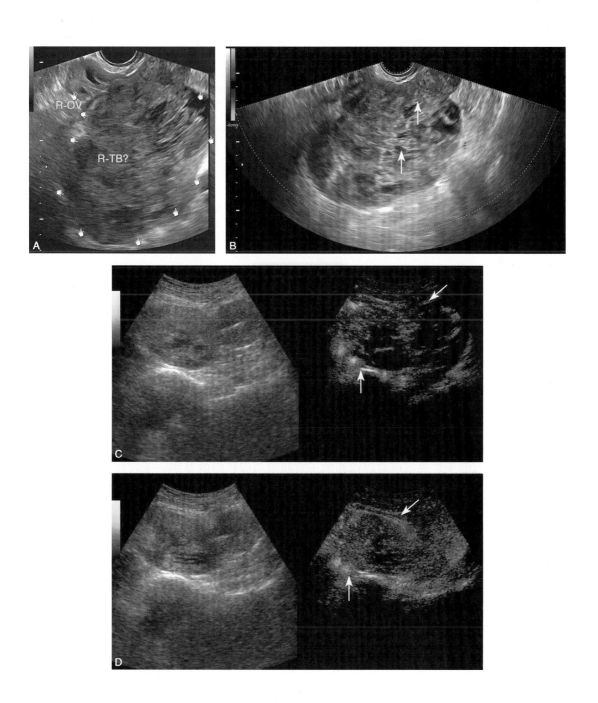

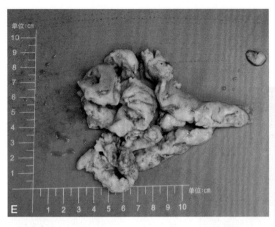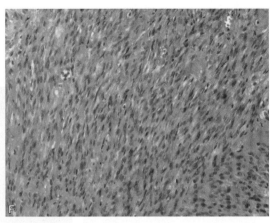

图 5-1-13　腹膜平滑肌瘤
A. 二维超声图,右附件区可见一低回声团(示标),R-OV-右侧卵巢,R-TB?-右侧输卵管?;B. CDFI 图,其内可见血流信号(箭);C. 增强早期超声造影图,病灶周边首先灌注显影,随即由外向内灌注(箭);D. 增强晚期超声造影图,病灶内部呈低增强,周边呈环状持续性等增强(箭);E. 大体标本;F. 病理图。

ER5-1-12　腹膜平滑肌瘤超声造影动态图

（五）分析小结

超声造影有助于常规超声难以诊断的子宫肌瘤与腺肌瘤的鉴别。子宫肌瘤具有典型的超声造影特征表现,即在增强早期无论其内部呈均匀或不均匀等增强还是高增强,在增强晚期均可见其假包膜呈环状持续性增强,而腺肌瘤无此超声造影表现。需要关注的是病例 4 中富于细胞性平滑肌瘤超声造影也具有特征表现,在增强早期瘤体造影剂灌注早于子宫肌层,呈弥漫性、均匀性高增强,增强晚期缓慢消退,但仍可见其特征性的环状增强假包膜,据此可与恶性病变鉴别。富于细胞性平滑肌瘤因其血供丰富,可生长迅速,存在变性的可能,需密切观察,以便及时治疗。

超声造影在黏膜下肌瘤分型诊断中可弥补二维及三维超声的不足。根据瘤体造影剂灌注信息可对其在肌层的扩展深度及其距浆膜层的最短距离进行较准确的测量,并根据 FIGO 黏膜下肌瘤诊断标准进行分型,为临床治疗方案的选择提供科学依据。

大部分子宫浆膜下肌瘤超声造影特征表现为瘤体根部或蒂部的造影剂灌注起自于子宫肌层或浆膜层,而瘤体外周的假包膜呈环状增强。因此,对于常规超声难于判断其来源的巨大子宫浆膜下肌瘤,超声造影则具有诊断优势。子宫浆膜下肌瘤需与附件区域实性肿物鉴别,而瘤体造影剂灌注来源是较重要的鉴别要素。病例 7 为腹膜平滑肌瘤,属罕见病例,由于其血供来源复杂,且我们的临床经验不足,对瘤体的组织来源诊断错误,但对其性质诊断准确,仍可为临床提供有价值的诊断信息。针对这类肿瘤建议结合其他影像学检查综合诊断。

（刘芳　杨敏）

二、宫颈病变

(一)宫颈肌瘤

1. **病因及病理**　宫颈肌瘤(cervical myoma)是指发生在宫颈的子宫肌瘤,病因及病理同子宫肌瘤。

2. **临床表现**　小的宫颈肌瘤可无任何临床症状,较大者可有压迫症状,如尿频尿急、便秘、下腹胀痛等。妇科检查发现宫颈增大,有结节感。

3. **超声表现**

(1) 二维超声:超声表现与子宫肌瘤相同,只是肌瘤位于宫颈,请参见子宫肌瘤章节(图5-1-14A、B)。

(2) 超声造影:与子宫肌瘤超声造影表现相似(图5-1-14C、D,ER5-1-13)。

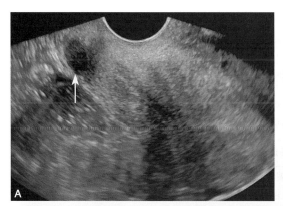
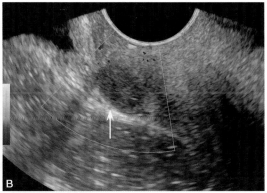
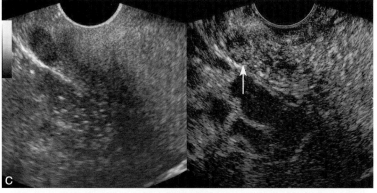
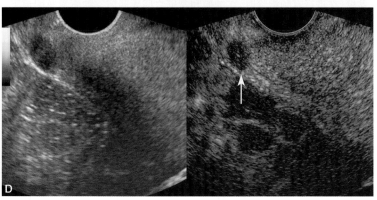

图 5-1-14　宫颈肌瘤

A.二维超声图,宫颈低回声结节(箭);B.彩色多普勒能量图,病灶周边可见稀疏环状血流信号(箭);C.增强早期超声造影图,周边呈环状等增强,与子宫肌层同步,内部可见造影剂灌注(箭);D.增强晚期超声造影图,周边呈持续性低增强(箭)。

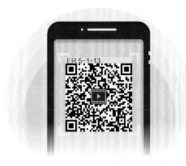

ER5-1-13　宫颈肌瘤超声造影动态图

（二）宫颈癌

1. 病因及病理　宫颈癌（cervical cancer）是最常见的妇科恶性肿瘤。流行病学调查显示宫颈癌与人乳头瘤病毒（human papilloma virus，HPV）感染、性传播疾病、免疫抑制等因素有关，而目前认为主要与感染 HPV 相关，特别是高危型 HPV 持续性感染。宫颈移行带为宫颈癌好发部位。病理学上主要包括鳞状细胞浸润癌和腺癌，前者占宫颈癌的 75%~80%，随病变的发展，可形成 4 种类型，即外生型、内生型、溃疡型和颈管型，镜下可见癌细胞团突破基底膜浸润间质。后者占 20%~25%，镜下腺上皮细胞增生呈多层、异型性改变。宫颈癌临床分期采用国际妇产科联盟（FIGO）2009 年临床分期标准（表 5-1-1）。

表 5-1-1　子宫颈癌临床分期（FIGO，2009）

Ⅰ期	肿瘤局限在子宫颈（扩展至宫体将被忽略）
Ⅰ A	镜下浸润癌（所有肉眼可见的病灶，包括表浅浸润，均为Ⅰ B 期）
	间质浸润深度<5mm，宽度≤7mm
Ⅰ A1	间质浸润深度≤3mm，宽度≤7mm
Ⅰ A2	3mm<间质浸润深度<5mm，宽度≤7mm
Ⅰ B	临床癌灶局限于子宫颈，或镜下病灶>Ⅰ A
Ⅰ B1	临床病灶≤4cm
Ⅰ B2	临床病灶>4cm
Ⅱ期	肿瘤超越子宫，但未达骨盆壁或未达阴道下 1/3
Ⅱ A	肿瘤侵犯阴道上 2/3，无明显宫旁浸润
Ⅱ A1	临床可见癌灶≤4cm
Ⅱ A2	临床可见癌灶>4cm
Ⅱ B	有明显宫旁浸润，但未达到盆壁
Ⅲ期	肿瘤已扩展到骨盆壁，在进行直肠指诊时，在肿瘤和盆壁之间无间隙。肿瘤累及阴道下 1/3，由肿瘤引起的肾盂积水或肾无功能的所有病例，除非已知道由其他原因所引起
Ⅲ A	肿瘤累及阴道下 1/3，没有扩展到骨盆壁
Ⅲ B	肿瘤扩展到骨盆壁，或引起肾盂积水或肾无功能
Ⅳ期	肿瘤超出了真骨盆范围，或侵犯膀胱和/或直肠黏膜
Ⅳ A	肿瘤侵犯邻近的盆腔器官
Ⅳ B	远处转移

2. 临床表现　早期常无明显症状和体征。随着病病程发展可出现接触性阴道流血、阴道异常排液，有腥臭味。晚期因病灶累及的范围不同出现继发症状，由于邻近器官及神经受累，可出现如尿频、尿急、便秘、输尿管梗阻、肾盂积水及全身衰竭症状。外生型子宫颈癌可见息肉状或菜花

状赘生物,质脆易出血。内生型则表现为宫颈肥大,质硬。阴道壁受累时可见阴道壁变硬等。

　　3. 超声表现

　　(1)二维超声:多表现为宫颈区不均质低回声,形态欠规则,边界欠清,当病变浸润至宫体、阴道及宫旁时,与正常组织往往界限欠清,不易判断浸润范围。CDFI 显示病灶内可见丰富血流信号,呈散在条状、分支状,RI 常<0.5(图 5-1-15A、B)。

　　(2)超声造影:超声造影在ⅠA 期宫颈癌诊断中仍存在一定的困难,而对于部分ⅠB 期及Ⅱ期以上的宫颈癌还是具有特征性表现。增强早期,病灶呈均匀性或不均匀性快速灌注显影,早于子宫肌层,达峰时呈高增强,与周围正常肌层界限清晰。增强晚期,病灶内造影剂呈快速消退,早于周围正常肌层,呈低增强,病灶滋养血管呈持续性稍高增强。(图 5-1-15C、D,ER5-1-14)。

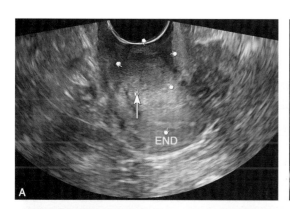
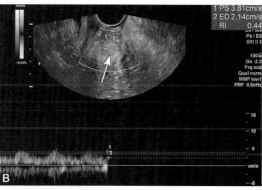
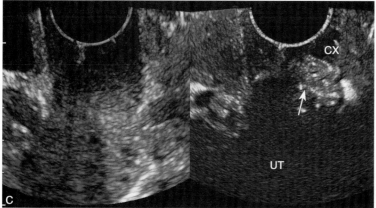
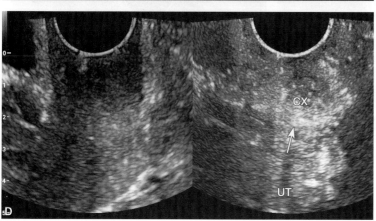

图 5-1-15　宫颈癌

A. 二维超声图,宫颈后唇低回声,边界欠清(示标及箭),END-子宫内膜;B. CD-FI 图,病灶可探及丰富血流信号,RI:0.44(箭);C. 增强早期超声造影图,病灶呈快速早、高增强(箭);D. 增强晚期超声造影图,病灶呈快速消退、低增强,周边及内部滋养血管呈持续性稍高增强(箭)。

ER5-1-14　宫颈癌超声造影动态图

（三）宫颈息肉

1. **病因及病理**　宫颈息肉（cervical polyp）是因宫颈受到慢性炎症的刺激，致宫颈腺体及间质局限增生，使宫颈黏膜形成局部突起的病灶，为慢性宫颈炎的病理表现。镜下息肉表面为高柱状上皮，间质水肿，内部血管丰富，并可见慢性炎性细胞浸润。

2. **临床表现**　最常见的症状是血性或褐色分泌物，接触性出血。妇科检查宫颈管内或宫颈外口圆形或"泪滴状"赘生物。

3. **超声表现**

（1）二维超声：表现宫颈管内或外口等回声或高回声肿物，边界较清晰，多有蒂与宫颈黏膜相连，呈泪滴状或椭圆形。CDFI显示由蒂部进入息肉内的条状血流信号（图5-1-16A、B）。

（2）超声造影：增强早期，息肉蒂部血管造影剂先灌注显影，多与周围宫颈肌层同步，随后造影剂由蒂部向病灶内灌注，达峰时呈均匀高增强或等增强，当合并有囊性改变时囊性区无灌注。增强晚期，息肉内造影剂消退多与周围宫颈肌层同步，呈等增强或低增强，穿支血管呈持续等或低增强（图5-1-16C、D，ER5-1-15）。

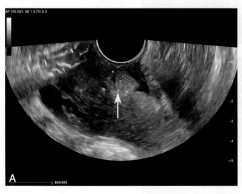

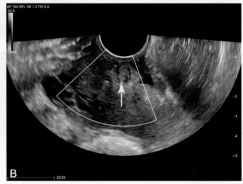

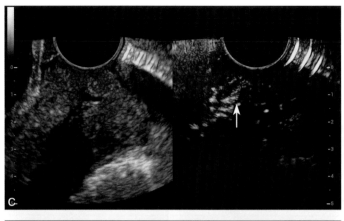

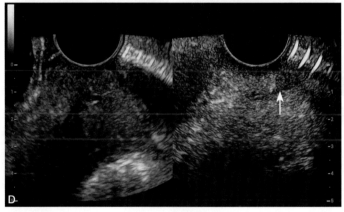

图 5-1-16　宫颈息肉
A.二维超声图,宫颈外口偏高回声(箭);B.CDFI 图,病灶内探及条状血流
信号(箭);C.增强早期超声造影图,病灶蒂部血管先灌注显影(箭);D.增
强晚期超声造影图,病灶蒂部血管呈持续性等增强(箭)。

ER5-1-15　宫颈息肉超声造影动态图

(四) 宫颈囊肿

1. **病因及病理**　宫颈囊肿,也称纳氏囊肿(Naboth cyst),因宫颈受到慢性炎症的刺激,致鳞状上皮增生,而新生的鳞状上皮覆盖宫颈腺管口并伸入腺管,将腺管阻塞,导致腺体分泌物引流受阻、潴留形成囊肿。宫颈囊肿是慢性宫颈炎的病理表现,囊内多为透明清亮液体,合并感染或出血时为黄色或褐色浑浊液体。

2. **临床表现**　宫颈囊肿通常无临床表现。

3. 超声表现

（1）二维超声：表现为宫颈肌层内可见囊性结构，边界清晰，内部回声无特异性。CDFI显示囊内及囊壁均无血流信号（图5-1-17A、B，图5-1-18A、B，图5-1-19A、B）。

（2）超声造影：无论增强早期还是增强晚期囊肿内均无造影剂灌注显影，与周围组织界限清晰，形态规整（图5-1-17C、D，图5-1-18C、D，图5-1-19C、D，ER5-1-16~ER5-1-18）。

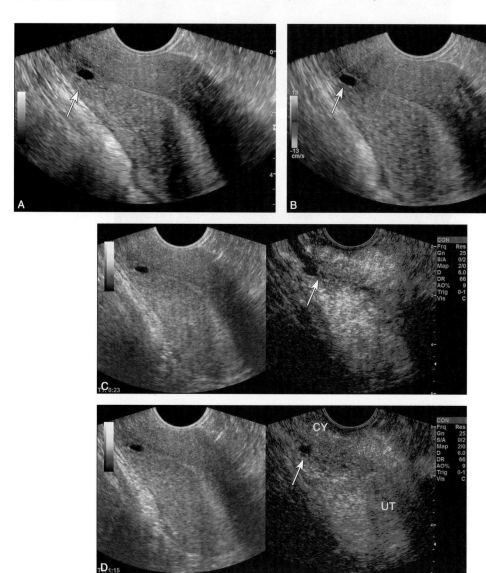

图5-1-17　宫颈囊肿（无回声）

A.二维超声图，宫颈前唇无回声，边界清晰（箭）；B.CDFI图，病灶未探及血流信号（箭）；C.增强早期超声造影图，病灶无造影剂灌注（箭）；D.增强晚期超声造影图，病灶亦无造影剂灌注（箭），CY-囊肿，UT-子宫。

ER5-1-16　宫颈囊肿（无回声）超声造影动态图

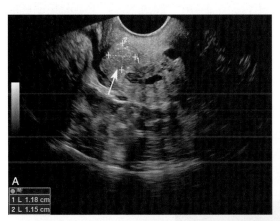

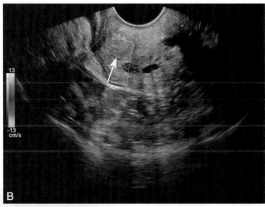

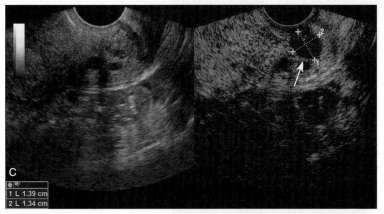

图 5-1-18　宫颈囊肿（等回声）

A. 二维超声图，宫颈前唇等回声，边界清晰（箭）；B. CDFI 图，病灶未探及血流信号（箭）；C. 增强早期超声造影图，病灶无造影剂灌注（箭）；D. 增强晚期超声造影图，病灶亦无造影剂灌注（箭），CY：囊肿。

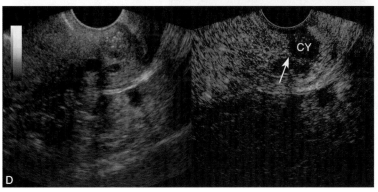

49

ER5-1-17　宫颈囊肿（等回声）超声造影动态图

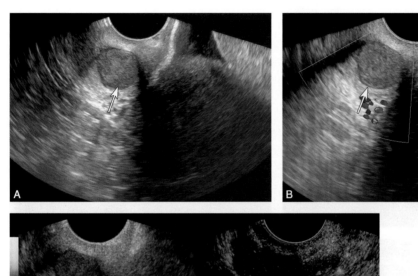

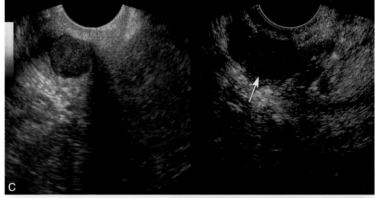

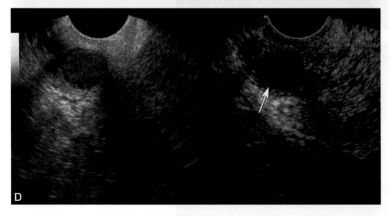

图 5-1-19　宫颈囊肿（低回声）

A. 二维超声图，宫颈低回声，边界清晰（箭）；B. CDFI 图，病灶未探及血流信号（箭）；C. 增强早期超声造影图，病灶无造影剂灌注（箭）；D. 增强晚期超声造影图，病灶亦无造影剂灌注（箭）。

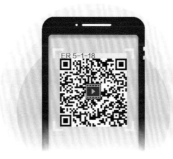

ER5-1-18　宫颈囊肿(低回声)超声造影动态图

（五）病例

□ 病例 1

1. 病历摘要　女,44 岁,发现宫颈占位 1 个月余。

2. 超声检查

（1）二维超声:子宫颈左侧壁可见一低回声结节,边界清晰,大小约 2.8cm×1.9cm× 2.5cm,CDFI 示其内可探及较丰富血流信号。RI:0.5。超声提示:宫颈低回声占位(肌瘤? 其他?)(图 5-1-20A、B)。

（2）超声造影:增强早期,病灶周边造影剂先灌注显影,略早于子宫肌层,随即由外向内 灌注显影,达峰时病灶呈均匀等增强。增强晚期,病灶内造影剂消退与子宫肌层同步,呈低 增强。超声造影提示:宫颈低回声结节,符合宫颈肌瘤造影声像图表现(图 5-1-20C~E,ER5- 1-19)。

3. 手术病理　(宫颈)平滑肌瘤。核分裂 0 个/10HPF(图 5-1-20E)。

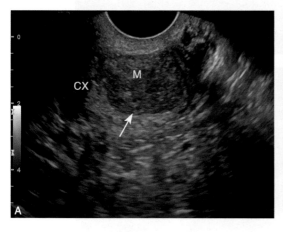

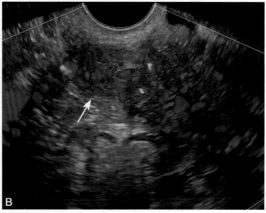

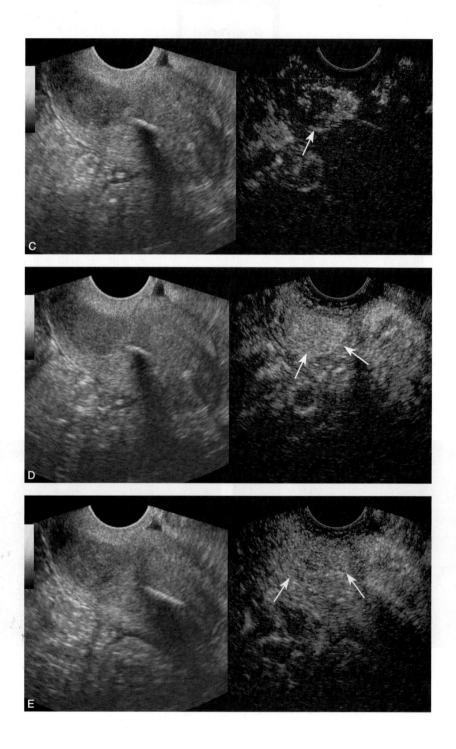

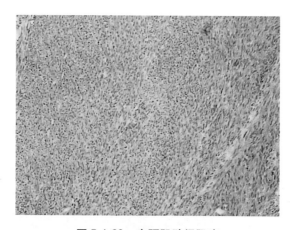

图 5-1-20　宫颈肌壁间肌瘤

A. 二维超声图,宫颈低回声结节,边界清晰(箭),CX-宫颈,M-病灶;B. CDFI 图,病灶探及较丰富血流信号(箭);C. 增强早期超声造影图,病灶周边造影剂先显影,随即向内灌注(箭);D. 达峰时超声造影图,病灶呈等增强(箭);E. 增强晚期超声造影图,病灶呈低增强(箭);F. 病理图。

ER5-1-19　宫颈肌壁间肌瘤超声造影动态图

■ **病例 2**

1. 病历摘要　女性,40 岁,发现宫颈占位 1 个月。

2. 超声检查

(1) 二维超声:宫颈左后方可见一低回声,内部回声不均匀,大小约 4.4cm×3.8cm×2.8cm,边界尚清,局部与宫颈分界欠清,CDFI 示周边可见血流信号,RI:0.68。超声提示:宫颈左后方低回声结节(宫颈浆膜下肌瘤?)(图 5-1-21A、B)。

(2) 超声造影:增强早期,病灶蒂部造影先灌注显影,起自宫颈左后壁,呈高增强,早于宫颈肌层,周边造影剂灌注与宫颈肌层同步,随即向内灌注显影,达峰时呈不均匀等增强。增强晚期,内部造影剂消退与肌层同步,呈不均匀低增强,周边呈持续性等增强。超声造影提示:符合宫颈肌瘤超声造影表现(图 5-1-21C、D,ER5-1-20)。

3. 手术病理　(宫颈)平滑肌瘤,伴玻璃样变性。核分裂 1 个/10HPF(图 5-1-21E、F)。

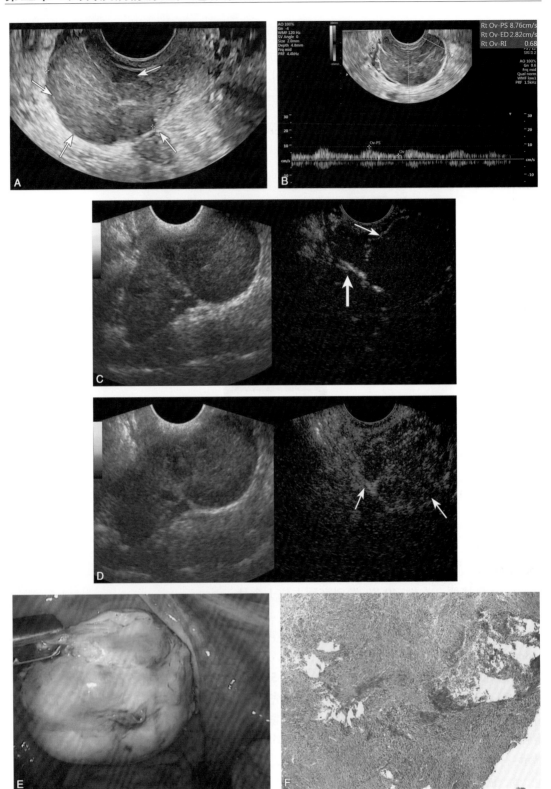

图 5-1-21　宫颈浆膜下肌瘤

A. 二维超声图, 宫颈左后方低回声结节(箭); B. CDFI 图, 周边探及血流, 血流 RI:0.48; C. 增强早期超声造影图, 病灶蒂部先显影, 呈高增强(粗箭), 周边呈环状等增强(细箭); D. 增强晚期超声造影图, 周边呈持续性等增强(箭); E. 大体标本; F. 病理图。

ER5-1-20　宫颈浆膜下肌瘤超声造影动态图

病例 3

1. 病历摘要　女,65 岁,阴道不规则出血 2 个月,肿瘤指标正常。

2. 超声检查

（1）二维超声:宫颈可见一低回声,大小约 2.2cm×1.8cm×2.4cm,形态不规则,CDFI 示其内可见较丰富血流信号,RI:0.50。超声提示:宫颈占位性病变,建议静脉超声造影检查（图 5-1-22A、B）。

（2）超声造影:增强早期,病灶内造影剂呈快速灌注显影,早于子宫肌层,达峰时呈不均匀高增强。增强晚期,病灶造影剂消退早于子宫肌层,呈低增强,病灶滋养血管呈持续性等增强。病灶范围约 2.8cm×2.2cm×2.0cm。超声造影提示:宫颈低回声占位,符合恶性超声造影表现（图 5-1-22C~F,ER5-1-21）。

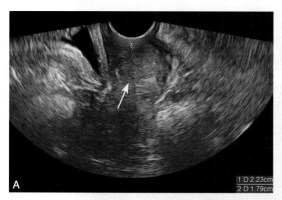
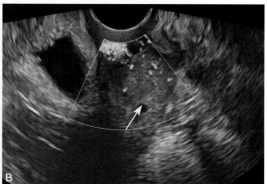
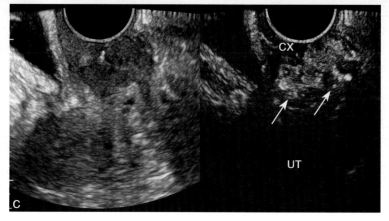

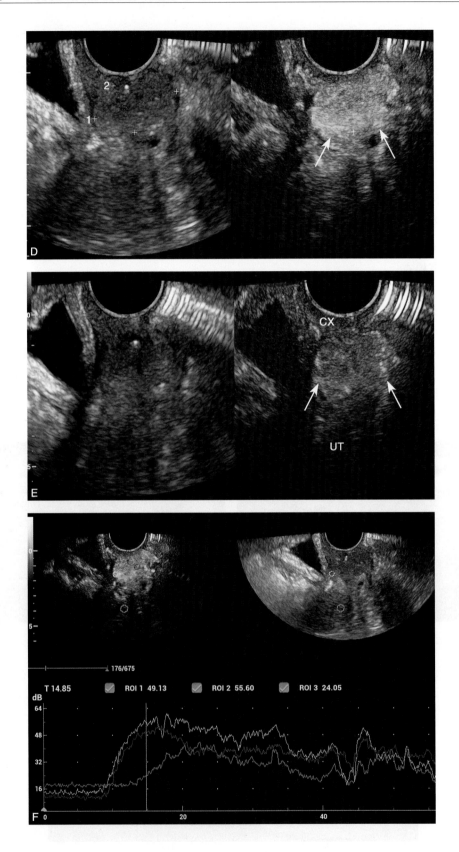

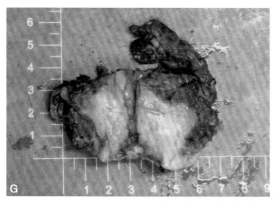
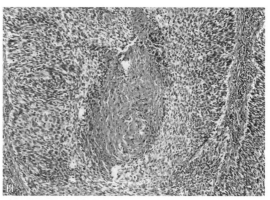

图 5-1-22　宫颈癌ⅠB1 期

A. 二维超声图,宫颈低回声(箭);B. CDFI 图,病灶内部血流较丰富(箭);C. 增强早期超声造影图,病灶呈快速早、高增强(箭),UT-子宫,CX-宫颈;D. 达峰时超声造影图,达峰时呈不均匀性高增强(箭);E. 增强晚期超声造影图,病灶快速消退,早于子宫肌层,呈低增强,周边及内滋养血管呈持续性等增强,边界清晰(箭);F. TIC 图,病灶内部及周边始增时间、达峰时间早于子宫肌层,峰值强度高于子宫肌层,病灶内部及周边始增时间、达峰时间基本一致,病灶周边峰值强度略高于病灶内部,红色-病灶内部,黄色-病灶周边,蓝色-子宫肌层;G. 大体标本;H. 病理图。

ER5-1-21　宫颈癌ⅠB1 期超声造影动态图

3. 手术病理　宫颈中分化鳞状细胞癌ⅠB1 期。大小 3.0cm×2.0cm×2.0cm,肿瘤局限于宫颈,宫旁无转移,淋巴结无转移(图 5-1-22G、H)。

◻ **病例 4**

1. 病历摘要　女,42 岁,不规则阴道出血半个月。

2. 超声检查

(1) 二维超声:宫颈可见低回声,范围约 4.1cm×3.5cm×3.7cm,主要位于左侧壁,CDFI 示其内可见丰富血流信号,RI:0.39。超声提示:宫颈实性占位,建议静脉超声造影(图 5-1-23A、B)。

(2) 超声造影:增强早期,病灶造影剂呈快速灌注显影,早于子宫肌层,达峰期呈不均匀高增强。增强晚期,病灶造影剂消退早于子宫肌层,呈不均匀低增强,浆膜层连续性完整,病灶范围约 3.88cm×3.7cm×2.0cm,病灶滋养血管呈持续性等增强。超声造影提示:符合宫颈恶性病变超声造影(图 5-1-23C、D,ER5-1-22)。

3. 手术病理　宫颈中分化鳞状细胞癌ⅠB1 期。大小 4.0cm×3.5cm×2.0cm。宫旁无转移,淋巴结无转移。(图 5-1-23E、F)。

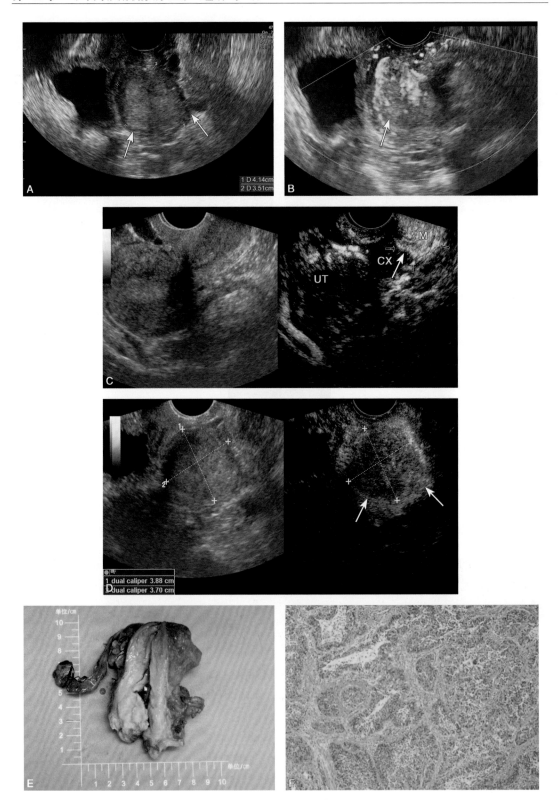

图 5-1-23　宫颈癌ⅠB1 期

A. 二维超声图，宫颈低回声(箭)；B. CDFI 图，病灶内部血流较丰富(箭)；C. 增强早期超声造影图，病灶呈快速早、高增强(示标及箭)，UT-子宫，CX-宫颈，M-病灶；D. 增强晚期超声造影图，病灶快速消退，早于子宫肌层，呈低增强，周边及内滋养血管呈持续性等增强，边界清晰(箭)；E. 大体标本；F. 病理图。

ER5-1-22　宫颈癌ⅠB1期超声造影动态图

病例5

1. 病历摘要　女,44岁,阴道不规则出血1年余,肿瘤标志物鳞状上皮细胞癌抗原(SCC)9.3μg/L。

2. 超声检查

(1) 二维超声:宫颈前唇增厚,回声减低,范围约4.4cm×2.3cm×3.8cm,形态不规则,伸向阴道前穹窿,CDFI示低回声内可见较丰富血流信号,RI:0.45。

超声提示:宫颈实性占位(考虑Ca),建议静脉超声造影(图5-1-24A、B)。

(2) 超声造影:增强早期,宫颈病灶造影剂呈快速灌注显影,早于子宫肌层,达峰时呈不均匀性高增强,形态不规整。增强晚期,病灶内造影剂消退早于子宫肌层,呈不均匀低增强,上达子宫下段,下至阴道上段,范围约5.3cm×5.4cm×5.0cm。病灶滋养血管呈持续性等增强。超声造影提示:符合宫颈癌造影声像图表现(图5-1-24C~E,ER5-1-23)。

3. 手术病理　中分化鳞状细胞癌ⅡA2期。宫颈前唇菜花样赘生物,中心可见溃疡,上累及子宫下段,下累及阴道上2/3(图5-1-24F、G)。

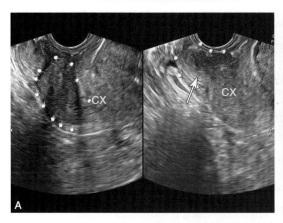

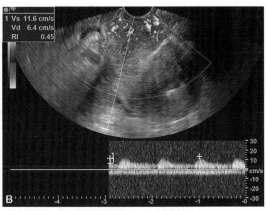

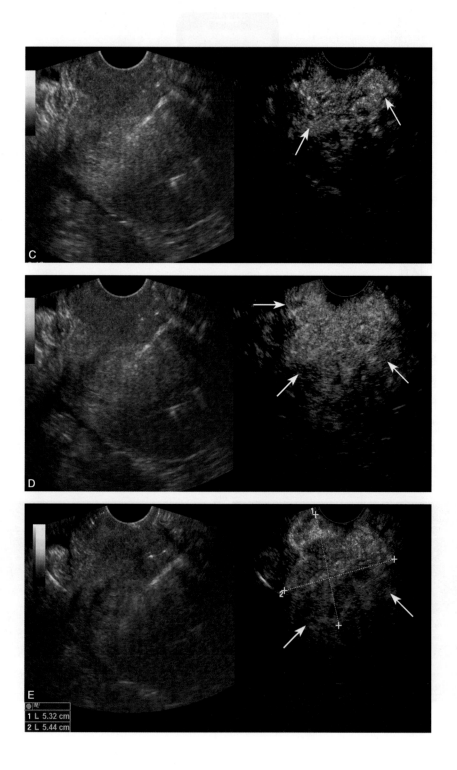

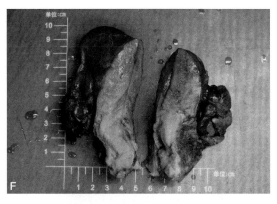
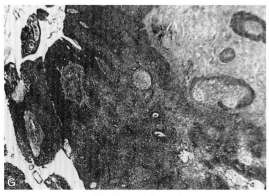

图 5-1-24　宫颈癌ⅡA2

A. 二维超声图,宫颈前唇低回声,伸向阴道前穹窿(示标及箭),CX-宫颈;B. CDFI 图,病灶内部血流较丰富,RI:0.45;C. 增强早期超声造影图,病灶呈快速早、高增强(箭);D. 达峰时超声造影图,病灶呈不均匀性高增强,病变累及子宫下段及阴道前穹窿及上段(箭);E. 增强晚期超声造影图,病灶快速消退,早于子宫肌层,呈不均匀低增强,周边及内滋养血管呈持续性等增强,边界清晰(箭);F. 大体标本;G. 病理图。

ER5-1-23　宫颈癌ⅡA2 超声造影动态图

■ 病例6

1. 病历摘要　女,69 岁,绝经 14 年,发热 20d,阴道不规则出血 10d,CA125:139.8U/ml,盆腔磁共振提示子宫形态及信号异常,恶性病变不除外,建议进一步检查。

2. 超声检查

(1) 二维超声:子宫前位,大小 6.1cm×7.0cm×6.4cm,肌壁回声不均匀,宫颈可见低回声结节,大小约 5.7cm×3.7cm×3.7cm,边界欠清,CDFI 显示宫颈探及较丰富血流信号,RI:0.67。超声提示:宫颈实性占位,建议静脉超声造影(图 5-1-25A、B)。

(2) 超声造影:增强早期,宫颈至全宫体呈快速灌注显影,达峰时呈弥漫性不均匀高增强,增强晚期,宫颈至全宫体造影剂快速消退,呈不均匀低增强。超声造影提示:宫颈至子宫体超声造影表现符合恶性病变(宫颈 Ca、全宫体受累可能)(图 5-1-25C～F,ER5-1-24)。

3. 手术病理　子宫恶性肿瘤Ⅲ C 期。子宫宫颈至宫体全层见肿瘤组织广泛弥漫性浸润,肿瘤分化差,肿瘤细胞卵圆形或短梭形,核仁易见,并可见大量核分裂,病变为恶性肿瘤,结合免疫组化结果,大部分符合肉瘤样癌,小部分为低分化鳞癌;可见脉管瘤栓和神经侵犯;左侧宫旁软组织可见肿瘤,盆腔淋巴结可见肿瘤转移(图 5-1-25G)。

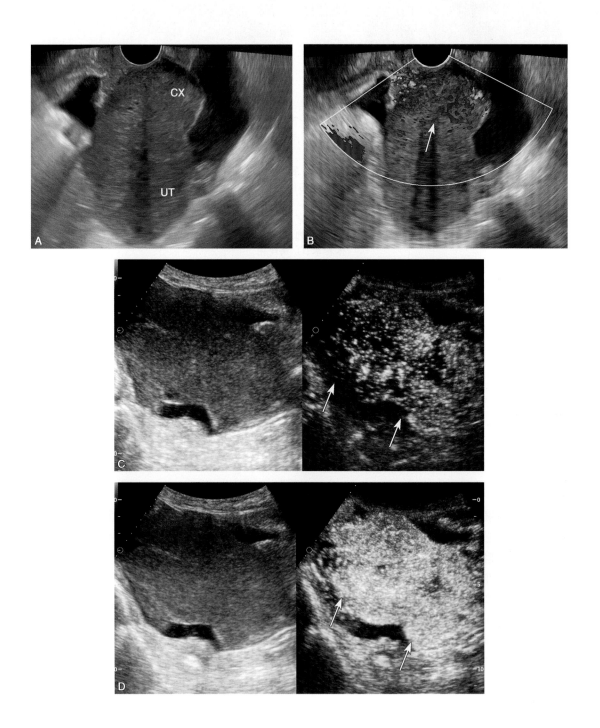

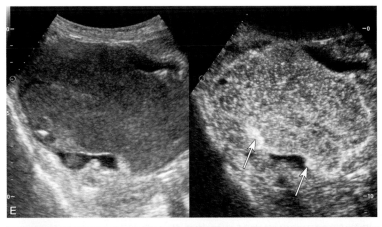

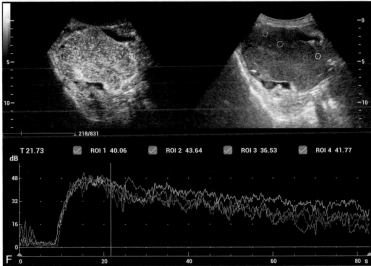

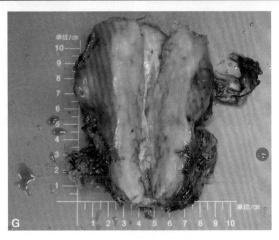

图 5-1-25　子宫肉瘤样癌

A. 二维超声图, 宫体、宫颈弥漫性增大, CX-宫颈, UT-子宫; B. CDFI 图, 宫颈探及丰富信号(箭); C. 增强早期超声造影图, 宫颈、宫体呈快速早、高增强(箭); D. 达峰时超声造影图, 呈不均匀性高增强(箭); E. 增强晚期超声造影图, 宫颈、宫体呈快速消退, 呈不均匀性低增强(箭); F. TIC 图, 宫颈肌层及浆膜层与子宫肌层及浆膜层始增时间、达峰时间及峰值强度基本一致, 曲线上升支陡直, 红色-宫颈肌层, 黄色-宫颈浆膜层, 蓝色-子宫肌层, 橘色-子宫浆膜层; G. 大体标本。

ER5-1-24　子宫肉瘤样癌超声造影动态图

病例 7

1. 病历摘要　女,23 岁,发现宫颈外口赘生物 1 个月。

2. 超声检查

(1) 二维超声:宫颈管可见大小约 2.8cm×1.2cm×1.2cm 偏高回声,其上可见蒂样结构,CDFI 示其内可见树枝样血流信号,RI:0.50,其内可见蒂样血管似连于宫颈上段后壁。超声提示:宫颈管偏高回声(考虑宫颈息肉样病变),建议静脉超声造影了解蒂部位置(图 5-1-26A、B)。

(2) 超声造影:增强早期,病灶内起自宫颈上段后唇之蒂部血管造影剂先灌注显影,略迟于周围宫颈肌层,随后造影剂由蒂部向病灶内灌注,达峰时呈均匀高增强。增强晚期,病灶内造影剂消退略迟于周围宫颈肌层,呈低增强,穿支血管呈持续性等增强。超声造影提示:符合宫颈息肉超声造影表现(图 5-1-26C~E,ER5-1-25)。

3. 手术病理　(灰粉暗红色息肉样物)宫颈息肉(图 5-1-26F)。

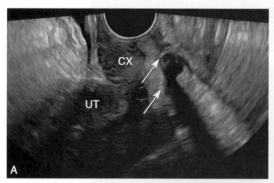
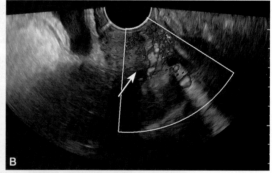
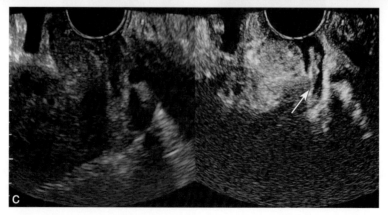

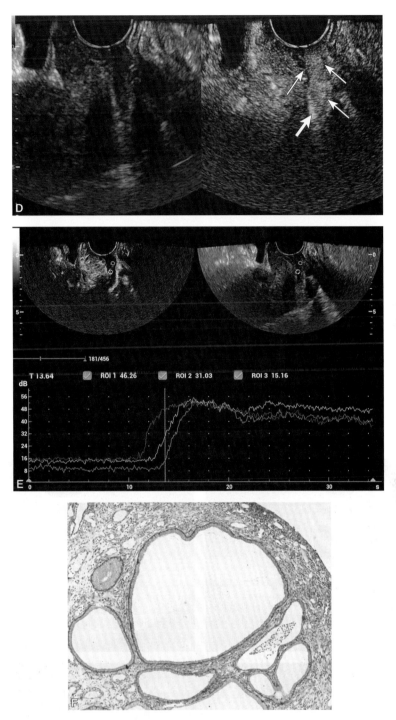

图 5-1-26　宫颈较大息肉

A. 二维超声图,宫颈管内偏高回声(箭),CX-宫颈,UT-子宫;B. CDFI 图,蒂样血流信号似起自宫颈上段后壁(箭);C. 增强早期超声造影图,病灶蒂样血管首先灌注增强,起自宫颈上段后壁(箭);D. 增强晚期超声造影图,病灶呈低增强(细箭),蒂部呈持续性等增强(粗箭);E. TIC 图,宫颈肌层、病灶蒂部及病灶内部依次增强、达峰,峰值强度基本一致,红色-宫颈肌层,黄色-病灶蒂部,蓝色-病灶内部;F. 病理图。

ER5-1-25 宫颈较大息肉超声造影动态图

病例8

1. 病历摘要 女,30岁,经间期不规则出血半年。

2. 超声检查

(1)二维超声:宫颈管似可见等回声,范围约1.8cm×0.8cm×0.7cm,CDFI示内可见探及条状血流信号,来源于宫颈前唇,以静脉血流信号为主。超声提示:宫颈管等回声(可疑宫颈内膜息肉),建议静脉超声造影图(5-1-27A、B)。

(2)超声造影:增强早期,病灶蒂部血管造影剂先灌注显影,与周围宫颈肌层同步,随后造影剂由蒂部向病灶内灌注,达峰时呈均匀等增强。增强晚期,病灶内造影剂消退与周围宫颈肌层同步,呈低增强。超声造影提示:符合宫颈息肉超声造影表现图(5-1-27C、D,ER5-1-26)。

3. 手术病理 (暗红色息肉样物)宫颈息肉(图5-1-27E)。

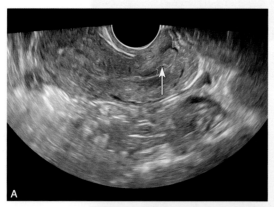
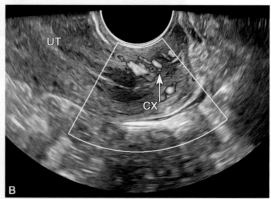
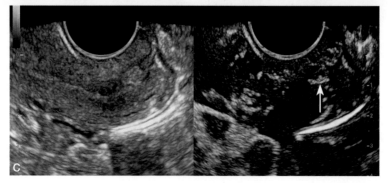

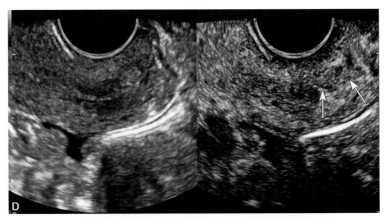

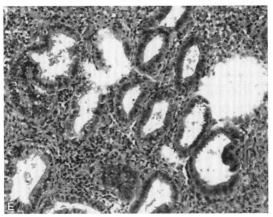

图 5-1-27　宫颈小息肉

A. 二维超声图,宫颈管内等回声(示标及箭);B. CDFI 图,蒂样血流信号似起自宫颈前唇(箭);C. 增强早期超声造影图,病灶蒂样血管首先灌注增强,起自宫颈前壁(箭);D. 增强晚期超声造影图,病灶呈低增强(箭),E. 病理图。

ER5-1-26　宫颈小息肉超声造影动态图

（六）分析小结

大部分宫颈良性病变常规超声即可明确诊断,但有些则不易鉴别,此时可借助超声造影。实性回声的宫颈囊肿与宫颈肌瘤常规超声不易区分,超声造影可明确诊断宫颈囊肿内部及周边均无造影剂灌注,宫颈肌瘤内部可见造影剂灌注,周边环状增强。较小的宫颈息肉常规超声表现不典型,而超声造影可见特征性造影表现,即息肉蒂部血管先灌注显影,从而明确诊断。

宫颈恶性病变超声造影表现为"快进快出"模式,其特征显著,易于诊断。超声造影在宫颈癌分期诊断中具有更大的应用价值,增强早期,病灶内造影剂增强强度明显高于周围正常组织,增强晚期,病灶内部造影剂消退早于周边,有明显界限,因此能清晰显示病灶侵及范围,从而进行宫颈癌分期诊断,在宫颈癌ⅠB-ⅡB诊断中具有一定的优势。

需要注意的是当常规超声表现为宫颈恶性病变时,也可能同时存在子宫体部的恶性病变(病例6),但常规超声表现不明显,此种情况下超声造影则彰显出其优势,超声造影表现为全子宫的弥漫性高增强及"快进快出"模式,符合全子宫恶性病变,与病理结果一致,充分体现出超声造影新技术的应用价值。

（刘芳　杨敏）

三、子宫内膜病变

子宫内膜从形态学上分为功能层和基底层,功能层靠近宫腔,且受激素的调节呈周期性变化。1个月经周期根据其组织形态的变化分为增殖期、分泌期及月经期3个阶段,功能层在月经期坏死脱落。内膜基底层连接子宫肌层,在月经后重新生长并修复子宫内膜的创面,形成子宫内膜的功能层。

（一）子宫内膜增生

1. 病因及病理　子宫内膜增生(endometrial hyperplasia)是在内源性或外源性雌激素刺激的作用下,子宫内膜腺体的数量、结构以及腺体与间质的比例发生改变,导致子宫内膜异常增生。内源性因素多见于因内分泌失调、多囊卵巢综合征、肥胖、内分泌功能性肿瘤等导致的不排卵,使子宫内膜持续受到雌激素的影响,无孕激素拮抗。外源性因素主要是应用雌激素药物,引起子宫内膜增生性改变。绝大多数子宫内膜增生为可逆性病变,有的可保持一种持续性良性状态,只有少数发展为恶性。第4版(2014)WHO子宫内膜增生的分类系统将子宫内膜增生性病变分为2类,一类是不伴有非典型增生(endometrial hyperplasia without atypia,EH),内膜腺体过度增生伴有腺体大小、形态不规则,腺体和间质的比例增加,不伴有细胞的不典型变化。另一类是子宫内膜非典型增生/子宫内膜样上皮内瘤变(atypical hyperplasia,AH/endometrial intraepithelial neoplasia,EIN),过度增生的子宫内膜腺体内存在细胞的异型性,也是子宫内膜样癌的前驱病变。

2. 临床表现　子宫内膜增生常发生于育龄期妇女,也可见于围绝经期或绝经后妇女,最常见的临床表现为异常子宫出血(abnormal uterine bleeding,AUB),包括月经过多、经间期出血、经期延长、月经频繁、雌激素治疗期间不规则出血及绝经后出血。年龄较轻的育龄期妇女,常伴有多囊卵巢、无排卵性月经及生育力下降。

3. 超声表现

（1）二维超声:子宫内膜弥漫性增厚,也可为局灶性或不对称性。育龄期内膜厚度>1.5cm,绝经期内膜厚度>0.5cm。不伴有非典型增生的内膜回声均匀性增强,部分内可见多发的小囊性区,子宫内膜基底层与子宫肌层分界清晰,CDFI 显示其内可以探及少许血流信号(图 5-1-28A、B)。非典型增生的子宫内膜增厚更明显,回声杂乱不均匀,与子宫肌层分界清晰或欠清晰,CDFI 显示其内血流信号较丰富(图 5-1-29A、B)。

（2）超声造影

1）不伴有非典型增生:灌注模式与正常的子宫内膜类同,显影顺序为子宫浆膜层→肌层→内膜层。增强早期,子宫内膜内可见增粗、走行规则的螺旋动脉先显影,随后内膜组织均匀灌注,达峰时增强强度稍高或等于子宫肌层,内膜与肌层界限清楚。增强晚期,内膜组织内造影剂消退时间早于子宫肌层,呈低增强。当合并有囊性增生时,囊性部分无灌注(图5-1-28C～E,ER5-1-27)。

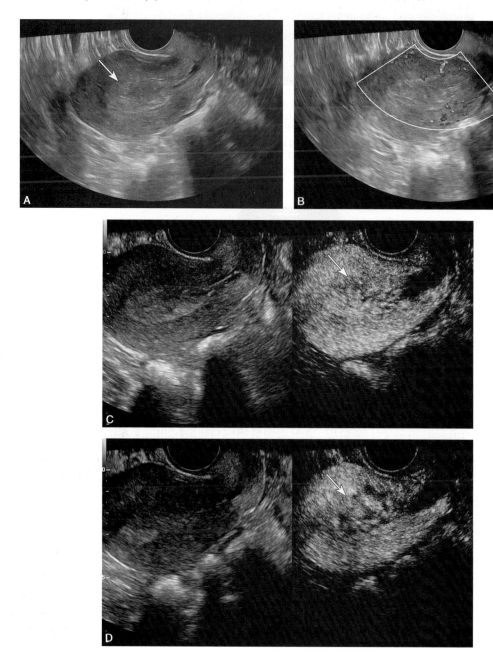

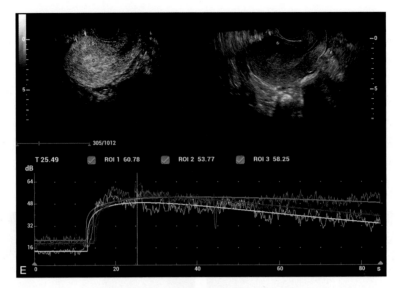

图5-1-28 不伴有非典型增生的内膜

A. 二维超声图,子宫内膜增厚,回声增强(箭);B. CDFI图,内膜内可见少许星点样血流信号;C. 增强早期超声造影图,内膜呈均匀等增强(箭);D. 增强晚期超声造影图,内膜呈低增强(箭);E. TIC图,子宫内膜的始增时间、达峰时间略迟于子宫肌层,峰值强度等于子宫肌层,粉色-子宫内膜,黄色和蓝色-子宫肌层。

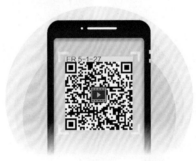

ER5-1-27 不伴有非典型增生的内膜超声造影动态图

2)非典型增生:增强早期,子宫内膜内可见增粗、走行紊乱的螺旋动脉先显影,随后内膜组织不均匀灌注,达峰时增强强度高于子宫肌层,内膜与肌层界限不清楚。增强晚期,内膜组织内造影剂消退时间早于子宫肌层,呈不均匀低增强(图5-1-29C~F,ER5-1-28)。

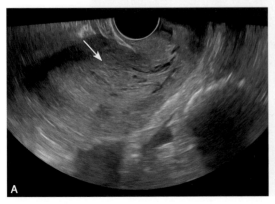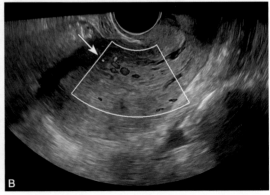

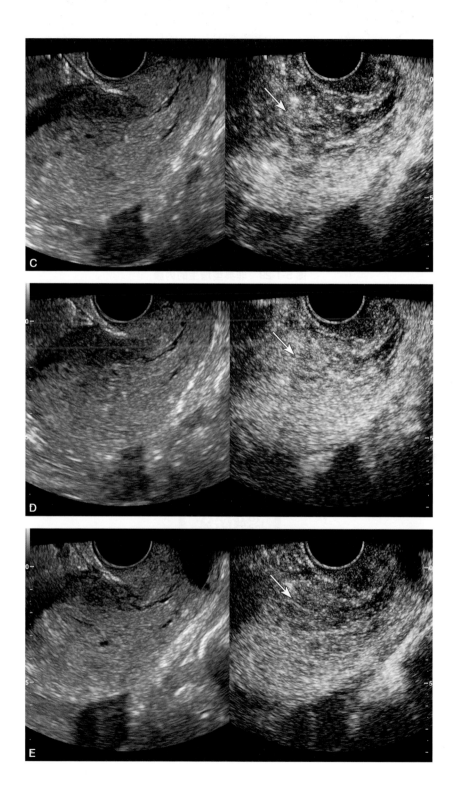

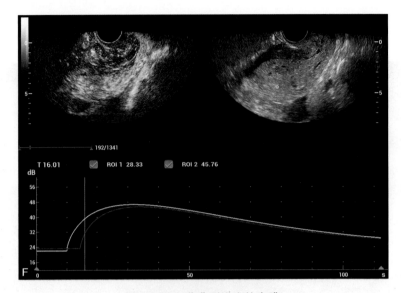

图 5-1-29　非典型增生的内膜

A.二维超声图,增厚、回声不均匀的子宫内膜(箭);B.CDFI 图,内膜内可探及较丰富血流信号(箭);C.增强早期超声造影图,内膜内可见增粗、走行紊乱的血管呈高增强(箭);D.达峰时超声造影图,内膜呈不均匀稍高增强(箭);E.增强晚期超声造影图,内膜呈不均匀低增强(箭);F.TIC 图,子宫内膜的始增时间、达峰时间略迟于子宫肌层,峰值强度等于子宫肌层,粉色-子宫内膜,黄色-子宫肌层。

ER5-1-28　非典型增生的内膜超声造影动态图

（二）子宫内膜息肉

1. **病因及病理**　子宫内膜息肉可能与炎症、雌激素、宫腔内异物刺激有关,是由子宫内膜局部腺体、纤维性间质及供养血管形成的良性结节状突起。组织学上分为功能性息肉、非功能性息肉及绝经后子宫内膜息肉。功能性子宫内膜息肉被覆上皮与周围内膜呈同期变化,非功能性子宫内膜息肉则无此变化。部分子宫内膜息肉可发生癌变,非功能性息肉发生癌变的概率明显高于功能性息肉。子宫内膜息肉病理表现为宫腔内单发或多发的舌形或卵圆形突起,通过细蒂附着于子宫内膜,质地柔软,表面光滑,肉眼呈粉红色,可脱垂至宫颈管或阴道内。

2. **临床表现**　子宫内膜息肉可发生于青春期后任何年龄,常见于育龄期妇女。单发较小的子宫内膜息肉常无临床症状,在体检或诊断性刮宫时发现。多发或较大的子宫内膜息肉可引起子宫异常出血,如月经量过多、经期延长、经间期出血、绝经后出血等。子宫内膜息肉还可引起不孕、流产等,部分脱垂至宫颈管的息肉或大的息肉,还可继发感染、坏死,导致阴道排恶臭的出血性分泌物。

3. 超声表现

(1)二维超声:典型的子宫内膜息肉表现为宫腔内类椭圆形偏高回声或等回声病灶,与子宫肌层及内膜分界清楚,宫腔内膜线局部变形。多发子宫内膜息肉表现为子宫内膜不均匀增厚,内可见多个大小不等的偏高回声或等回声病灶,部分病灶内可见多发的小无回声,为囊性扩张的腺体或液化区。CDFI 显示息肉中心部可见穿支血流信号,通过蒂部与子宫肌壁相连,内可探及动、静脉血流频谱(图 5-1-30A、B)。

(2)超声造影:增强早期,内膜息肉蒂部血管先灌注显影,随后息肉组织内均匀灌注,始增时间与子宫肌层同步或略迟于子宫肌层,但早于周围内膜组织,达峰时呈高增强或等增强,边界清晰,与周围内膜组织分界明显。增强晚期,息肉蒂部血管呈持续高增强表现,息肉组织造影剂消退迟于周围内膜组织,呈等增强或低增强。当合并囊性扩张的腺体或液化区时,囊性部分无灌注。(图 5-1-30C~E,ER5-1-29)。

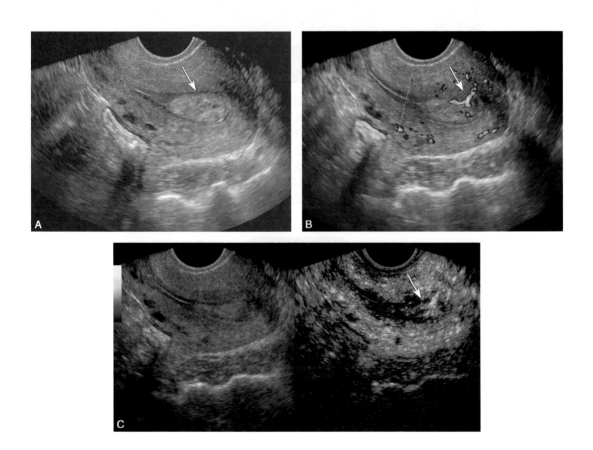

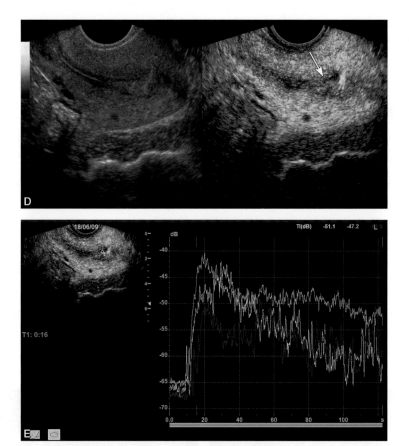

图 5-1-30　子宫内膜息肉

A.二维超声图,宫腔内类椭圆形偏高回声病灶(箭);B.彩色多普勒能量图,病灶中心可见穿支血流信号,与子宫后壁相连(箭);C.增强早期超声造影图,息肉的蒂血管先灌注显影,呈高增强(箭);D.增强晚期超声造影图,息肉呈均匀等增强(箭);E.TIC图,病灶的始增时间与子宫肌层同步,早于子宫内膜,峰值强度等于子宫肌层,高于子宫内膜,红色-子宫内膜,黄色-病灶,绿色-子宫肌层。

ER5-1-29　子宫内膜息肉超声造影动态图

（三）子宫内膜癌

1. 病因及病理　子宫内膜癌是发生于子宫内膜的一组上皮源性恶性肿瘤,为女性生殖道三大恶性肿瘤之一。子宫内膜癌的发病率在世界范围内逐年升高,发病年龄也呈现提前的趋势。病因不十分清楚,可能与长期雌激素刺激、子宫内膜过度增生、遗传等因素相关。

目前主要发病类型为雌激素依赖型(Ⅰ型)和非雌激素依赖型(Ⅱ型)。Ⅰ型以子宫内膜样腺癌占多数,预后好。常见于无排卵性疾病(无排卵性功能失调性子宫出血、多囊卵巢综合征)、分泌雌激素的卵巢肿瘤(颗粒细胞瘤、卵泡膜细胞瘤)、长期服用雌激素的绝经后妇女以及长期服用他莫昔芬的妇女。非雌激素依赖型(Ⅱ型)发病与雌激素无明确关系,好发于绝经后体型较瘦的老年妇女,分化差且预后不良。包括子宫内膜浆液性癌、透明细胞癌、腺鳞癌、黏液腺癌等。子宫内膜癌的分期现采用国际妇产科联盟(International Federation of Gynecology and Obstetrics,FIGO)2009 年的手术病理分期(表 5-1-2)。

表 5-1-2　子宫内膜癌手术病理分期(FIGO,2009 年)

Ⅰ期	肿瘤局限于子宫体
ⅠA	肿瘤浸润深度<1/2肌层
ⅠB	肿瘤浸润深度≥1/2肌层
Ⅱ期	肿瘤侵犯宫颈间质,但无宫体外蔓延
Ⅲ期	肿瘤局部和/或区域扩散
ⅢA	肿瘤累及浆膜层和/或附件
ⅢB	阴道和/或宫旁受累
ⅢC	盆腔淋巴结和/或腹主动脉旁淋巴结转移
ⅢC1	盆腔淋巴结阳性
ⅢC2	腹主动脉旁淋巴结阳性伴(或不伴)盆腔淋巴结阳性
Ⅳ期	肿瘤侵及膀胱和/或直肠黏膜,和/或远处转移
ⅣA	肿瘤侵及膀胱和/或直肠黏膜
ⅣB	远处转移,包括腹腔内和/或腹股沟淋巴结转移

2. 临床表现　子宫内膜癌的主要症状是不规则阴道出血,绝经后子宫出血最为常见,未绝经患者可表现为各种形式的子宫异常出血。患者可有阴道排液和下腹隐痛不适,晚期病灶发生感染坏死,阴道可排出恶臭的脓血样分泌物。肿瘤累及子宫全层或侵犯宫旁组织时,可触及盆腔包块,患者出现贫血、消瘦、发热等症状。

3. 超声表现

(1) 二维超声:子宫内膜癌早期内膜可表现为轻度增厚,绝经期女性子宫内膜厚度>0.5cm,回声尚均匀,不易与内膜增生鉴别,需行诊断性刮宫。随着病程的发展,子宫内膜呈弥漫性或局灶性不均匀性增厚,也可表现为宫腔内不规则团块,内膜癌病灶可有较清晰的边界。当病变累及子宫肌层时,病灶与肌层界限不清,受累的子宫肌层回声减低、不均匀。CDFI 显示病变内可以探及丰富血流信号,阻力指数<0.4(图 5-1-31A、B)。

(2) 超声造影:部分Ⅰ期子宫内膜癌超声造影表现与非典型增生常难以鉴别,但Ⅱ期及以上分类的子宫内膜癌具有较特征性超声造影表现。增强早期,局限型病灶内造影剂快速灌注显影,早于子宫肌层,达峰时呈非均匀性高增强。弥漫型病灶内造影剂多与子宫肌层同步灌注显影,呈非均匀性高增强或等增强。当病灶侵犯肌层或周围组织时,增强范围增大。当病灶内部有液化或坏死时,液化或坏死区无造影剂灌注。增强晚期,病灶内造影剂快速消退,早于肌层,呈低增强,病灶与周围正常肌层分界相对清晰,可清楚显示病灶浸润范围及深度(图 5-1-31C～E,ER5-1-30)。

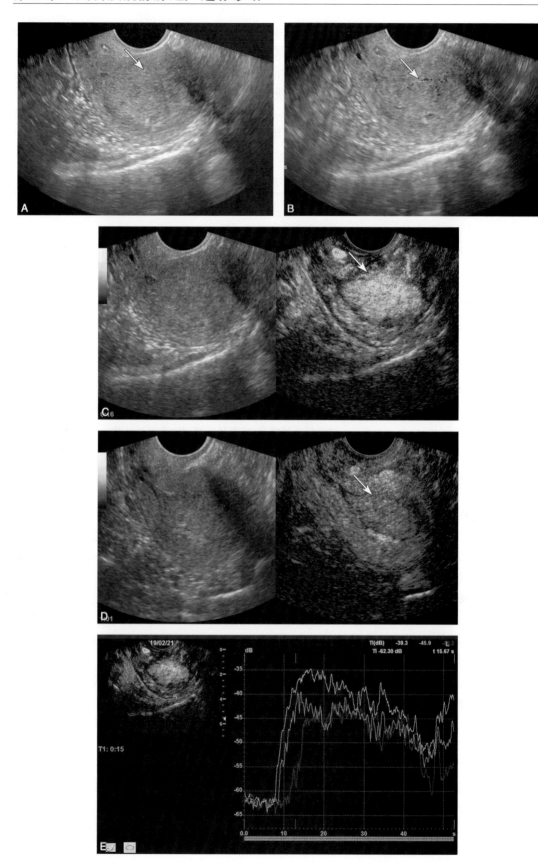

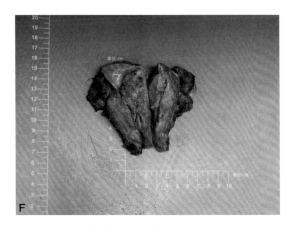

图 5-1-31　子宫内膜癌

A.二维超声图,子宫内膜弥漫性增厚(箭);B.CDFI 图,增厚的内膜内可见较丰富血流
信号(箭);C.增强早期超声造影图,增厚的子宫内膜呈不均匀高增强,与子宫后壁分界
不清(箭);D.增强晚期超声造影图,病灶呈不均匀低增强(箭);E.TIC 图,病灶的始增
时间、达峰时间早于子宫肌层,峰值强度高于子宫肌层,黄色-子宫内膜病灶,绿色和红
色-子宫肌层;F.大体标本。

ER5-1-30　子宫内膜癌超声造影动态图

(四) 病例

▣ 病例 1

1. 病历摘要　女,45 岁,主因"月经延长 2 年,阴道不规则出血 5 个月余"入院。既往月经规律,7/30,量中,无痛经,G_2P_1。

2. 超声检查

(1) 二维超声:子宫内膜厚约 1.94cm,回声欠均匀,CDFI 未见明显血流信号。超声提示:子宫内膜增厚,考虑子宫内膜增生(图 5-1-32A、B)。

(2) 超声造影:增强早期,子宫内膜造影剂灌注迟于肌层,达峰时呈均匀等增强。增强晚期,造影剂消退早于子宫肌层,呈低增强。超声造影提示:符合子宫内膜增生超声造影表现,倾向良性(图 5-1-32C~E,ER5-1-31)。

3. 手术病理　子宫内膜增生(不伴有非典型增生)。

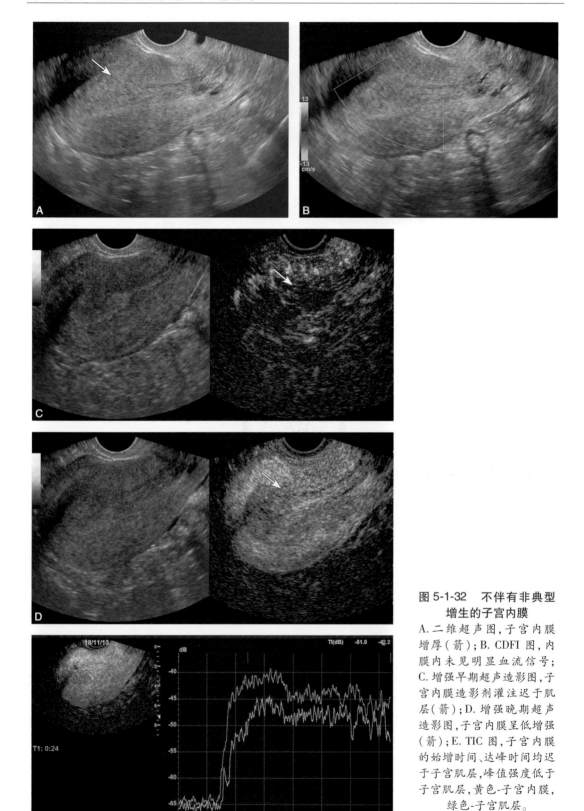

图 5-1-32 不伴有非典型增生的子宫内膜

A. 二维超声图, 子宫内膜增厚 (箭); B. CDFI 图, 内膜内未见明显血流信号; C. 增强早期超声造影图, 子宫内膜造影剂灌注迟于肌层 (箭); D. 增强晚期超声造影图, 子宫内膜呈低增强 (箭); E. TIC 图, 子宫内膜的始增时间、达峰时间均迟于子宫肌层, 峰值强度低于子宫肌层, 黄色-子宫内膜, 绿色-子宫肌层。

ER5-1-31　不伴有非典型增生的子宫内膜超声造影动态图

■ 病例 2

1. 病历摘要　女,37 岁,主因"经期延长伴经量增多 2 个月余"入院。平素月经规律, 7/30,量中等,无痛经,G_3P_2。

2. 超声检查

(1) 二维超声:子宫内膜厚约 1.61cm,后壁内膜局限性增厚,回声减低,范围约 3.1cm× 2.5cm×1.4cm,CDFI 示其内可见较丰富血流信号,与子宫后壁相交通,RI:0.47。超声提示: 子宫内膜增厚,局限性回声减低(内膜病变不排除)(图 5-1-33A、B)。

(2) 超声造影:增强早期,后壁局限性增厚的子宫内膜造影剂灌注迟于肌层,达峰时呈 均匀等增强。增强晚期,造影剂消退早于子宫肌层,呈低增强。超声造影提示:符合子宫内 膜局部增生超声造影表现(倾向良性)(图 5-1-33C~E,ER5-1-32)。

3. 手术病理　子宫内膜增生(不伴有非典型增生)。

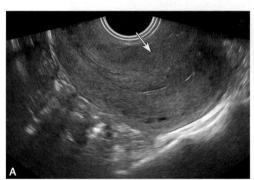
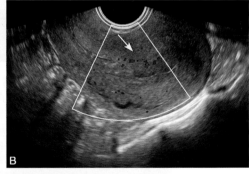

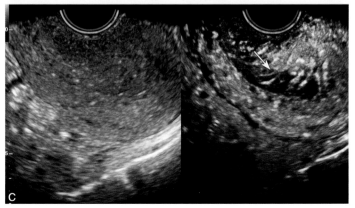

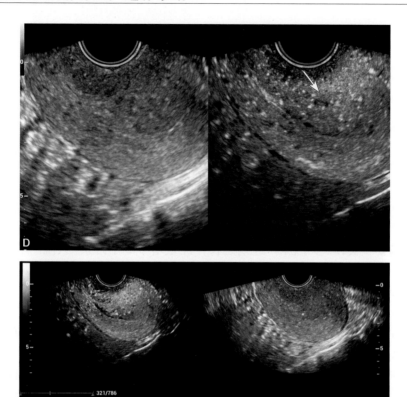

图 5-1-33　子宫内膜局限性增生

A. 二维超声图,子宫后壁内膜增厚,回声减低(箭);B. CDFI 图,内膜内可见较丰富血流信号(箭);C. 增强早期超声造影图,子宫内膜造影剂灌注迟于肌层(箭);D. 增强晚期超声造影图,子宫内膜呈低增强(箭);E. TIC 图,子宫内膜的始增时间、达峰时间均迟于子宫肌层,峰值强度低于子宫肌层,黄色和粉色-子宫内膜,红色和绿色-子宫肌层。

ER5-1-32　子宫内膜局限性增生超声造影动态图

□　**病例 3**

1. 病历摘要　女,40 岁,主因"经期延长 2 年,阴道不规则出血 2 个月余"入院。既往月经不规律,7~8/40~60,量少,无痛经,近两年来月经延长至 10d,周期缩短至 15~22d,G_0P_0。

2. 超声检查

（1）二维超声:子宫内膜厚约 2.15cm,回声不均,内可见多发小无回声,CDFI 示其内未见明显血流信号;宫颈管下段可见一中低回声,大小约 2.2cm×1.0cm×0.8cm,边界清晰,形态尚规则,内部回声均匀,CDFI 可见一条状血流信号,向上延伸至子宫前壁中段,RI:0.44。超声提示:①子宫内膜增厚,回声不均;②宫颈管内中低回声(考虑子宫内膜息肉脱垂至宫颈管)(图 5-1-34A、B)。

（2）超声造影

1）观察子宫内膜:增强早期,子宫内膜造影剂灌注迟于肌层,达峰时呈不均匀等增强,内可见多个无增强区,呈网状。增强晚期,造影剂消退早于子宫肌层,呈低增强。

2）观察宫颈管内中低回声:增强早期,宫腔至宫颈管内可见一粗大血管先灌注显影,来源于子宫前壁中段,随后宫颈管内中低回声均匀灌注,与子宫肌层同步,达峰时呈高增强,边界清晰,与周围内膜组织分界明显。增强晚期,病灶内造影剂消退迟于子宫肌层,呈低增强,条状血管呈持续高增强。

超声造影提示:①符合子宫内膜囊腺样增生超声造影表现;②宫颈管内中低回声符合子宫内膜息肉超声造影表现(图 5-1-34C、D,ER5-1-33)。

3. 手术病理　①子宫内膜增生伴部分腺体扩张;②子宫内膜息肉。

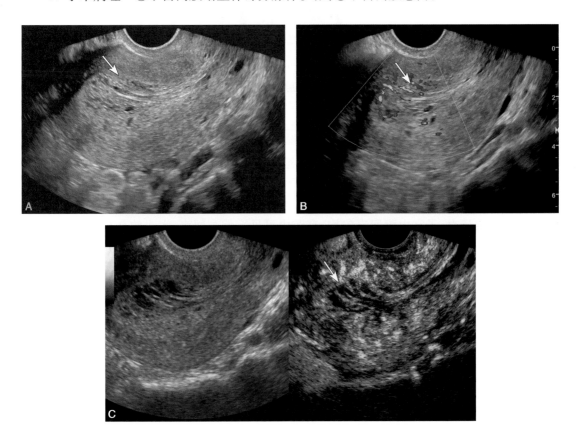

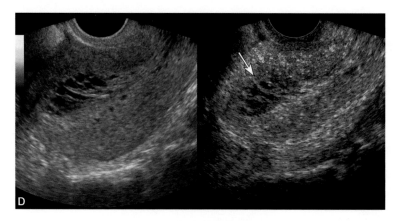

图 5-1-34　子宫内膜囊腺样增生

A. 二维超声图,子宫内膜增厚,回声不均匀,内可见多个小无回声区(箭);
B. CDFI 图,子宫内膜可见少许星点样血流信号(箭);C. 增强早期超声造影图,
子宫内膜不均匀低增强,呈网状(箭),宫腔至宫颈管内可见一粗大血管先灌注
显影;D. 增强晚期超声造影图,子宫内膜网状低增强(箭)。

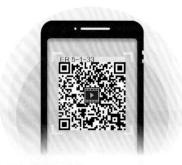

ER5-1-33　子宫内膜囊腺样增生超声造影动态图

□ **病例 4**

1. 病历摘要　女,62 岁,主因"绝经后阴道出血 2 个月余"入院。既往月经规律,7/28,量中,无痛经,G_2P_1。

2. 超声检查

(1) 二维超声:子宫内膜回声欠均,宫腔内可见一偏高回声,大小约 0.6cm×0.3cm,内可见一小无回声,大小约 0.3cm×0.2cm,CDFI 示其内未见明显血流信号。超声提示:子宫内膜息肉伴部分囊性变可能(图 5-1-35A、B)。

(2) 超声造影:增强早期,宫腔内病灶内可见条状血管先灌注显影,来源于子宫后壁,随后病灶实性部分均匀灌注,无回声内无灌注,增强时间与子宫肌层同步,早于周围内膜组织,达峰时呈高增强,边界清晰,与周围内膜组织分界明显。增强晚期,病灶内造影剂消退迟于周围内膜组织,呈等增强,条状血管呈持续高增强。超声造影提示:符合子宫内膜息肉伴部分囊性变超声造影表现(图 5-1-35C、D,ER5-1-34)。

3. 手术病理　子宫内膜息肉,腺体囊性萎缩。

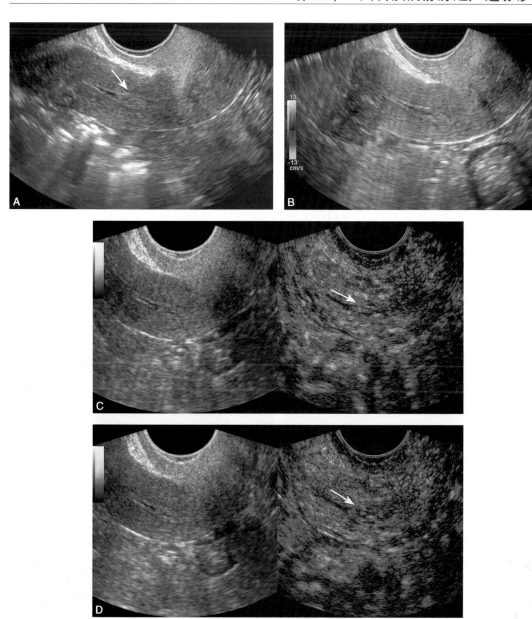

图 5-1-35　子宫内膜息肉

A. 二维超声图,宫腔内偏高回声病灶(箭);B. CDFI 图,未见明显血流信号;C. 增强早期超声造影图,病灶内可见条状血管先灌注显影,呈高增强(箭);D. 增强晚期超声造影图,病灶呈不均匀等增强(箭)。

ER5-1-34　子宫内膜息肉超声造影动态图

□ 病例 5

1. 病历摘要 女,44 岁,主因"阴道不规则出血 4 个月余"。平素月经规律,无痛经,无血块。

2. 超声检查

(1) 二维及三维超声:宫腔内可见两个高回声,边界清,形态规则,大小分别约 1.3cm×1.0cm、1.0cm×0.5cm,CDFI 示较大者内可见条状血流信号,与子宫前壁相交通,RI:0.58。三维超声冠状面显示宫腔内多个病灶。超声提示:子宫内膜多发息肉可能(图 5-1-36A~C)。

(2) 超声造影:增强早期,宫腔内两个偏高回声病灶内均可见条状血管先灌注显影,分别来源于子宫前壁、后壁,随后病灶均匀灌注,增强时间与子宫肌层同步,早于周围内膜组织,达峰时呈高增强,边界清晰,与周围内膜组织分界明显。增强晚期,病灶内造影剂消退迟于周围内膜组织,呈等增强,条状血管呈持续高增强。超声造影提示:符合子宫内膜多发息肉超声造影表现(图 5-1-36D~F,ER5-1-35)。

3. 手术病理 子宫内膜多发息肉。

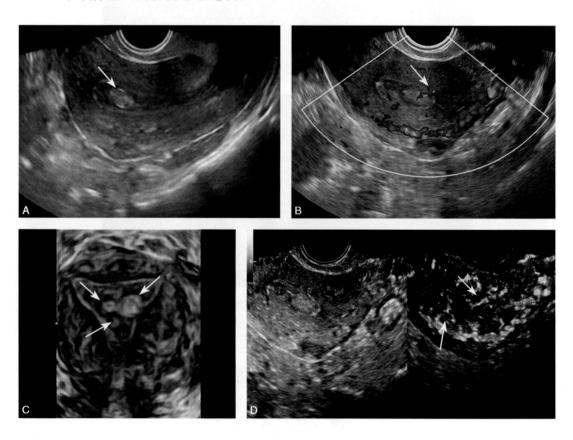

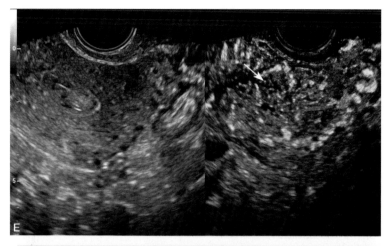

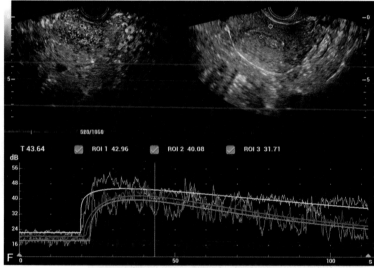

图 5-1-36　子宫内膜多发息肉

A. 二维超声图,宫腔内高回声病灶(箭);B. CDFI 图,高回声内可见条状血流信号(箭);C. 三维超声图,宫腔内可见多个病灶(箭);D. 增强早期超声造影图,宫腔两个病灶内可见条状血管先灌注显影,呈高增强(箭);E. 增强晚期超声造影图,病灶呈等增强(箭);F. TIC 图,病灶的始增时间、达峰时间迟于子宫肌层,早于子宫内膜,峰值强度低于子宫肌层,高于子宫内膜,粉色-病灶,黄色-子宫肌层,蓝色-子宫内膜。

ER5-1-35　子宫内膜多发息肉超声造影动态图

⬛ **病例6**

1. 病历摘要 女,45 岁,阴道不规则出血半年,运动后明显。

2. 超声检查

(1) 二维超声:子宫内膜厚约 0.51cm,回声不均,CDFI 示其内可见少许星点样血流信号。超声提示:子宫内膜回声不均(图 5-1-37A、B)。

(2) 超声造影:增强早期,宫腔内可见条状血管先灌注显影,来源于宫底前壁,随后可见一类椭圆形病灶均匀灌注,增强时间略迟于子宫肌层,早于周围内膜组织,达峰时呈等增强,边界清晰,与周围内膜组织分界明显。增强晚期,病灶内造影剂消退迟于周围内膜组织,呈低增强,条状血管呈持续等增强。超声造影提示:符合子宫内膜息肉超声造影表现(图 5-1-37C、D,ER5-1-36)。

3. 手术病理 子宫内膜息肉。

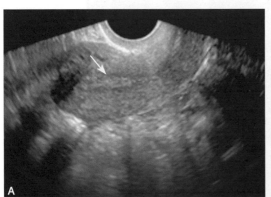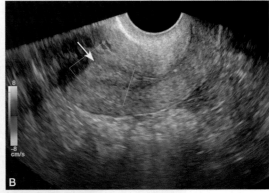

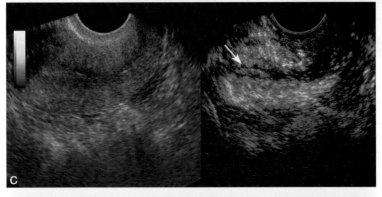

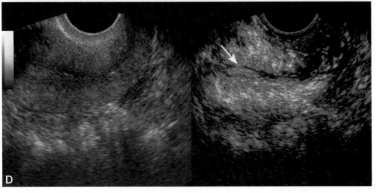

图 5-1-37 子宫内膜息肉
A. 二维超声图,子宫内膜回声不均(箭);B. CDFI 图,内膜内可见少许星点样血流信号(箭);C. 增强早期超声造影图,病灶内可见条状血管先灌注显影,呈高增强(箭);D. 增强晚期超声造影图,病灶呈低增强(箭)。

ER5-1-36　子宫内膜息肉超声造影动态图

□ 病例7

1. 病历摘要　女,61岁,发现子宫内膜增厚6d。

2. 超声检查

（1）二维超声:子宫内膜增厚,厚约2.18cm,内回声不均,可见多发小无回声区,CDFI示其内可见少许血流信号,RI:0.43。超声提示:子宫内膜病变可能,倾向恶性(图5-1-38A、B)。

（2）超声造影:增强早期,宫腔病灶内可见一较粗大条状血管及其分支先灌注显影,来源于子宫后壁,随后病灶组织不均匀灌注,其内无回声区无灌注,增强时间略迟于子宫肌层,达峰时呈等增强,边界清晰。增强晚期,病灶内造影剂消退早于子宫肌层,呈低增强,其内血管呈持续等增强。超声造影提示:符合子宫内膜息肉伴部分囊性变超声造影表现(图5-1-38C、D,ER5-1-37)。

3. 手术病理　子宫内膜息肉(图5-1-38E)。

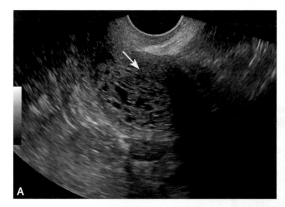

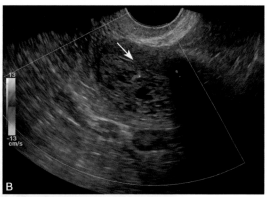

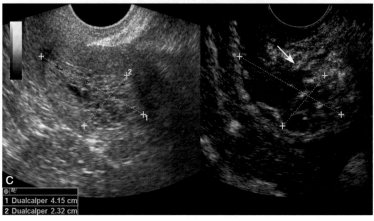

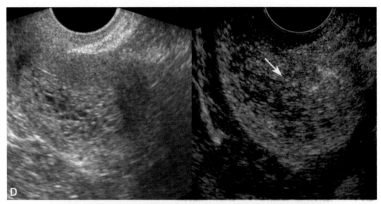

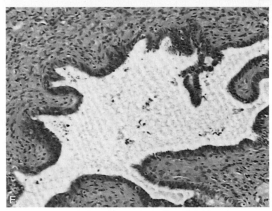

图 5-1-38　子宫内膜息肉

A.二维超声图,子宫内膜增厚,回声不均(箭);B.CDFI,内膜内可见少许血流信号(箭);C.增强早期超声造影图,病灶内可见条状血管及其分支先灌注显影,呈高增强(箭);D.增强晚期超声造影图,病灶呈低增强(箭);E.病理图。

ER5-1-37　子宫内膜息肉超声造影动态图

□ 病例 8

1. 病历摘要　女,56 岁,主因"绝经 17 年,阴道流液 9 个月,阴道无诱因出血 1 周"入院。G_4P_1,妇科查体未见异常,无发热、腹痛、腹胀等不适。CA19-9　4.43kU/L,CA125 32.3U/ml,CA15-3　12.0kU/L,AFP 2.48μg/L。盆腔磁共振提示:宫腔内团块样异常信号,考虑子宫内膜癌。

2. 超声检查

(1) 二维超声:子宫内膜厚 1.9cm,回声不均,内可见多个无回声区,较大者大小约

0.9cm×0.4cm,CDFI 示其内可见数个条状血流信号,RI:0.45。超声提示:子宫内膜厚,回声不均(内膜病变不排除)(图 5-1-39A、B)。

（2）超声造影:增强早期,子宫内膜病灶快速灌注,先于子宫肌层显影,达峰时呈不均匀高增强,内可见不规则无灌注区,与子宫肌层分界清晰。增强晚期,造影剂消退早于子宫肌层,呈低增强。超声造影提示:符合子宫内膜癌超声造影表现(病灶局限于宫腔内)(图 5-1-39C～E,ER5-1-38)。

3. 手术病理　子宫内膜癌(ⅠA 期)。肿瘤细胞异型性明显,胞质透亮,呈乳头状或实性排列,结合免疫组化结果,符合透明细胞癌(图 5-1-39F)。

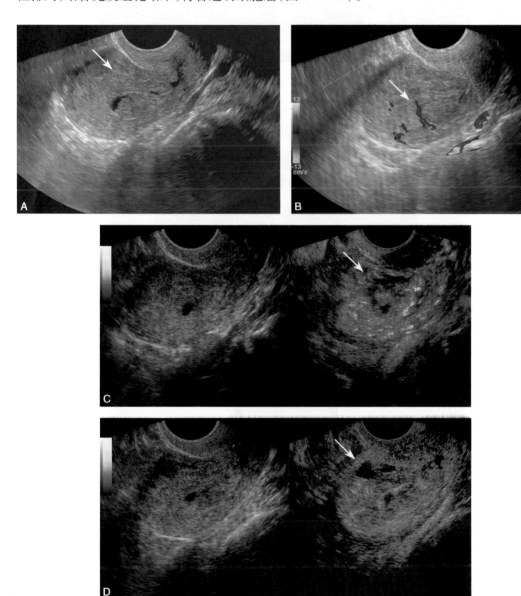

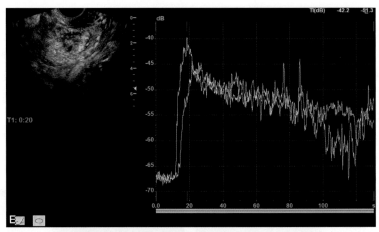

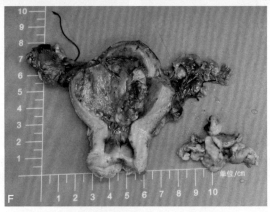

图 5-1-39　子宫内膜癌（ⅠA 期）

A. 二维超声图,子宫内膜增厚,回声不均匀,内可见多个无回声区(箭);B. CD-
FI 图,病灶内可见数个条状血流信号(箭);C. 增强早期超声造影图,子宫内膜
呈不均匀高增强(箭),内可见无灌注区;D. 增强晚期超声造影图,子宫内膜呈
不均匀低增强(箭);E. TIC 图,病灶的始增时间、达峰时间略早于子宫肌层,峰
值强度高于子宫肌层,黄色-病灶,绿色-子宫肌层;F. 大体标本。

ER5-1-38　子宫内膜癌(ⅠA 期)超声造影动态图

病例 9

1. 病历摘要　女,59 岁,绝经 9 年,阴道异常排液 3 个月余,无阴道出血。CA125
23.6U/ml。盆腔磁共振提示:符合子宫内膜癌(ⅠB 期)。

2. 超声检查

(1) 二维超声:子宫内膜厚 3.13cm,回声不均,其内可见多个点状强回声,与肌壁分界不清,CDFI示其内可见粗大条状血流信号,RI:0.41。超声提示:子宫内膜病变(内膜癌可能)(图5-1-40A、B)。

(2)超声造影:增强早期,病灶内可见一较粗大血管干及其分支先灌注显影,来源于子宫前壁,增强时间早于子宫肌层,随后病灶迅速不均匀灌注,达峰时呈高增强,病灶形态不规则,累及范围近浆膜层,与正常子宫肌层有较清楚界限。增强晚期,造影剂消退早于子宫肌层,呈低增强。超声造影提示:符合子宫内膜癌超声造影表现(累及肌层近浆膜层)(图5-1-40C~E,ER5-1-39)。

3. 手术病理　子宫内膜混合型癌(ⅠB期),部分为高级别浆液性癌(80%),部分为子宫内膜样腺癌(20%),组织学分级Ⅲ级,肿瘤侵入肌层(约3/4肌壁厚度),可见脉管瘤栓,未见神经侵犯,未累及宫颈(图5-1-40F)。

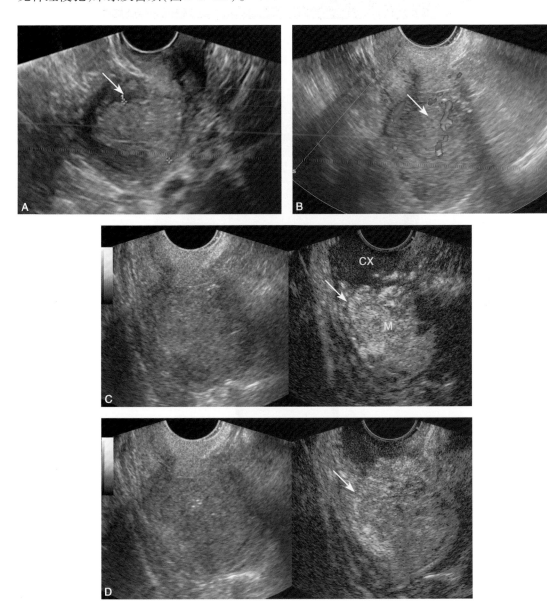

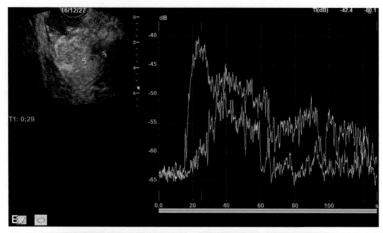

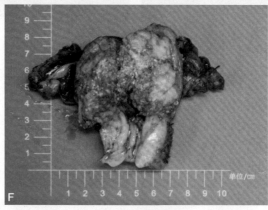

图 5-1-40 子宫内膜混合型癌（ⅠB期）

A.二维超声图,子宫内膜增厚,回声不均匀,与肌壁分界不清(箭);B.CD-
FI图,病灶内可见粗大条状血流信号(箭);C.增强早期超声造影图,病灶
呈不均匀高增强,形态不规则(箭),病灶范围较二维超声明显增大;D.增
强晚期超声造影图,病灶呈不均匀低增强(箭);E.TIC图,病灶的始增时
间、达峰时间早于子宫肌层,峰值强度高于子宫肌层,黄色-病灶,绿色-子
宫肌层;F.大体标本。

ER5-1-39 子宫内膜混合型癌（ⅠB期）超声造影动态图

▢ 病例 10

1. 病历摘要 女,72岁,绝经20年,阴道间断出血1个月。CA19-9 394.38kU/L,CA125
21.0U/ml。盆腔磁共振提示:子宫内膜癌。

2. 超声检查

（1）二维超声：子宫增大，内膜显示不清，宫腔至宫颈管内可见低回声团，范围约 9.4cm×4.9cm×4.6cm，其内回声不均，CDFI 示其内可见少许血流信号。超声提示：考虑宫颈病变累及宫体（图 5-1-41A、B）。

（2）超声造影：增强早期，宫腔至宫颈管内病灶快速灌注显影，增强时间早于子宫肌层，达峰时呈弥漫性不均匀高增强，内可见不规则无灌注区，病灶形态不规则，累及范围近浆膜层，与正常子宫肌层界限清楚。增强晚期，造影剂消退早于子宫肌层，呈低增强。超声造影提示：符合子宫内膜癌超声造影表现（累及宫颈）（图 5-1-41C、D，ER5-1-40）。

3. 手术病理　子宫内膜样癌（Ⅱ期），高分化癌，伴坏死，未见脉管瘤栓及神经侵犯，结合免疫组化结果，符合子宫内膜样腺癌（图 5-1-41E）。

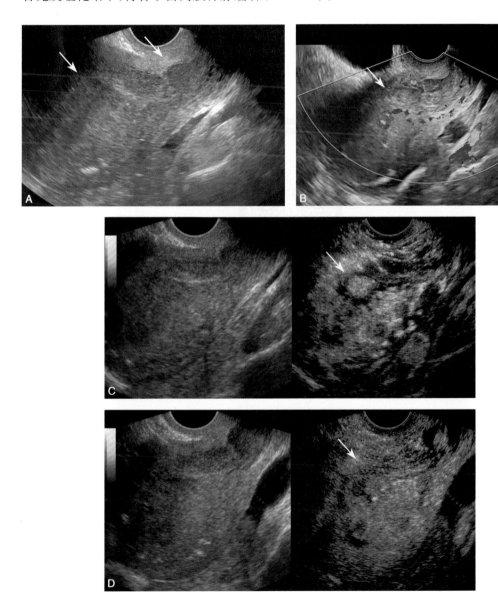

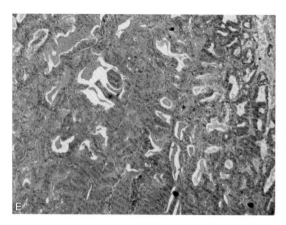

图 5-1-41　子宫内膜样癌(Ⅱ期)

A.二维超声图,宫腔至宫颈管内不均质低回声团(箭);B.CDFI 图,病灶内可见较丰富血流信号(箭);C.增强早期超声造影图,病灶呈不均匀高增强,形态不规则,内可见不规则无灌注区(箭);D.增强晚期超声造影图,病灶不均匀低增强(箭);E.病理图。

ER5-1-40　子宫内膜样癌(Ⅱ期)超声造影动态图

■ **病例 11**

1. **病历摘要**　女,56 岁,绝经 3 年,阴道排液 6 个月,阴道出血 2 次。既往月经规律,52 岁自然绝经,TCT、HPV 及宫颈 DNA 未见异常,外院超声提示宫颈实性占位。肿瘤标志物 CA125 30.4U/ml,CA19-9 18.26kU/L,CA15-3 14.2kU/L。盆腔磁共振提示:子宫内膜癌(ⅢC 期)。

2. **超声检查**

(1) 二维超声:宫颈可见低回声,范围约 3.1cm×2.6cm×2.3cm,宫腔内可见不规则低回声,范围约 5.4cm×3.3cm×1.6cm,与宫颈低回声相连,形态不规则,附着于子宫后壁,与子宫肌壁分界不清,CDFI 示内可见较丰富血流信号,RI:0.38。超声提示:宫颈及宫腔内实性低回声,宫颈 Ca 累及子宫内膜及肌壁可能(图 5-1-42A、B)。

(2) 超声造影:增强早期,宫颈及宫腔内病灶快速灌注显影,增强时间早于子宫肌层,达峰时呈弥漫性较均匀高增强,病灶形态不规则,与正常子宫肌层界限清楚。增强晚期,造影剂消退早于子宫肌层,呈低增强。超声造影提示:符合子宫内膜癌超声造影表现(累及宫颈)(图 5-1-42C~E,ER5-1-41)。

3. **手术病理**　低分化子宫内膜癌,部分为子宫内膜样癌,部分为浆液性癌(Ⅲ期)(图 5-1-42F)。

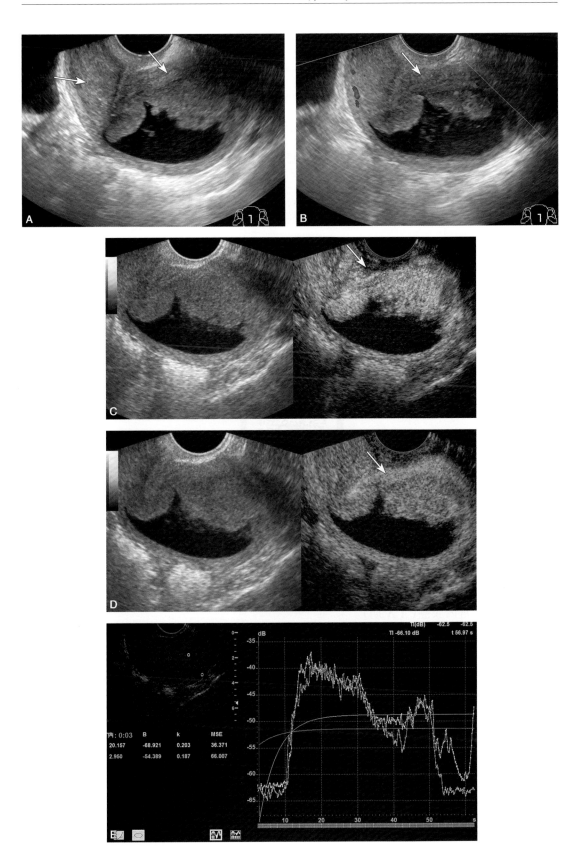

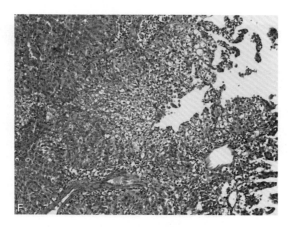

图 5-1-42　子宫内膜癌(Ⅲ期)

A. 二维超声图,宫颈及宫腔内不规则低回声病灶(箭);B. CDFI,病灶内可见较丰富血流信号(箭);C. 增强早期超声造影图,病灶呈弥漫性高增强,形态不规则(箭);D. 增强晚期超声造影图,病灶呈低增强(箭);E. TIC 图,病灶的始增时间、达峰时间略早于子宫肌层,峰值强度略高于子宫肌层,黄色-病灶,绿色-子宫肌层;F. 病理图。

ER5-1-41　子宫内膜癌(Ⅲ期)超声造影动态图

■ 病例 12

1. 病历摘要　女,59 岁,绝经 6 年,阴道排液伴流血 10 天,量少,色淡。既往月经规律,50 岁自然绝经。肿瘤标志物 CA125 11.5U/ml,CA19-9 7.64kU/L,CA15-3 14.8kU/L。盆腔磁共振提示:子宫内膜癌(ⅠA 期)。

2. 超声检查

(1) 二维超声:宫腔内可见囊实混合回声包块,范围约 4.9cm×4.5cm×4.8cm,以实性为主,与子宫后壁分界不清,CDFI 示包块内及其与后壁肌壁间可见丰富血流信号,RI:0.41。超声提示:考虑子宫内膜恶性病变(子宫内膜癌可能)(图 5-1-43A、B)。

(2) 超声造影:增强早期,宫腔病灶内可见多条扭曲的粗大血管先灌注显影,增强时间明显早于子宫肌层,随后病灶迅速不均匀灌注,达峰时呈弥漫性高增强,形态不规则,与子宫肌层界限清楚。增强晚期,病灶造影剂消退早于子宫肌层,其内扭曲的粗大血管呈持续性高增强。超声造影提示:符合子宫内膜恶性病变超声造影表现(子宫内膜癌可能)(图 5-1-43C~E,ER5-1-42)。

3. 手术病理　子宫后壁可见菜花样肿物,表面破碎,部分呈乳头样生长。结合免疫组化,考虑子宫癌肉瘤ⅠA 期。

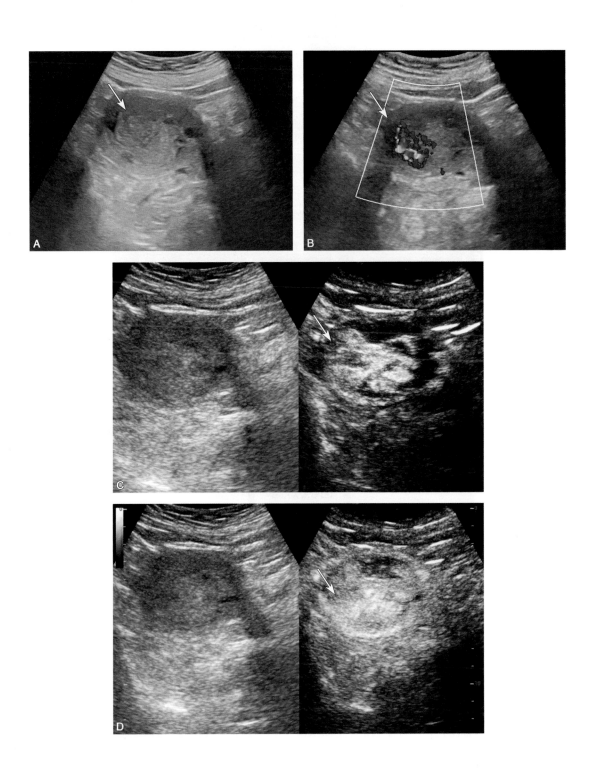

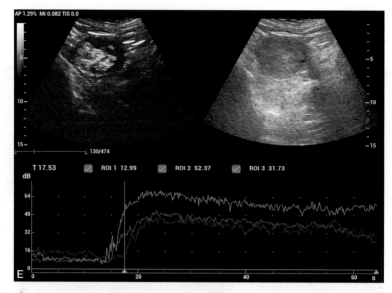

图 5-1-43　子宫癌肉瘤（ⅠA 期）

A.二维超声图,宫腔内囊实混合回声病灶（箭）；B.CDFI 图,病灶与子宫后壁间可见丰富血流信号（箭）；C.增强早期超声造影图,病灶呈弥漫性不均匀高增强,形态不规则（箭）；D.增强晚期超声造影图,病灶内可见扭曲的粗大血管呈持续性高增强（箭）；E.TIC 图,病灶的始增时间、达峰时间均早于子宫肌层,峰值强度高于子宫肌层,黄色-子宫内膜,蓝色和粉色-子宫肌层。

ER5-1-42　子宫癌肉瘤（ⅠA 期）超声造影动态图

病例 13

1.病历摘要　女,71 岁,绝经后阴道少量出血 1 个月余。CA19-9 22.20kU/L,CA125 19.2U/ml,CA15-3 13.4kU/L。盆腔磁共振提示:符合子宫内膜癌伴宫腔积血。

2.超声检查

（1）二维超声:宫腔内可见一高回声团,大小约 3.7cm×1.8cm,内部回声欠均,CDFI 示其内可见较丰富血流信号,RI:0.41。超声提示:考虑子宫内膜息肉样病变（图 5-1-44A、B）。

（2）超声造影:增强早期,病灶内可见一较粗大血管干及其分支先灌注显影,来源于子宫前壁,增强时间早于子宫肌层,随后病灶迅速不均匀灌注,达峰时呈高增强,病灶形态尚规则,与正常子宫肌层界限清楚。增强晚期,造影剂消退早于子宫肌层,呈低增强。超声造影提示:符合子宫内膜病变超声造影表现（倾向恶性）（图 5-1-44C、D,ER5-1-43）。

3.手术病理　子宫高-中分化内膜样腺癌 ⅠB 期,鳞状上皮下可见腺癌浸润（图 5-1-44E、F）。

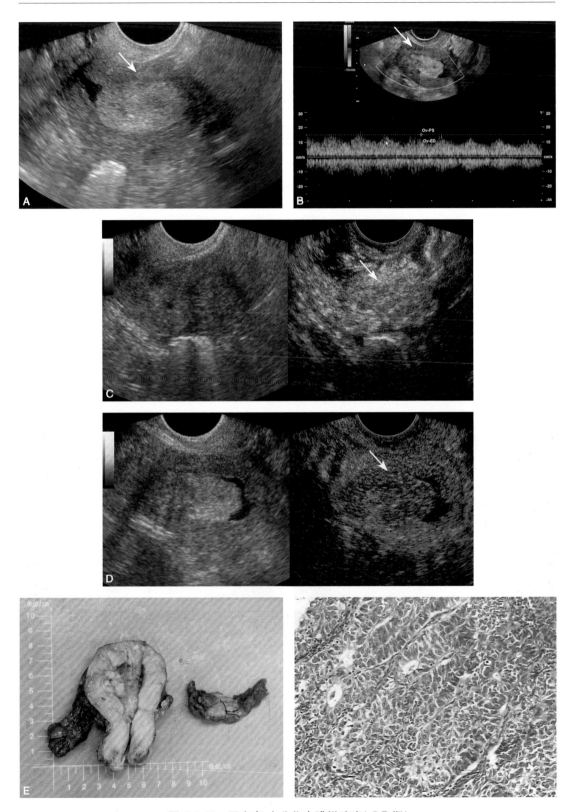

图 5-1-44　子宫高-中分化内膜样腺癌（ⅠB 期）
A.二维超声图,宫腔内高回声团(箭);B.CDFI,高回声团内可见较丰富血流信号(箭);C.增强早期超声造影图,病灶呈弥漫性不均匀高增强(箭);D.增强晚期超声造影图,病灶呈低增强(箭);E.大体标本;F.病理图。

ER5-1-43 子宫高-中分化内膜样腺癌(ⅠB期)超声造影动态图

■ 病例14

1. 病历摘要 女,27岁,剖宫产术后10个月,阴道不规则出血44d。既往月经规律。

2. 超声检查

(1) 二维超声:宫腔内可见不均质低回声团,范围约4.5cm×2.8cm×3.0cm,CDFI示其内可见较丰富血流信号,以静脉血流信号为主(图5-1-45A、B)。

(2) 超声造影:增强早期,宫腔病灶后壁肌层先灌注显影,早于子宫肌层,随后病灶迅速灌注,达峰时呈弥漫性高增强,形态不规则。增强晚期,病灶造影剂不均匀消退,周边呈低增强,内部呈持续性等增强。超声造影提示:符合子宫内膜恶性病变超声造影表现(图5-1-45C~E,ER5-1-44)。

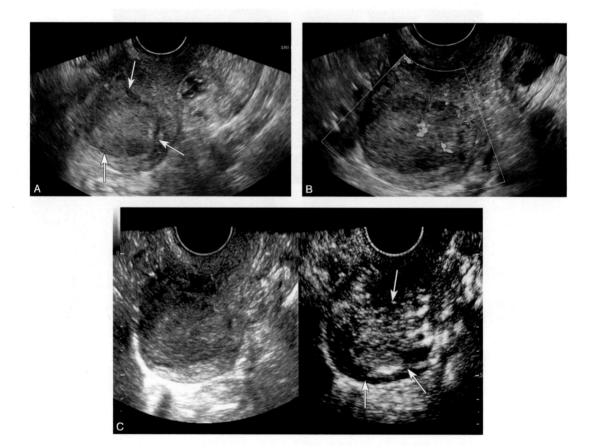

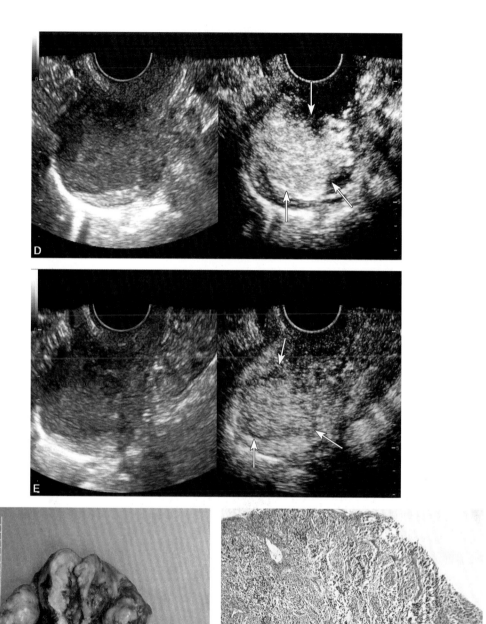

图 5-1-45　子宫内膜间质肉瘤ⅢC 期

A. 二维超声图,宫腔内不均质低回声团(箭);B. CDFI 图,病灶内可见较丰富血流信号,以静脉血流信号为主;C. 增强早期超声造影图,病灶内造影剂迅速灌注,形态不规则(箭);D. 达峰时超声造影图,病灶呈弥漫性高增强,形态不规则(箭);E. 增强晚期超声造影图,病灶造影剂不均匀消退,周边呈低增强,内部呈持续性等增强(箭);F. 大体标本图;G. 病理图。

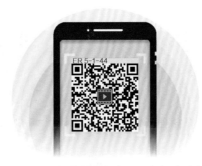

ER5-1-44　子宫内膜间质肉瘤ⅢC期超声造影动态图

3. 手术病理　子宫内膜间质肉瘤ⅢC期。术中见子宫腔内膜粗糙,切面灰黄、实性、质中,侵及肌层。镜检见恶性肿瘤,未分化,高度恶性,侵及浅肌层,侵及右侧输卵管伞端和右侧卵巢表面,可见脉管内瘤栓及肠周淋巴结肿瘤性转移,双侧宫旁未见肿瘤(图5-1-45F、G)。

（五）分析小结

不同子宫内膜病变的临床症状相似,经阴道超声是目前最常用的诊断方法。部分子宫内膜增生与早期子宫内膜癌鉴别诊断困难,局限性子宫内膜增生有时也难以与子宫内膜息肉相鉴别。超声造影显示组织的微循环灌注,可以根据灌注特征对不同的子宫内膜病变进行鉴别诊断。子宫内膜增生时,其血供仍来源于子宫螺旋动脉,因此其增强模式与正常子宫内膜相似,无蒂血管,与周边的子宫内膜无明显边界。子宫内膜息肉的蒂部血管来自子宫肌层的分支血管,超声造影时,其蒂部血管先于子宫内膜灌注显影,可以清晰显示息肉的供血动脉及附着部位,为临床治疗提供导向。子宫内膜癌由于其浸润性生长,其内有复杂的新生血管,血供丰富,血流阻力低,超声造影时表现为"早增强,早消退"为主的增强模式,与子宫内膜良性病变不同。2009年国际妇产科协会修订了子宫内膜癌的分期标准,强调肌层浸润深度的重要性。超声造影能更好地显示子宫内膜癌病灶的部位及浸润深度,判断Ⅰ期、Ⅱ期子宫内膜癌肌层及宫颈浸润情况,对其术前分期有较高的临床应用价值。

子宫内膜息肉还需要和黏膜下肌瘤相鉴别,尤其是小的子宫黏膜下肌瘤常呈中等稍高回声,与子宫内膜息肉难以鉴别。黏膜下肌瘤有假包膜,超声造影时假包膜内的血管首先呈环形增强,且增强晚期瘤体中心部消退快,假包膜消退慢,呈典型的环状增强表现。需要注意的是,子宫内膜息肉可附着于宫腔的所有方向,对附着于侧壁的子宫内膜息肉,造影前需调整好方向,以便于显示息肉的蒂部血管。此外,超声造影的增强模式与病变的组织结构相关,少数富血供的子宫内膜息肉超声造影表现为增强晚期消退早于子宫肌层,还有部分较大的子宫内膜息肉发生出血坏死,超声造影表现为不均匀增强,难以与子宫内膜癌相鉴别,此时,应仔细反复分析造影的动态图像,并建议病理检查。

尽管超声造影比经阴道超声能提供更加丰富的血流灌注信息,能够提高子宫内膜病变的诊断准确率,但是由于子宫内膜病变复杂,可能同时存在子宫内膜增生和子宫内膜癌,部分病例图像特征不典型,需结合其他影像学检查或宫腔镜检查,确诊仍需病理诊断。

（刘冬梅　杨敏）

第二节　卵　巢　疾　病

卵巢组织成分复杂多样,是全身各器官原发肿瘤类型最多的脏器,不同类型卵巢肿瘤的组织学结构和生物学行为有很大差异,导致卵巢疾病声像图表现多种多样,存在"同病异图""异病同图"现象。当二维和彩色多普勒超声难以明确诊断时,超声造影能够提供更多的诊断信息。

一、卵巢瘤样病变

卵巢瘤样病变(tumor-like condition)是由于组织退化不全、囊性扩张、增生过盛或异位分布等因素形成的貌似肿瘤的病变,而非真性肿瘤。常见的瘤样病变为滤泡囊肿、黄体囊肿、黄素囊肿、多囊卵巢、卵巢冠囊肿、子宫内膜异位囊肿等,因多数为功能性囊肿,又称为卵巢非赘生性囊肿。卵巢瘤样病变可发生于任何年龄,以生育期多见。瘤样病变大多无临床表现,部分可引起月经紊乱、腹痛及功能性子宫出血等症状,如发生囊肿扭转或破裂,可出现急腹症症状。

(一)滤泡囊肿

1. 病因及病理　滤泡囊肿也称卵泡囊肿(folicular cyst),是由于某种因素影响下卵泡未发生排卵、破裂,潴留在卵巢内形成,为最常见的生理性囊肿。滤泡囊肿通常单侧发生,直径多小于 5.0cm,部分可达 7.0~8.0cm 或以上,任何年龄均可见,以生育期女性多见。

2. 临床表现　滤泡囊肿一般无症状,通常为超声检查偶然发现。部分有月经不调表现,较大囊肿可有下腹部胀痛、不适。滤泡囊肿可自然吸收、消失。

3. 超声表现

(1) 二维超声:卵巢内圆形无回声,边界清晰,形态规则,壁薄光滑,较大者可部分突出于卵巢表面。CDFI 囊壁上可见细微血流信号,囊内无血流信号(图 5-2-1A、B)。

(2) 超声造影:增强早期,囊壁显示渐进性环状灌注,与卵巢组织同步,迟于子宫肌层,达峰时呈薄壁型等增强,囊肿内无造影剂灌注。增强晚期,囊壁呈持续性等增强,造影剂消退迟于卵巢组织(图 5-2-1C、D,ER5-2-1)。

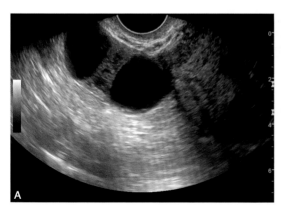
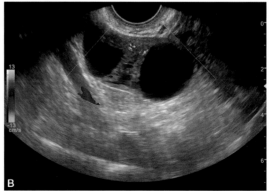

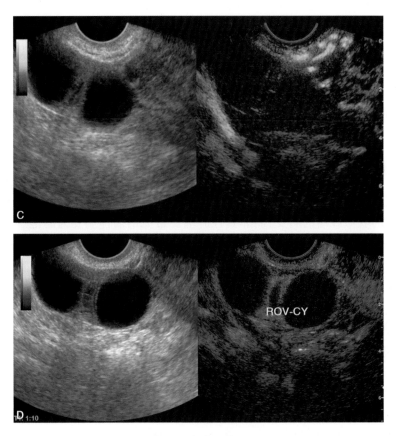

图 5-2-1　滤泡囊肿

A. 二维超声图,卵巢内可见两个滤泡囊肿;B. CDFI 图,图中血流信号为卵巢组织血流,囊壁及囊内未见明显血流信号;C. 增强早期超声造影图,囊壁造影剂灌注呈薄壁型增强,囊内无灌注;D. 增强晚期超声造影图,囊壁呈持续性等增强,ROV-CY-右侧卵巢囊肿。

ER5-2-1　滤泡囊肿超声造影动态图

(二) 黄体囊肿

1. 病因及病理　排卵后卵泡液流出致卵泡壁塌陷形成多个皱襞,壁内的卵泡颗粒细胞及卵泡内膜细胞向内侵入,周围由结缔组织的卵泡外膜包围形成黄体(corpus luteum),如果吸收不足或过剩而持续存在,则形成黄体囊肿(corpus luteum cyst)。黄体囊肿属于生理性囊肿,多单侧发生,如囊内出血称黄体血肿。黄体囊肿多见于月经分泌期及妊娠早期,通常在月经前消失,大小为 3.0~5.0cm。

2. 临床表现　黄体囊肿可无临床症状,较大黄体囊肿可有下腹部胀痛、不适感,当发生黄体囊肿扭转或破裂时可有盆腔急腹症表现。

3. 超声表现

(1) 二维超声:黄体囊肿未出血或未破裂时,超声表现与滤泡囊肿类似,但囊壁稍厚。黄体囊肿内出血时,囊内可见网状、片状或点状弱回声。黄体囊肿破裂时,囊壁不完整、皱缩,形成黄体血肿,内部回声可为杂乱不均匀低回声或混合回声,可表现为实性包块。CDFI显示囊壁可见环状或半环状血流信号,呈低阻型,囊内无血流信号(图 5-2-2A、B)。

(2) 超声造影:增强早期,囊壁造影剂微泡快速灌注显影,略早于卵巢组织、迟于子宫肌层,达峰时呈厚壁型高增强,囊内无论是网状、片状、点状还是实性回声均无造影剂灌注。增强晚期,囊壁呈持续性高增强或等增强,造影剂消退迟于卵巢组织(图 5-2-2C、D,ER5-2-2)。

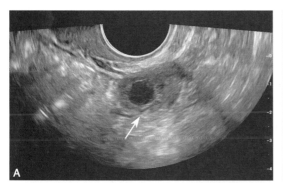
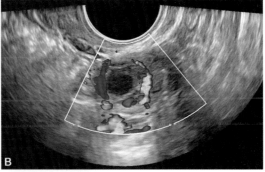
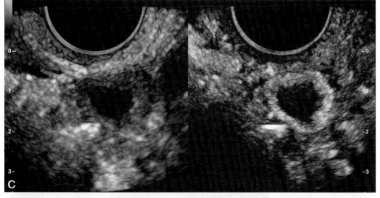
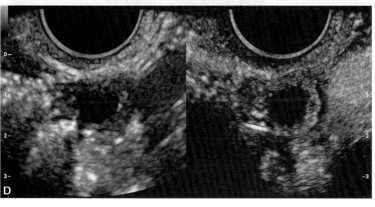

图 5-2-2　黄体囊肿
A.二维超声图,箭示黄体囊肿;B.CDFI 图,周边可见环状血流信号;C.增强早期超声造影图,囊壁呈厚壁环状高增强,囊内无增强;D.增强晚期超声造影图,囊壁呈持续性等增强。

ER5-2-2　黄体囊肿超声造影动态图

（三）子宫内膜异位囊肿

1. 病因及病理　卵巢子宫内膜异位囊肿是由于子宫内膜组织异位到卵巢内,具有子宫内膜功能,随月经周期变化脱落出血,因无排出通道又不能吸收而形成囊性包块,陈旧的经血颜色似巧克力,又称卵巢巧克力囊肿(chocolate cyst),是子宫内膜异位症中最常见的表现形式。卵巢巧克力囊肿大小不一,可单侧或双侧发生,多发生于生育年龄妇女。

2. 临床表现　卵巢巧克力囊肿常见症状有痛经、月经量大、不孕及性交痛等,合并盆腔粘连时,疼痛可放射到盆腔其他部位,引起慢性盆腔痛,一旦破裂可引起急腹症。部分患者可无症状。

3. 超声表现

（1）二维超声:卵巢巧克力囊肿超声特征为圆形或类圆形囊性包块,壁厚欠光滑,边界清晰,囊内呈均匀密集细点状弱回声,部分巧克力囊肿内可见分隔、局灶性高回声、囊壁类乳头状高回声。也有部分囊肿因出血机化呈囊实混合性回声。CDFI 显示囊壁可见细微血流信号,囊内无血流信号(图 5-2-3A、B)。

（2）超声造影:增强早期,囊壁显示渐进性环状灌注,与卵巢组织同步,迟于子宫肌层,达峰时呈厚壁型高增强,部分分隔上可见造影剂微泡灌注,迟于囊壁,呈等或低增强,而囊内无论是密集细点状、局灶性、乳头状或囊实混合性回声均无增强表现。增强晚期,囊壁呈持续性等增强或低增强,造影剂消退迟于卵巢组织(图 5-2-3C、D,ER5-2-3)。

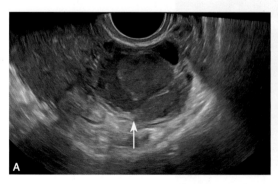
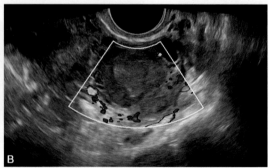

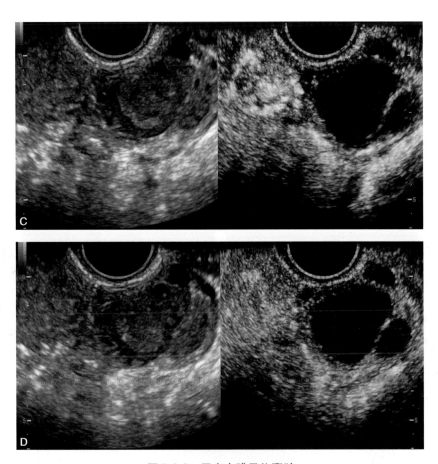

图 5-2-3　子宫内膜异位囊肿
A. 二维超声图,箭示巧克力囊肿;B. CDFI 图,囊壁及部分分隔可见血流信号;
C. 增强早期超声造影图,囊壁呈厚壁环状高增强,囊内分隔可见造影剂微泡灌
注;D. 增强晚期超声造影图,囊壁呈持续性低增强。

ER5-2-3　子宫内膜异位囊肿超声造影动态图

（四）病例

病例 1

1. 病历摘要　女,33 岁,间断右下腹痛 3d,加重 12h。不伴恶心呕吐,偶有肛门坠痛,无阴道流血。肿瘤标志物检查无异常,CT 平扫+三维重建成像诊断右侧附件区囊性病变,建议进一步检查。

2. 超声检查

（1）二维超声：右侧卵巢内可见低回声区，大小约3.7cm×3.1cm×3.1cm，壁不光滑，CD-FI示周边环状血流不明显。超声提示：考虑黄体出血可能，患者要求做造影明确诊断（图5-2-4A、B）。

（2）超声造影：增强早期，右侧卵巢内低回声区周边可见造影剂灌注呈环状高增强，显影时间晚于子宫肌层、早于周围卵巢组织，达峰时呈高增强。增强晚期，囊壁呈持续性高增强，造影剂消退迟于卵巢组织，内部无造影剂灌注。超声造影提示：符合黄体血肿超声造影表现（图5-2-4C、D，ER5-2-4）。

3. 手术病理　（右侧卵巢囊肿）凝血组织，边缘可见少量胞质红染的大细胞，考虑为黄体出血（图5-2-4E）。

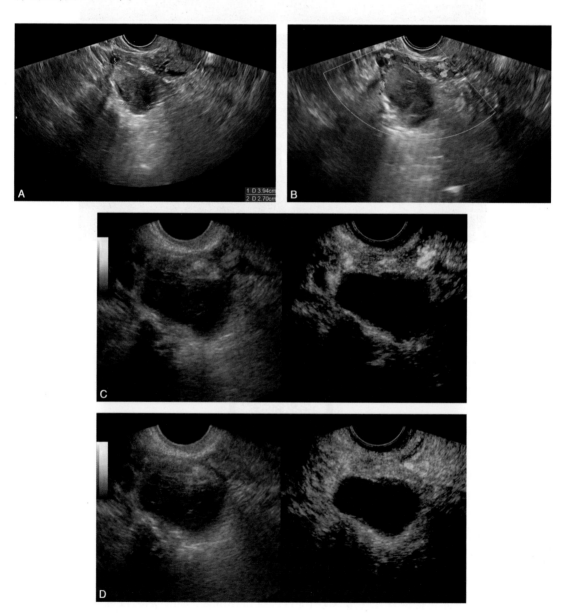

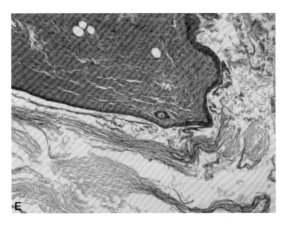

图 5-2-4　黄体囊肿

A. 二维超声图，图中测量为黄体；B. CDFI 图，周边环状血流不明显；C. 增强早期超声造影图，可见黄体特征性厚壁环状高增强，囊内无增强；D. 增强晚期超声造影图，囊壁持续性高增强；E. 病理图。

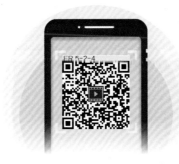

ER5-2-4　黄体囊肿超声造影动态图

病例 2

1. 病历摘要　女，25 岁，因发现子宫颈病变半年入院。平素月经规律，量中，无痛经，不伴血块。入院后查肿瘤标志物示 CA19-9 125.28kU/L，余正常。盆腔磁共振成像诊断双侧卵巢囊性占位，考虑巧克力囊肿。

2. 超声检查

（1）二维超声：左侧卵巢内可见一混合回声，大小约 2.0cm×1.6cm×1.3cm，右侧卵巢内可见一低回声，大小约 4.2cm×2.2cm×2.5cm，CDFI 未见明显血流信号。超声提示：右侧卵巢内低回声及左侧卵巢内混合回声，巧克力囊肿可能（图 5-2-5A、B）。

（2）超声造影：增强早期，右侧卵巢低回声及左侧卵巢混合回声内无造影剂灌注，囊壁可见造影剂微泡灌注，呈厚壁持续性等增强，增强时间迟于子宫肌层，达峰时呈高增强。增强晚期，造影剂消退略迟于子宫肌层，呈持续性低增强，囊内无造影剂灌注。超声造影提示：符合双侧卵巢巧克力囊肿超声造影表现（图 5-2-5C~E，ER5-2-5）。

3. 手术病理　双侧卵巢巧克力囊肿。

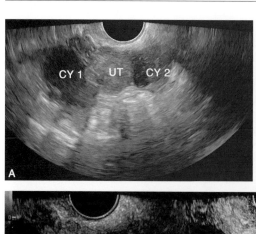

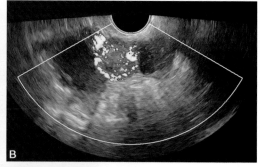

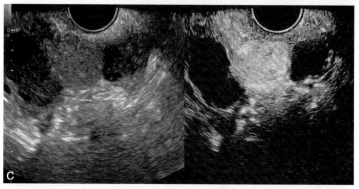

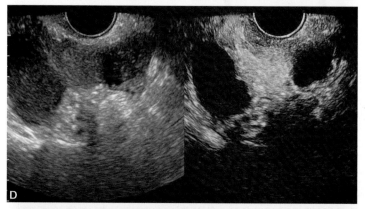

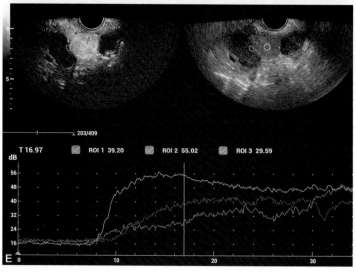

图 5-2-5　巧克力囊肿

A. 二维超声图, CY1-右侧巧克力囊肿, CY2-左侧巧克力囊肿, UT-子宫; B. CDFI 图, 未见明显血流信号; C. 增强早期超声造影图, 囊壁呈厚壁持续性等增强; D. 增强晚期超声造影图, 囊壁呈持续性低增强, 囊内始终无灌注; E. TIC 图, CY1 与 CY2 囊壁始增时间及消退时间均迟于子宫肌层, 峰值强度均低于子宫肌层 (黄色-子宫肌层, 红色及蓝色-囊壁)。

ER5-2-5 卵巢巧克力囊肿超声造影动态图

病例3

1. **病历摘要** 女,59 岁,绝经 8 年,阴道出血 10d。肿瘤标志物无异常。

2. **超声检查**

(1) 二维超声:右侧卵巢周边可见两个低回声,大小分别为 3.8cm×3.5cm×3.3cm、2.7cm× 2.3cm×2.1cm,后者周边呈蛋壳样强回声,两者紧邻似呈融合状,与右侧卵巢同步运动,CDFI 未见明显血流信号。超声提示:右侧卵巢周边低回声,不除外性索间质肿瘤(图 5-2-6A、B)。

(2) 超声造影:增强早期,右侧卵巢周边低回声内无造影剂增强,囊壁可见造影剂微泡灌注,呈持续性等增强,增强时间迟于子宫肌层,达峰时呈高增强。增强晚期,造影剂消退早于子宫肌层,呈持续性低增强,囊内无造影剂灌注呈廓清状。超声造影提示:符合卵巢巧克力囊肿超声造影表现(图 5-2-6C、D,ER5-2-6)。

3. **手术病理** 卵巢巧克力囊肿。

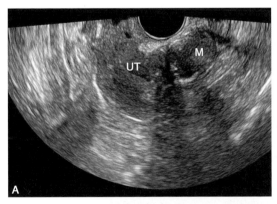
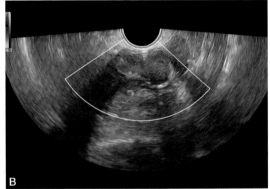
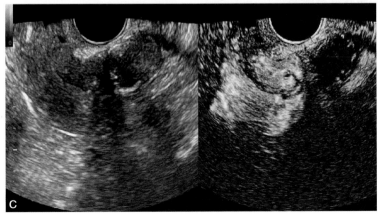

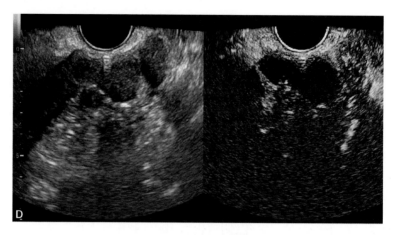

图 5-2-6　巧克力囊肿

A.二维超声图,UT-子宫,M-巧克力囊肿;B.CDFI 图,未见明显血流信号;
C.增强早期超声造影图,囊壁微泡灌注,呈持续性等增强;D.增强晚期,囊
壁持续性低增强,囊内始终无灌注。

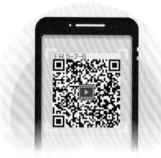

ER5-2-6　卵巢巧克力囊肿超声造影动态图

二、卵巢良性肿瘤

卵巢良性肿瘤以上皮性肿瘤最多见,约占卵巢良性肿瘤的 50%,其次为性索-间质肿瘤和生殖细胞肿瘤。上皮性良性肿瘤又以浆液性囊腺瘤最为常见,其次为黏液性囊腺瘤。卵巢纤维瘤及卵泡膜细胞瘤是性索-间质肿瘤中常见的良性肿瘤,成熟畸胎瘤为最常见的良性生殖细胞肿瘤。

(一)卵巢浆液性囊腺瘤

1. 病因及病理　浆液性囊腺瘤(serous cystoadenoma)是卵巢上皮性良性肿瘤中最多见的,占卵巢良性肿瘤的 25%,是由卵巢表面的生发上皮向输卵管上皮分化形成的浆液性肿瘤,病因尚不清楚。多发生在单侧,圆形或类圆形,表面光滑,单房多见,少数为多房,大小不一,薄壁,囊内为淡黄色清亮液体。镜下可见纤维结缔组织的囊壁内被覆单层柱状上皮。浆液性囊腺瘤包括单纯性浆液性囊腺瘤和乳头状浆液性囊腺瘤。

2. 临床表现　多发生在 30~40 岁育龄妇女,囊腺瘤较小者无临床症状,较大者可有扪及盆腔包块、压迫症状或腹痛等。

3. 超声表现

(1) 二维超声:单纯性浆液性囊腺瘤超声表现为圆形或类圆形无回声,囊壁薄而光滑,边界清楚,单房多见,多数直径为 5.0~10.0cm,可有较少的薄壁分隔。乳头状浆液性囊腺瘤则在囊壁上或隔上可见内生性或外生性乳头状突起。部分浆液性囊腺瘤囊内可见细点状弱回声。CDFI 显示隔上、乳头状突起可见少量血流信号(图 5-2-7A、B)。

(2) 超声造影:增强早期,囊壁、分隔、乳头状突起表现为由外向内渐进性灌注显影,与卵巢组织同步,迟于子宫肌层,达峰时囊壁及分隔呈薄壁型高增强,乳头状突起呈均匀性等增强或低增强,囊肿内无回声区无灌注。增强晚期,囊壁及分隔呈持续性等增强,部分分隔可无增强,乳头状突起呈低增强,造影剂消退与卵巢组织同步(图 5-2-7C、D,ER5-2-7)。

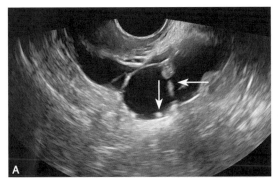
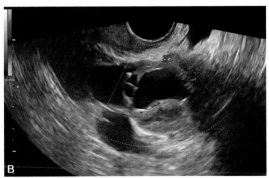

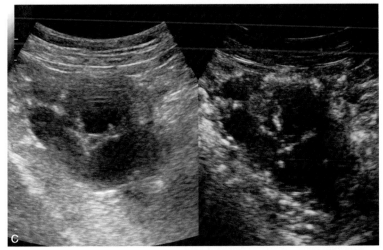

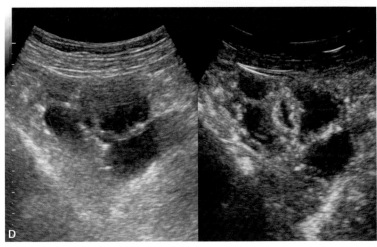

图 5-2-7　卵巢浆液性囊腺瘤

A. 二维超声图,箭示囊内分隔及附壁小乳头;B. CDFI图,分隔未见血流信号,图中血流为卵巢血流;C. 增强早期超声造影图,囊壁、分隔、乳头与卵巢同步显影;D. 增强晚期超声造影图,囊壁及分隔呈持续性等增强,乳头状突起呈低增强。

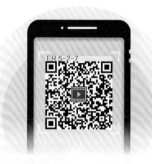

ER5-2-7　卵巢浆液性囊腺瘤超声造影动态图

（二）卵巢黏液性囊腺瘤

1. **病因及病理**　卵巢黏液性囊腺瘤（mucinous cystoadenoma）是第二位常见的卵巢上皮性良性肿瘤,占卵巢肿瘤的20%~25%。卵巢黏液性囊腺瘤是由卵巢表面的生发上皮向宫颈黏膜分化形成的黏液性肿瘤,病因尚不清楚。多发生在单侧,圆形或卵圆形,表面光滑,常为多房,体积较大,囊壁厚薄不一,囊内壁光滑,囊内充满胶冻样黏液,含黏蛋白和糖蛋白,囊内很少有乳头生长。镜下见囊壁为纤维结缔组织,内衬单层高柱状黏液上皮,可见杯状细胞和嗜银细胞。

2. **临床表现**　多发生在育龄妇女,常为单侧,因体积较大可扪及盆腔或腹腔包块,可出现压迫症状。

3. **超声表现**

（1）二维超声:黏液性囊腺瘤超声表现为圆形或类圆形无回声,体积较大,直径可达15~30cm,囊内多数可见多房分隔,分隔较多可呈蜂窝样表现,囊壁厚薄不一,囊内透声差,内可充满较密集或稀疏点状稍强回声,极少数囊壁可见乳头状突起。CDFI 显示隔上可见少量血流信号(图 5-2-8A、B)。

（2）超声造影:增强早期,囊壁及分隔上造影剂灌注显影,略迟于子宫肌层,达峰时呈厚薄不均等增强,囊内无灌注。增强晚期,囊壁及分隔上造影剂消退与子宫肌层同步,呈低增强(图 5-2-8C、D,ER5-2-8)。

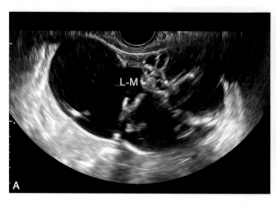
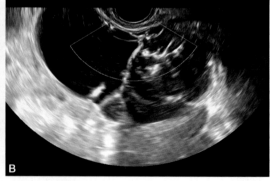

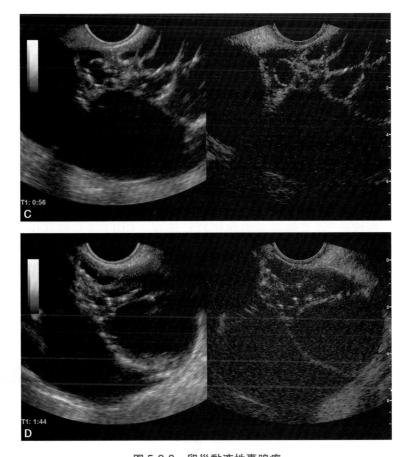

图 5-2-8　卵巢黏液性囊腺瘤

A.二维超声图,囊肿较大,内可见多房分隔;B.CDFI图,分隔可见血流信号;C.增强早期超声造影图,囊壁及分隔造影剂灌注显影;D.增强晚期超声造影图,囊壁及分隔呈低增强。

ER5-2-8　卵巢黏液性囊腺瘤超声造影动态图

（三）卵巢成熟畸胎瘤

1. 病因及病理　卵巢成熟畸胎瘤(mature teratoma),也称为皮样囊肿(dermoid cyst),属良性生殖细胞肿瘤,来源于原始生殖细胞,由多胚层组织构成,呈囊实性,以囊性为主,中等大小,圆形或类圆形,表面光滑,内部多为单房,可包含脂肪、毛发、牙齿及骨骼成分。镜下囊壁内衬复层鳞状上皮,可见小丘样隆起入囊腔称为"头节"。成熟畸胎瘤占卵巢肿瘤的10%~20%,占生殖细胞肿瘤的85%~97%,占畸胎瘤的95%以上。

2. 临床表现　卵巢成熟畸胎瘤可发生于任何年龄,一般无临床症状,多在行盆腔影像学检查时发现。肿瘤较大时可扪及盆腔包块,当发生瘤体扭转时可引起下腹痛或出现急腹症症状。

3. 超声表现

(1) 二维超声:成熟畸胎瘤超声表现常为囊性或囊实性,根据其内囊液及脂类、牙齿、骨骼、毛发成分的多少声像图有不同的特征性表现。成熟畸胎瘤整体内部回声不均匀,其内的脂肪成分表现为高回声,与周围液体形成明显分界呈"脂液分层征";含脂质和毛发成分则表现为高回声团块呈"面团征";囊壁隆起的头节以牙齿和骨骼成分为主,部分含有神经组织,多表现为强回声,伴后方声影呈"壁立结节征";当含有大量皮肤组织和骨组织时,表现为强回声团块,后方伴回声衰减呈"瀑布征";另外还有毛发成分表现为"平行短线征"及其他混杂声像图特征表现。CDFI 显示瘤体内部血流信号不明显。(图 5-2-9A、B)

(2) 超声造影:增强早期,囊壁包膜表现为造影剂缓慢灌注显影,晚于子宫肌层,达峰时囊壁包膜呈细薄型等增强,囊内多数情况无灌注,当含有神经、甲状腺组织成分时,其内可有微量造影剂灌注。增强晚期,造影剂消退与周围卵巢组织同步,囊壁呈持续性低增强。(图 5-2-9C、D,ER5-2-9)

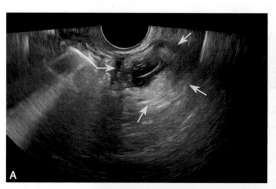 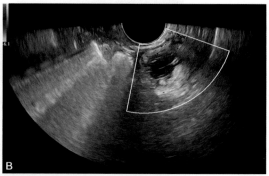

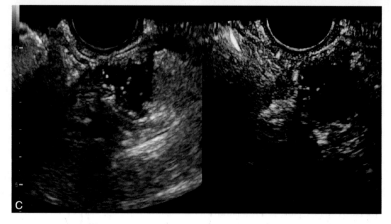

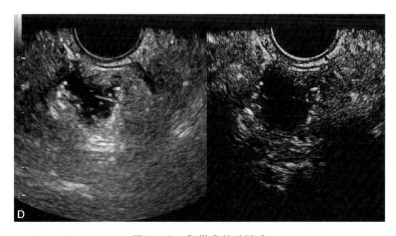

图 5-2-9　卵巢成熟畸胎瘤

A.二维超声图,瘤体呈囊实性包块,内可见高回声及短线样回声(箭);
B.CDFI 图,未见明显血流信号;C.增强早期超声造影图,囊壁造影剂灌注
显影,内部无灌注(点状强回声为内部成分反射回声,非微泡灌注);D.增
强晚期超声造影图,囊壁呈持续性低增强。

ER5-2-9　卵巢成熟畸胎瘤超声造影动态图

(四)卵巢卵泡膜纤维瘤

1. 病因及病理　卵巢卵泡膜纤维瘤(ovarian figrothecoma)是卵巢性索-间质细胞肿瘤中最常见的一类良性肿瘤,主要含有卵泡膜细胞和纤维母细胞成分,依含有成分比例不同分为卵泡膜细胞瘤(thecoma)、卵泡膜纤维瘤和卵巢纤维瘤(ovarian fibroma),因 3 种类型在组织学上有重叠,且病理取材有一定的局限性,因此常将这类肿瘤统称为卵巢卵泡膜纤维瘤。卵泡膜纤维瘤占卵巢肿瘤 2%~5%,多为单侧,中等大小,实性坚硬,表面光滑或结节状。镜下见梭形瘤细胞排列呈编织状。卵泡膜细胞瘤占卵巢肿瘤 1%,也多为单侧,圆形、卵圆形或分叶状,实性,表面有光滑的纤维包膜。镜下见梭形瘤细胞交错排列呈旋涡状,胞质富含脂质。

2. 临床表现　卵巢卵泡膜纤维瘤多见于中老年女性,大多无临床表现,在体检影像学检查中或急性扭转时发现。部分患者有腹痛、压迫症状,瘤体较大时可扪及腹部包块。另有 1%~3%患者可发生梅格斯综合征(Meigs syndrome),即卵巢纤维瘤伴有胸腔积液和腹水,肿瘤切除后该症状自然消失。卵泡膜细胞瘤好发于绝经前后,约 60%发生在绝经后,可分泌雌激素,引起月经紊乱,绝经后阴道出血等。

3. 超声表现

(1) 二维超声:卵巢卵泡膜纤维瘤超声表现为圆形或卵圆形低回声实性肿物,形态规则,边界清楚。瘤体内纤维组织较多时,伴后方衰减。瘤体内细胞成分较多时,内部回声均匀,无后方衰减。瘤体合并出血、坏死或囊性变时,内部可见无回声区,部分后方回声增强,偶尔可见钙化点状强回声。CDFI 显示瘤体内部血流信号不明显或可见少许细条状血流信号。(图 5-2-10A、B)

（2）超声造影:增强早期,瘤体内可见造影微泡呈星点状及细线状灌注,与卵巢组织同步,达峰时呈低增强。增强晚期,造影剂缓慢消退,瘤体内呈持续性低增强,当合并出血、坏死或囊性变时,则该区域无增强。(图 5-2-10C、D,ER5-2-10)

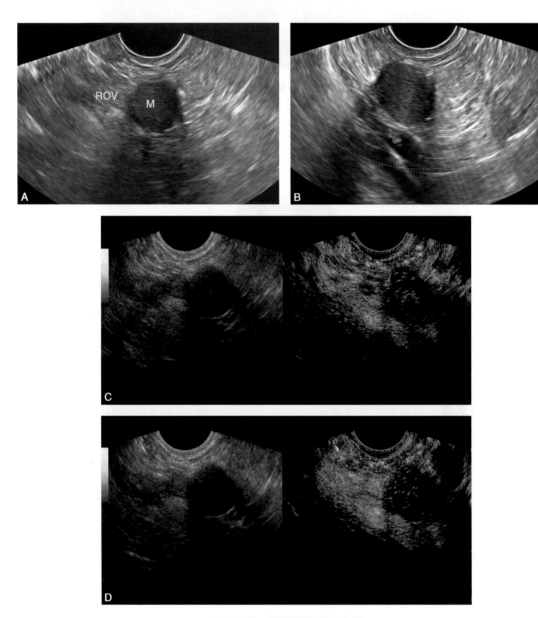

图 5-2-10 卵巢卵泡膜纤维瘤

A. 二维超声图,ROV-右侧卵巢,M-卵巢纤维瘤;B. CDFI 图,未见明显血流信号;C. 增强早期超声造影图,瘤体内造影呈星点状灌注;D. 增强晚期超声造影图,瘤体内呈持续性低增强。

ER5-2-10 卵巢卵泡膜纤维瘤超声造影动态图

（五）病例

病例 1

1. 病历摘要 女,26 岁,体检发现盆腔肿物 1 个月。既往月经规律,无痛经。肿瘤标志物无异常。

2. 超声检查

（1）二维超声:右侧卵巢边缘可见无回声区,包膜完整,大小约 3.4cm×3.3cm×2.7cm,其内附壁可见乳头状低回声突起,形态不规则,范围约 1.3cm×1.4cm×1.2cm,CDFI 示乳头内可见较丰富血流信号,RI:0.41。超声提示:右侧卵巢边缘囊实性包块(考虑来源于右侧卵巢,上皮源性可能,交界性不排除),建议静脉超声造影检查(图 5-2-11A、B)。

（2）超声造影:增强早期,囊实性包块实性部分内可见少量造影剂灌注,增强时间迟于正常卵巢组织,达峰时呈低增强,增强晚期,造影剂消退略迟于卵巢组织,呈低增强。超声造影提示:符合卵巢良性肿瘤超声造影表现,浆液性囊腺瘤可能(图 5-2-11C~E,ER5-2-11)。

3. 手术病理 卵巢浆液性囊腺瘤。

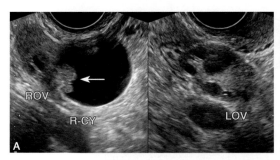

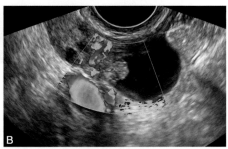

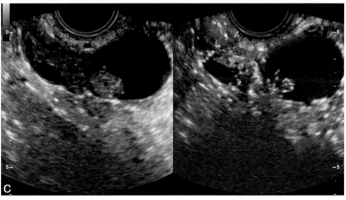

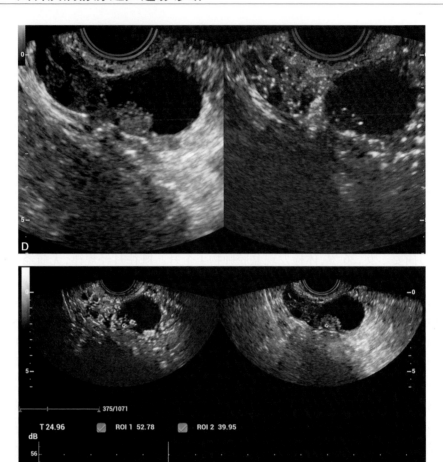

图 5-2-11　卵巢浆液性囊腺瘤

A. 二维超声图,囊内附壁可见乳头状突起(箭),ROV-右侧卵巢,R-CY-右侧卵巢囊肿,LOV-左侧卵巢;B. CDFI 图,乳头内可见血流信号;C. 增强早期超声造影图,乳头内造影剂显影呈低增强;D. 增强晚期超声造影图,囊壁及乳头呈低增强;E. TIC 图,显示乳头始增时间迟于卵巢,峰值强度低于卵巢,消退缓慢(红色-卵巢,黄色-乳头)。

ER5-2-11　卵巢浆液性囊腺瘤超声造影动态图

□ **病例2**

1. 病历摘要　女,40岁,体检发现盆腔肿物1年余。既往月经规律,无不适。肿瘤标志物无异常,盆腔磁共振提示左侧卵巢囊腺瘤可能。

2. 超声检查

（1）二维超声:左侧卵巢内可见一无回声,大小约4.1cm×4.0cm×3.6cm,内可见一条状等回声分隔,CDFI显示未见明显血流信号。超声提示:左侧卵巢囊肿(囊腺瘤?),建议超声造影检查(图5-2-12A、B)。

（2）超声造影:增强早期,囊壁可见少量造影剂微泡显影,与卵巢组织同步,达峰时囊壁呈薄壁高增强,其内隔上及囊性部分无灌注,增强晚期,囊壁呈持续性等增强,造影剂消退与卵巢组织同步。超声造影提示:符合左侧卵巢良性囊性肿物超声造影表现(图5-2-12C、D,ER5-2-12)。

3. 手术病理　卵巢浆液性囊腺瘤。

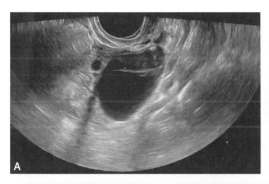
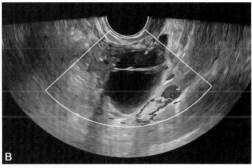
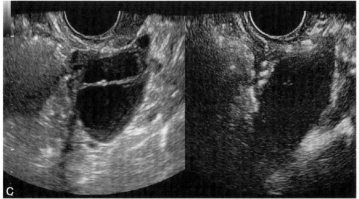
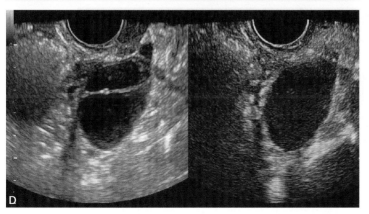

图 5-2-12　卵巢浆液性囊腺瘤

A.二维超声图,囊内可见条状分隔;B.CDFI图,未见明显血流信号;C.增强早期超声造影图,囊壁少量造影剂微泡显影,其内隔上及囊性部分无灌注;D.增强晚期超声造影图,囊壁呈持续性等增强。

ER5-2-12　卵巢浆液性囊腺瘤超声造影动态图

■ 病例 3

1. 病历摘要　女,46 岁,体检发现右侧卵巢囊肿 2 年余。肿瘤标志物糖类抗原 CA125 40.8U/ml,盆腔磁共振提示右侧附件区良性囊性病变,考虑囊腺瘤可能性大。

2. 超声检查

（1）二维超声:右侧卵巢内可见一无回声,大小约 3.9cm×3.5cm×3.3cm,其内附壁可见乳头样偏高回声,大小约 1.4cm×0.9cm×0.8cm,CDFI 显示乳头内可见血流信号,RI:0.42。超声提示:右侧卵巢内囊实性肿物,建议超声造影检查(图 5-2-13A、B)。

（2）超声造影:增强早期,囊壁可见少量造影剂灌注显影,与卵巢组织同步,达峰时呈高增强,囊内乳头状突起可见散点样微泡灌注显影,晚于囊壁,达峰时呈低增强。增强晚期,囊壁及乳头内造影剂消退与卵巢组织同步,呈低增强。超声造影提示:符合右侧卵巢囊实性良性病变超声造影表现,考虑囊腺瘤(图 5-2-13C、D,ER5-2-13)。

3. 手术病理　卵巢浆液性腺纤维瘤。

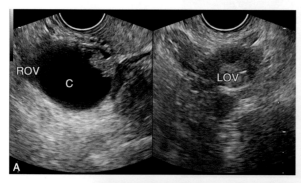
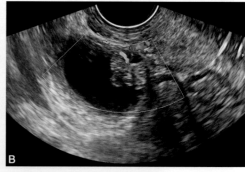
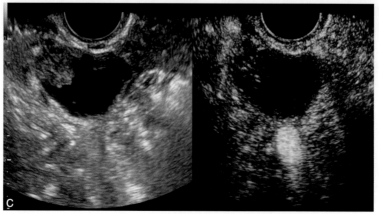

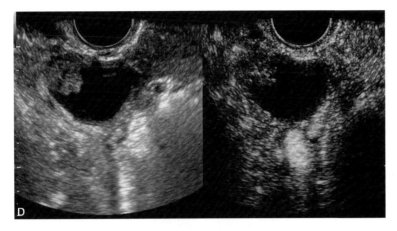

图 5-2-13　卵巢浆液性腺纤维瘤

A.二维超声图,囊内附壁可见乳头样突起(C-囊腺瘤,ROV-右侧卵巢,
LOV-左侧卵巢);B.CDFI 图,乳头内可见血流信号;C.增强早期超声造影
图,囊壁及囊内乳头状突起可见造影剂灌注显影,呈低增强;D.增强晚期
超声造影图,囊壁及乳头内造影剂呈低增强。

ER5-2-13　卵巢浆液性腺纤维瘤超声造影动态图

病例 4

1. 病历摘要　女,68 岁,腹胀伴双下肢水肿 3 个月就诊。绝经 16 年,无阴道出血、排液。肿瘤标志物 SCC 2.3μg/L,余无异常。盆腔磁共振提示左侧附件区多房良性囊性改变,输卵管扩张?

2. 超声检查

(1) 二维超声:左侧附件区未探及正常卵巢,可见囊实混合回声包块,以实性为主,范围约 8.1cm×3.5cm×3.0cm,CDFI 示其内可见血流信号,RI:0.58。超声提示:左侧附件区囊实性包块,建议静脉超声造影检查(图 5-2-14A、B)。

(2) 超声造影:增强早期,病灶内造影剂自病灶一侧边缘呈分支状及散点状向内部灌注,略迟于子宫肌层,达峰时呈等增强。增强晚期,病灶内造影剂缓慢消退呈低增强,其内分支血管呈持续性等增强。超声造影提示:符合左侧附件区良性病变超声造影表现,考虑左侧卵巢病变,不除外输卵管病变(5-2-14C、D,ER5-2-14)。

3. 手术病理　卵巢浆液性腺纤维瘤(图 5-2-14E、F)。

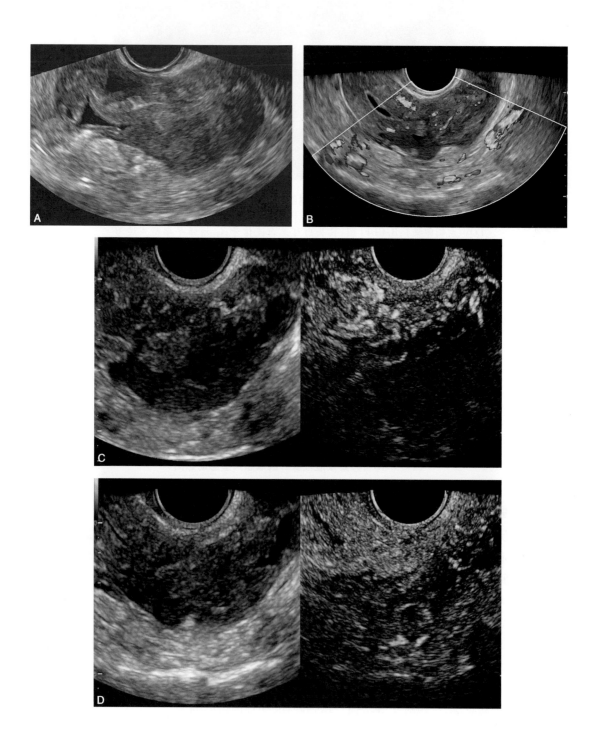

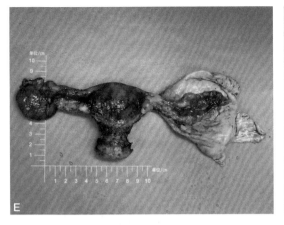
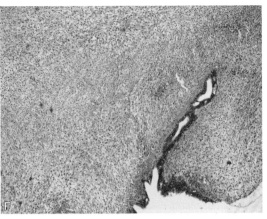

图 5-2-14 卵巢浆液性腺纤维瘤

A. 二维超声图,左侧附件区囊实性包块以实性为主;B. CDFI 图,内可见较丰富血流信号;C. 增强早期超声造影图,造影剂自病灶一侧边缘呈分支状及散点状向内部灌注;D. 增强晚期超声造影图,其内分支血管呈持续性等增强;E. 大体标本,左侧卵巢囊肿囊皮光滑、无乳头,部分呈实性;右侧卵巢萎缩,输卵管系膜可见一 3.0cm 系膜囊肿;左侧圆韧带表面可见一 1.0cm 肌瘤样结节;F. 病理图。

ER5-2-14 卵巢浆液性腺纤维瘤超声造影动态图

病例 5

1. 病历摘要 女,23 岁。经期延长 2 个月,腹胀 1 个月。肿瘤标志物:CA19-9 56. 56kU/L,SCC 2μg/L,余无异常。

2. 超声检查

(1)二维超声:左侧卵巢大小正常,右侧附件区未探及正常卵巢组织,盆腔可见巨大无回声,两侧至腋中线,上至脐上 5cm,内可见多发分隔,CDFI 未探及明显血流信号。超声提示:盆腹腔囊性占位(考虑黏液性囊腺瘤可能),可疑来源于右侧卵巢(图 5-2-15A、B)。

(2)超声造影:因瘤体较大,进行两次造影:第一次取左侧卵巢与部分病变区做对照进行造影(图 5-2-15C、E),第二次观察病变区整体显影情况(图 5-2-15D、F)。

增强早期,囊壁及分隔造影剂由外向内渐进性灌注显影,与卵巢组织同步,达峰时呈等增强,囊壁及分隔厚薄欠均匀,囊内无灌注。增强晚期,囊壁及分隔造影剂消退与卵巢组织同步,呈低增强。超声造影提示:符合右侧卵巢囊腺瘤超声造影表现(黏液性可能)(ER5-2-15)。

3. 手术病理 卵巢黏液性囊腺瘤。

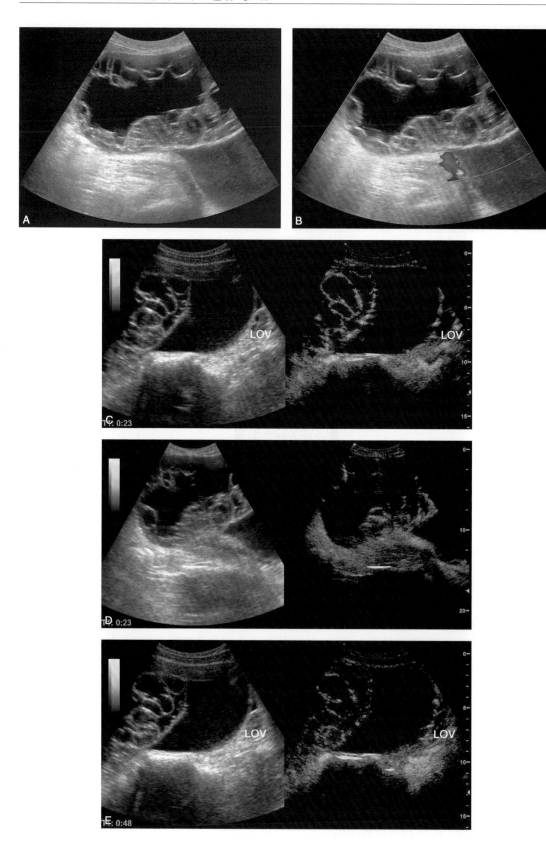

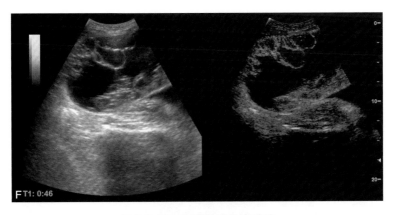

图 5-2-15　卵巢黏液性囊腺瘤

A.二维超声图,巨大囊肿,囊内可见多发分隔;B.CDFI 图,未见明显血流信号;C、D.增强早期超声造影图,囊壁与卵巢同步显影,内部分隔显影厚薄不均,LOV-左侧卵巢;E、F.增强晚期超声造影图,囊壁及分隔呈低增强,与卵巢同步消退。

ER5-2-15　卵巢黏液性囊腺瘤超声造影动态图

□ 病例 6

1. 病历摘要　女,41 岁。体检发现右侧附件区肿物 29 天入院,肿瘤标志物无异常。15 年前因"左侧卵巢畸胎瘤"行腹腔镜下左侧卵巢畸胎瘤剥除术。

2. 超声检查

(1) 二维超声:右侧卵巢大小约 7.4cm×6.0cm×5.6cm,内可见囊实混合回声,大小约 5.8cm×5.3cm×5.0cm,内以高回声为主,部分呈片样及线样回声,CDFI 示其内未见明显血流信号。超声提示:右侧卵巢囊实性占位,考虑卵巢畸胎瘤(图 5-2-16A、B)。

(2) 超声造影:增强早期,囊壁包膜造影剂缓慢灌注显影,迟于卵巢组织,达峰时囊壁包膜呈等增强,囊内无灌注。增强晚期,造影剂消退与周围卵巢组织同步,囊壁包膜呈持续性低增强。超声造影提示:符合右侧卵巢畸胎瘤超声造影表现(图 5-2-16C、D,ER5-2-16)。

3. 手术病理　右侧卵巢成熟性囊性畸胎瘤(图 5-2-16E)。

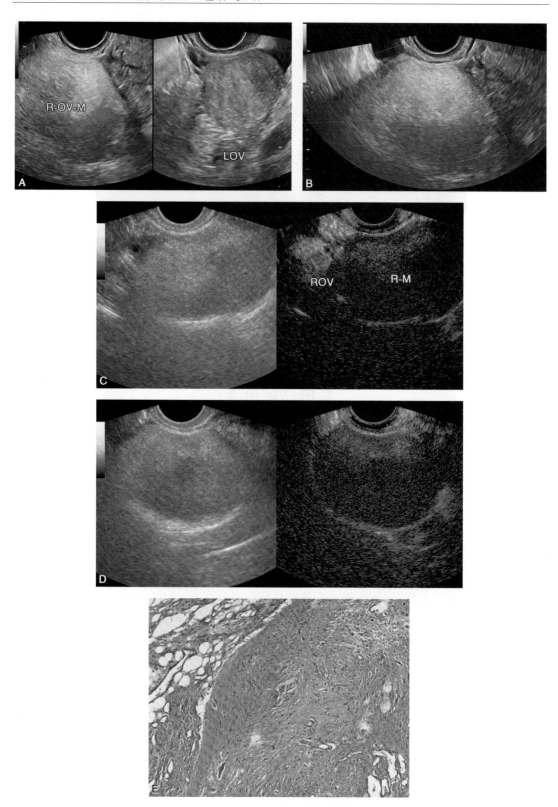

图 5-2-16　卵巢成熟性囊性畸胎瘤

A.二维超声图,右侧卵巢囊实性包块(R-OV-M),LOV-左侧卵巢;B.CDFI 图,未见明显血流信号;C.增强早期超声造影图,囊壁显影,内部无灌注(ROV-右侧卵巢,R-M-瘤体);D.增强晚期超声造影图,囊壁呈持续性低增强;E.病理图。

ER5-2-16 卵巢成熟畸胎瘤超声造影动态图

■ **病例7**

1. 病历摘要 女,24岁,左下腹痛3天就诊。肿瘤标志物CA19-9 1 151.34kU/L,盆腔磁共振提示左侧附件区良性乏血供病变,考虑畸胎瘤。

2. 超声检查

(1) 二维超声:子宫左前方可见偏高回声团,大小约9.1cm×8.9cm×6.2cm,CDFI示其内未见明显血流信号。超声提示:子宫左前方偏高回声团(考虑位于左侧卵巢:畸胎瘤? 性索-间质细胞来源?),建议行静脉超声造影检查(图5-2-17A、B)。

(2) 超声造影:增强早期,囊壁包膜表现为造影剂缓慢灌注显影,迟于子宫肌层,达峰时囊壁包膜呈等增强,囊内无灌注。增强晚期,造影剂消退迟于子宫肌层,囊壁呈持续性低增强。超声造影提示:符合畸胎瘤超声造影表现(图5-2-17C、D,ER5-2-17)。

3. 手术病理 卵巢成熟性囊性畸胎瘤(图5-2-17E)。

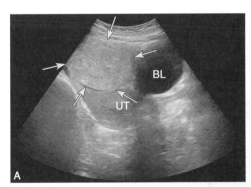

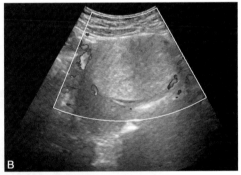

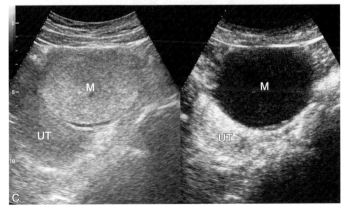

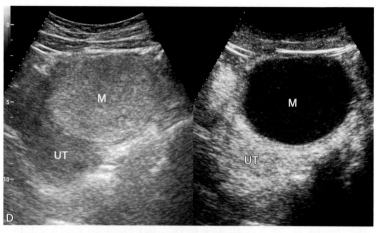

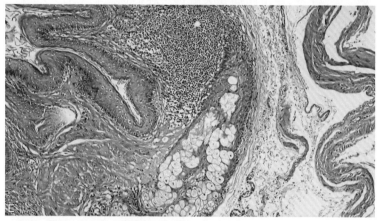

图 5-2-17　卵巢成熟性囊性畸胎瘤

A. 二维超声图,箭示畸胎瘤(UT-子宫,BL-膀胱);B. CDFI 图,未见明显血流信号;C. 增强早期超声造影图,囊壁显影,内部无灌注(M-瘤体,UT-子宫);D. 增强晚期超声造影图,囊壁呈持续性低增强,内部无灌注;E. 病理图。

ER5-2-17　卵巢成熟性囊性畸胎瘤超声造影动态图

病例 8

1. 病历摘要　女,26 岁,畸胎瘤术后 11 年,体检发现右侧卵巢肿物 2 周,肿瘤标志物无异常。

2. 超声检查

(1) 二维超声:右侧卵巢内可见不均质高回声,大小约 4.2cm×3.8cm×3.1cm,CDFI 示未见血流信号。超声提示:右侧卵巢内不均质高回声,考虑畸胎瘤(图 5-2-18A)。

（2）超声造影:增强早期,囊壁包膜造影剂缓慢灌注显影,迟于子宫肌层,达峰时囊壁包膜呈等增强,囊内附壁可见小范围低灌注区。增强晚期,造影剂消退与周围卵巢组织同步,囊壁呈持续性低增强。超声造影提示:符合右侧卵巢畸胎瘤超声造影表现(图 5-2-18B、C,ER5-2-18)。

3. 手术病理　卵巢成熟性囊性畸胎瘤(内含油脂及毛发,内壁可见 1.5cm 头节一枚)。

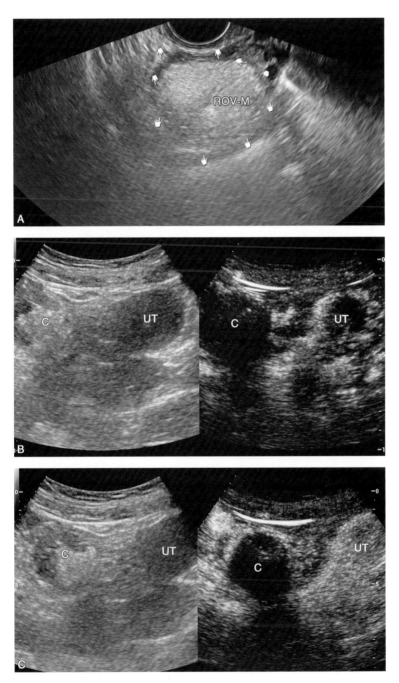

图 5-2-18　卵巢成熟性囊性畸胎瘤
A. 二维超声图,示标所指为瘤体,ROV-M-右侧卵巢瘤体;B. 增强早期超声造影图,囊壁显影,内部主要为无灌注区(C-瘤体,UT-子宫);C 增强晚期超声造影图,囊壁造影剂呈持续性低增强。

ER5-2-18　卵巢成熟性囊性畸胎瘤超声造影动态图

□ **病例 9**

1. **病历摘要**　女,55 岁,体检发现左附件肿物 4 个月余。患者 11 年前因子宫多发肌瘤行阴式全子宫切除,术后每年定期复查未见异常。肿瘤标志物无异常。盆腔磁共振提示左侧附件区多房囊性占位,巧克力囊肿? 囊性肿瘤不除外。

2. **超声检查**

(1) 二维超声:左侧附件区可见混合回声包块,范围约 4.2cm×4.3cm×3.0cm,囊性为主,周边可见少许卵巢组织,内可见分隔,部分隔内透声差,可见点状及絮状偏高回声,实性部分回声欠均,CDFI 示实性部分可见血流信号,RI:0.39。超声提示:左侧附件区囊实性包块(图 5-2-19A、B)。

(2) 超声造影:增强早期,囊壁包膜缓慢灌注显影,略迟于周围卵巢组织,随后囊内部分分隔及实性部分可见少量造影剂灌注,达峰时囊壁、部分分隔及实性部分呈低增强。增强晚期,造影剂消退与周围卵巢组织同步,囊壁、部分分隔及实性部分呈持续性低增强。超声造影提示:符合左侧卵巢良性病变超声造影表现(图 5-2-19C、D,ER5-2-19)。

3. **手术病理**　卵巢成熟性囊性畸胎瘤,可见脂肪及多灶甲状腺组织(图 5-2-19E)。

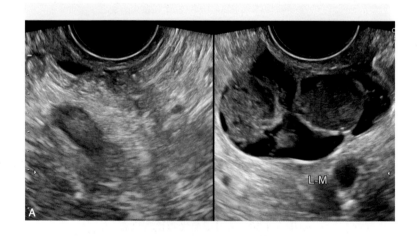

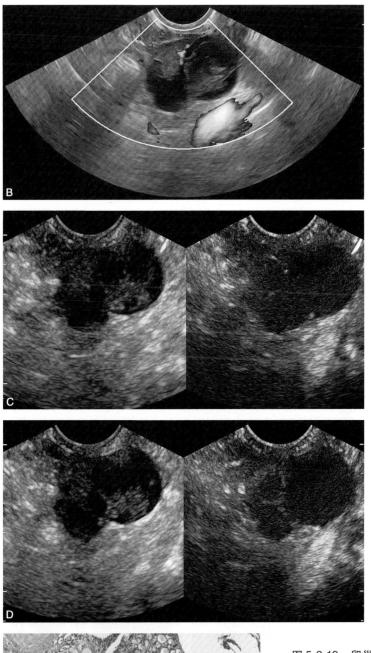

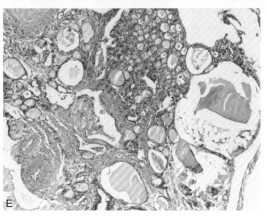

图 5-2-19　卵巢成熟性囊性畸胎瘤

A. 二维超声图,L-M 所示为畸胎瘤;B. CDFI 图,实性部分可见血流信号;C. 增强早期超声造影图,囊壁及分隔可见少量造影剂灌注;D. 增强晚期超声造影图,囊壁、分隔及实性部分呈低增强;E. 病理图。

ER5-2-19　卵巢成熟性囊性畸胎瘤超声造影动态图

病例 10

1. 病历摘要　女,49 岁,查体发现卵巢肿物 15d。查肿瘤标志物 CA19-9 69.79kU/L、CA125 35.8U/ml,CA72-4 9.96U/ml。盆腔磁共振提示左侧附件区囊实性占位,符合畸胎瘤磁共振表现。

2. 超声检查

(1) 二维超声:左侧附件区未探及正常卵巢,可见一混合回声包块,大小约 10.5cm×8.3cm×7.3cm,其内无回声为主,附壁可见不均质中等回声,范围约 5.6cm×3.2cm×1.6cm,CDFI 示其内可见血流信号,RI:0.69。超声提示:左侧附件区囊实性包块,建议静脉超声造影检查(图 5-2-20A、B)。

(2) 超声造影:增强早期,囊壁造影剂缓慢灌注显影,迟于子宫肌层,随后囊内实性部分可见造影剂由中心向周围放射状灌注,达峰时囊壁及实性灌注区呈等增强。增强晚期,囊壁及实性灌注区造影剂消退迟于子宫肌层,呈持续性低增强。囊性部分无灌注。超声造影提示:左附件区囊实性病变(不除外恶性)(图 5-2-20C、D,ER5-2-20)。

3. 手术病理　卵巢成熟畸胎瘤合并浆液性囊腺瘤(囊壁衬覆成熟的皮肤、脂肪及神经组织,纤维组织内淋巴细胞、浆细胞浸润,部分囊壁内衬单层立方上皮,图 5-2-20E ~ G)。

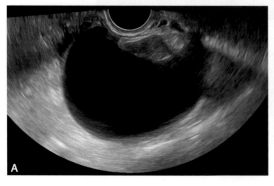

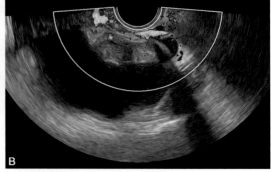

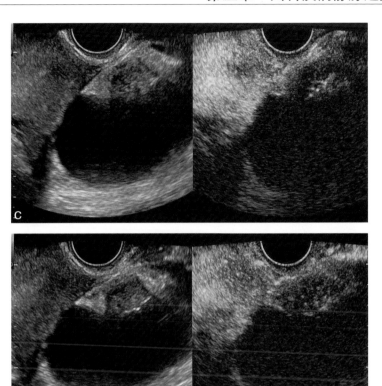

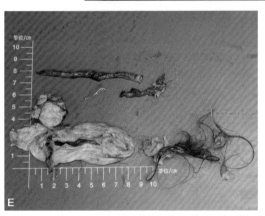

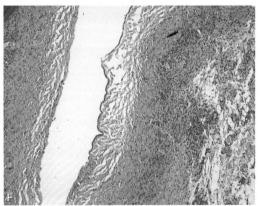

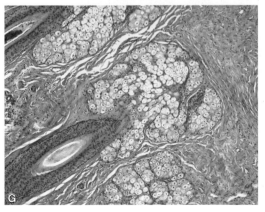

图 5-2-20　卵巢成熟畸胎瘤合并浆液性囊腺瘤
A. 二维超声图，左侧附件区囊实性包块；B. CD-FI 图示实性部分见血流信号；C. 增强早期超声造影图，囊壁缓慢显影，实性部分造影剂由中心向周围放射状灌注；D. 增强晚期超声造影图，囊壁及实性部分呈持续性低增强；E. 大体标本，可见毛发、油脂、骨骼及头节；F. 病理图（部分囊壁内衬单层立方上皮）；G. 病理图（囊壁衬覆成熟的皮肤、脂肪及神经组织，纤维组织内淋巴细胞、浆细胞浸润）。

ER5-2-20　卵巢成熟畸胎瘤合并浆液性
囊腺瘤超声造影动态图

病例 11

1. 病历摘要　女,48 岁,体检发现右侧卵巢肿物。肿瘤标志物检查无异常。

2. 超声检查

(1) 二维超声:右侧附件区可见一低回声团,大小约 6.3cm×4.6cm×4.4cm,边界清楚,内部回声尚均匀,CDFI 示其内可见血流信号,RI:0.53。超声提示:右侧附件区低回声团,建议超声造影检查(图 5-2-21A、B)。

(2) 超声造影:增强早期,瘤体边缘蒂部及瘤体中心可见造影微泡先灌注显影,略早于卵巢组织,随后瘤体组织内可见散点及短线样灌注,达峰时呈不均匀低增强。增强晚期,瘤体内造影剂缓慢消退,呈持续性低增强。超声造影提示:符合卵巢纤维瘤超声造影表现(图 5-2-21C、D,ER5-2-21)。

3. 手术病理　卵巢卵泡膜纤维瘤(图 5-2-21E、F)。

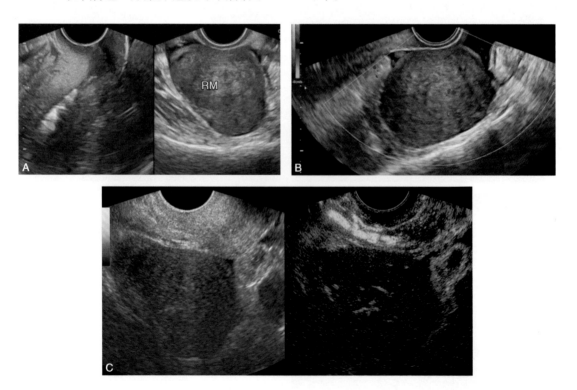

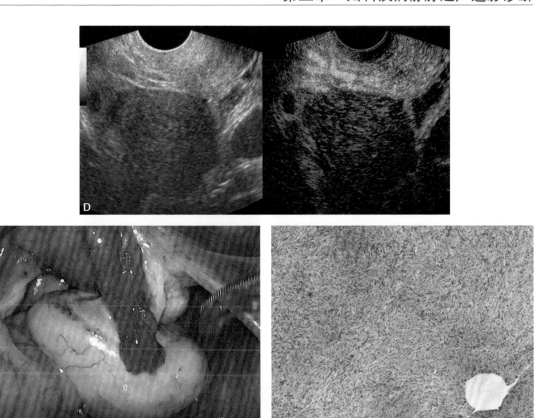

图 5-2-21　卵巢卵泡膜纤维瘤

A. 二维超声图,RM-卵巢纤维瘤;B. CDFI 图,其内可见血流信号;C. 增强早期超声造影图,瘤体边缘及瘤体中心可见点状及短线样显影;D. 增强晚期超声造影图,瘤体呈持续性低增强;E. 术中所见;F. 病理图。

ER5-2-21　卵巢卵泡膜纤维瘤超声造影动态图

病例 12

1. **病历摘要**　女,38 岁,主因闭经 6 年就诊。患者 6 年前足月阴道分娩后出现闭经,未重视、未就诊;1 年多前外院查生殖激素 6 项指标异常(具体不详),未治疗;患者 11 年前曾行右侧卵巢囊肿剥除术。现于我院门诊查甲状腺功能、肿瘤标志物无异常,卵泡刺激素 6.50U/L,黄体生成素 22.76U/L,雌二醇<73.2pmol/L,孕酮 0.29nmol/L,睾酮 0.35ng/ml,催乳素 0.24nmol/L。盆腔磁共振提示右侧附件区囊实性占位,考虑良性病变,性索间质来源可能性大。

2. **超声检查**

(1)二维超声:右侧附件区内可见一大小 2.7cm×2.6cm×2.1cm 低回声包块,其内可见散在多个小囊样结构,周边可见卵巢组织,CDFI 示其内可见较丰富血流信号,RI 0.52。超声提示右侧附件区实性包块(卵巢性索间质细胞来源?),建议进一步行超声造影检查(图 5-2-22A、B)。

(2) 超声造影:增强早期,病灶内可见一血管及其分支先灌注显影,随后病灶不均匀灌注,增强时间与子宫肌层同步、早于正常卵巢组织,达峰时呈高增强,增强晚期造影剂消退与子宫肌层同步,呈等增强。超声造影提示:符合右侧卵巢良性病变超声造影表现,考虑性索间质来源(图 5-2-22C~E,ER5-2-22)。

3. 手术病理　卵巢卵泡膜纤维瘤(图 5-2-22F)。

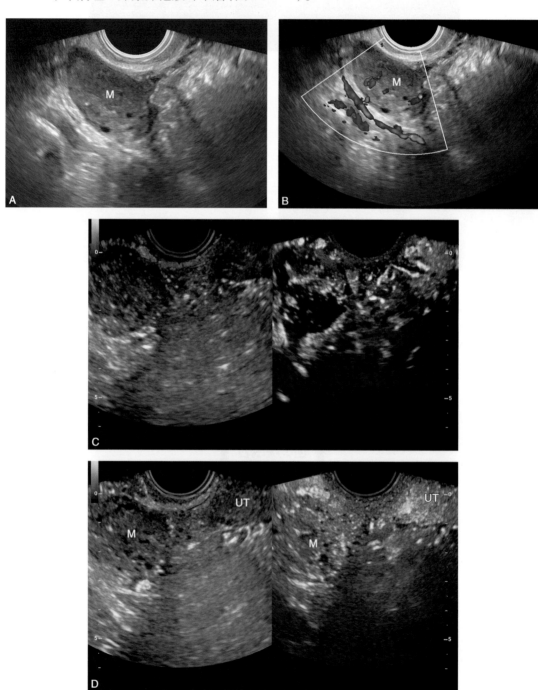

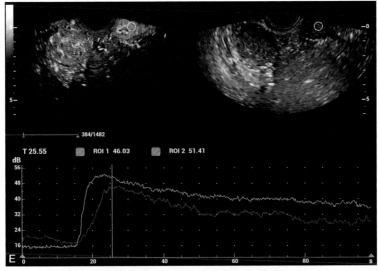

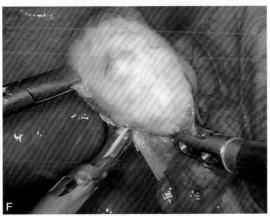

图 5-2-22　卵巢卵泡膜纤维瘤
A. 二维超声图,M-卵巢纤维瘤;B. CDFI 图,其内可见血流信号;C. 增强早期超声造影图,病灶中心可见血管及分支首先显影;D. 增强晚期超声造影图,病灶呈持续性等增强,UT-子宫;E. TIC 图,显示病灶达峰时间晚于子宫肌层,峰值强度低于子宫肌层,消退与子宫肌层同步;F. 术中所见。

ER5-2-22　卵巢卵泡膜纤维瘤超声造影动态图

□ 病例 13

1. 病历摘要　女,27 岁,主因发现盆腔肿物 1 年余入院。患者平素月经规律,6~7/30~33,经量中等,痛经(-),伴腰部酸胀感。肿瘤标志物无异常,盆腔磁共振提示右侧附件区占位,考虑纤维卵泡膜细胞瘤。

2. 超声检查

(1) 二维超声:(经阴道扫查)子宫前方可见一混合回声,大小约 14.2cm×7.2cm×9.9cm,以低回声为主,近边缘处可见蜂窝状无回声,CDFI 示其内可见少许血流信号。腹腔内可见液性暗区,最大液深约 3.0cm。盆腔内可见液性暗区,最大液深约 3.5cm。超声提示:子宫前方混合回声,右侧卵巢性索间质细胞来源可能,浆膜下肌瘤待排,建议静脉超声造影检查(图 5-2-23A、B)。

(2) 超声造影:(经腹部扫查)增强早期,病灶中心可见造影剂先灌注显影,随后呈散点样及短线样由中心向四周快速灌注,达峰时呈偏心性不均匀高增强,其边缘无回声区无灌注。增强晚期,病灶内造影剂缓慢消退,呈持续性低增强。超声造影提示:符合右侧卵巢良性病变超声造影表现,考虑卵泡膜细胞瘤可能(图 5-2-23C~E,ER5-2-23)。

3. 手术病理　卵巢卵泡膜纤维瘤(图 5-2-23F~H)。

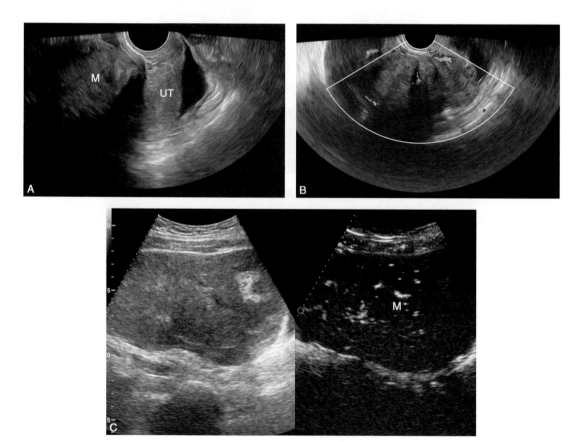

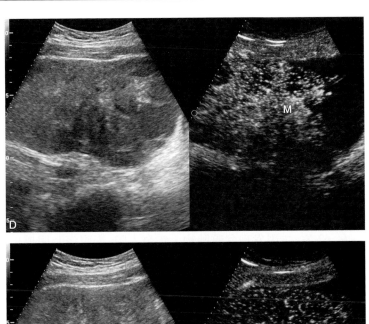

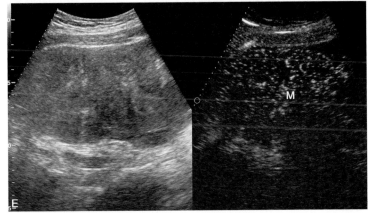

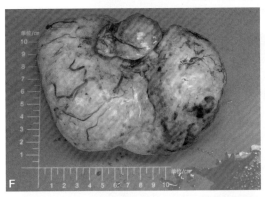

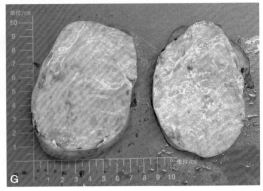

图 5-2-23 卵巢卵泡膜纤维瘤
A.二维超声图,UT-子宫,M-卵巢纤维瘤;B. CDFI图,其内可见血流信号;C.增强早期,病灶中心可见造影剂呈散点样及短线样灌注;D.达峰期呈偏心性不均匀高增强,无回声区无灌注;E.增强晚期,病灶呈持续性低增强;F.大体标本(外观);G.大体标本(剖面);H.病理图。

ER5-2-23　卵巢卵泡膜纤维瘤超声造影动态图

■ 病例 14

1. 病历摘要　女,62 岁,主因发现盆腔肿物 1 年余入院,无腹痛及阴道出血。肿瘤标志物 AFP 9.17μg/L,CA125 65.6U/ml,余无异常。盆腔 CT 提示盆腔肿物,卵巢来源? 恶性不除外。盆腔磁共振提示盆腔巨大不规则形囊实性病灶。

2. 超声检查

(1) 二维超声:盆腔可见囊实性包块,范围约 15.8cm×10.3cm×12.2cm,其内周边大部呈中等回声,中央呈蜂窝状,CDFI 示其内血流信号不明显。超声提示:盆腔囊实性包块,建议静脉超声造影检查(图 5-2-24A、B)。

(2) 超声造影:增强早期,实性部分局部先灌注显影,早于子宫肌层,随后余实性部分及囊内分隔灌注显影,达峰时呈不均匀等增强,囊性部分无灌注。增强晚期,病灶内造影剂缓慢消退,迟于子宫肌层,呈持续性低增强。超声造影提示:符合卵巢良性病变超声造影表现,黏液性囊腺瘤可能(图 5-2-24C、D,ER5-2-24)。

3. 手术病理　卵泡膜纤维瘤合并囊性变(图 5-2-24E~G)。

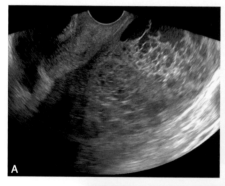

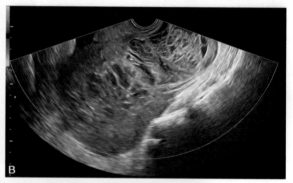

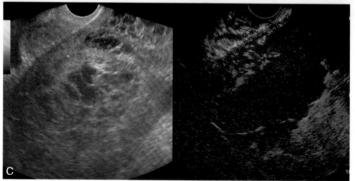

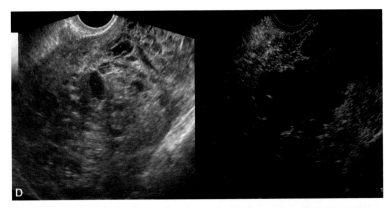

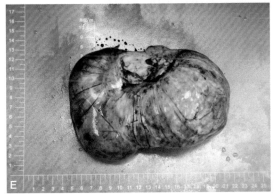
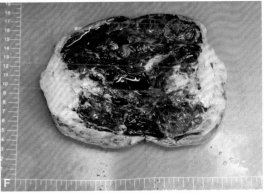

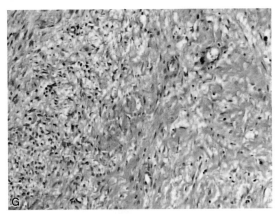

图 5-2-24　卵巢卵泡膜纤维瘤合并囊性变

A. 二维超声图；B. CDFI 图，血流信号不明显；C. 增强早期超声造影图，实性部分灌注显影；D. 增强晚期超声造影图，实性部分呈持续性低增强，囊性部分无灌注；E. 大体标本；F. 大体标本剖面，可见较大囊性变区域；G. 病理图。

ER5-2-24　卵巢卵泡膜纤维瘤超声造影动态图

三、卵巢交界性肿瘤

卵巢交界性肿瘤(berderline ovarian tumors)是介于良性和恶性之间的肿瘤,占卵巢肿瘤的15%~20%,在组织学上属于卵巢上皮性肿瘤。根据WHO(2014)卵巢肿瘤组织学分类,交界性肿瘤分为浆液性肿瘤、黏液性肿瘤、子宫内膜样肿瘤、透明细胞肿瘤及Brenner瘤等。常见的卵巢交界性肿瘤为交界性浆液性囊腺瘤和交界性黏液性囊腺瘤。

(一)卵巢交界性浆液性囊腺瘤

1. 病因及病理　卵巢交界性浆液性囊腺瘤是最常见的卵巢肿瘤的组织学亚型,占交界性卵巢肿瘤的65%。肿瘤生长缓慢,可发生腹膜植入或区域淋巴结转移。外观与良性浆液性囊腺瘤或乳头状囊腺瘤相似,但囊内乳头较良性囊腺瘤多、密、大。浆液性交界卵巢肿瘤体积较大,可伴腹水,镜下表现为交界性肿瘤的细胞核特点。

2. 临床表现　卵巢交界性浆液性囊腺瘤多发生在34~40岁育龄女性,临床表现与卵巢浆液性囊腺瘤相似,部分患者可有腹水。70%卵巢交界性浆液性囊腺瘤局限在卵巢内生长,生存率近100%。

3. 超声表现

(1) 二维超声:交界性浆液性囊腺瘤超声表现为类圆形无回声,囊壁稍厚,边界清楚,内可有分隔,呈单房或多房,大小不等。囊内壁可见较多的、体积较大的乳头状突起。CDFI显示隔上、乳头状突起内可见较丰富血流信号。(图5-2-25A、B)

(2) 超声造影:增强早期,囊壁先灌注显影,随后囊内附壁乳头状突起灌注显影,早于子宫肌层,达峰时囊壁、分隔、乳头状突起呈高增强,囊性部分无灌注。增强晚期,造影剂消退早于子宫肌层,囊壁及分隔呈持续性等增强,乳头状突起呈低增强。(图5-2-25C~E,ER5-2-25)

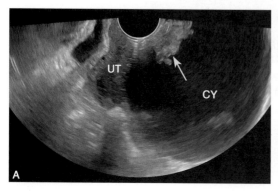

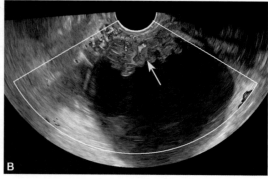

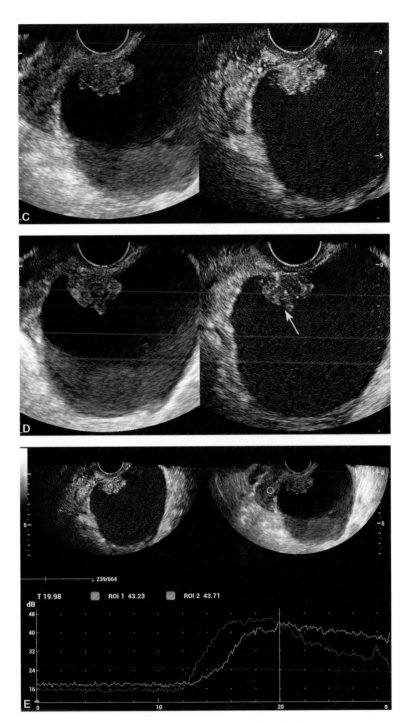

图 5-2-25　卵巢交界性浆液性囊腺瘤

A.二维超声图,UT-子宫,CY-病灶,箭示乳头状突起,形态不规则;
B.CDFI 图,乳头内可见较丰富血流信号(箭);C.增强早期超声造影
图,囊壁及乳头灌注显影呈高增强;D.增强晚期超声造影图,乳头状突
起呈低增强(箭);E.TIC 图,显示乳头造影剂达峰时间(粉线)早于子
宫肌层(黄线),峰值强度大于子宫肌层。

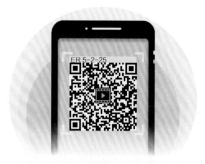

ER5-2-25 卵巢交界性浆液性囊腺瘤超声造影动态图

（二）卵巢交界性黏液性囊腺瘤

1. 病因及病理 卵巢交界性黏液性囊腺瘤占交界性肿瘤的 32%。组织学亚型包括肠道组织亚型和苗勒管组织亚型,肠道组织亚型常发生在单侧,可与腹膜的假黏液瘤并存。苗勒管组织亚型均为双侧发生,与浆液性交界性肿瘤在某种程度上相似,也称"浆液性-黏液性-交界性"卵巢肿瘤。大体病理难与黏性囊腺瘤或囊腺癌区分,体积大,多房性。有的囊壁较厚,囊内有乳头。

2. 临床表现 卵巢交界性黏液性囊腺瘤多发生在育龄女性,平均年龄 45 岁。临床表现与交界性浆液性卵巢肿瘤类似,可发生腹腔或盆腔种植,5 年生存率可达 99%~100%,约 18%生长迅速的黏液性交界性卵巢肿瘤死亡率高达 50%。

3. 超声表现 二维超声及超声造影表现同黏液性囊腺瘤,二者难于鉴别。

（三）病例

■ 病例 1

1. 病历摘要 女,49 岁,发现右侧卵巢肿物 2 个月余。平素月经规律,就诊时闭经 10 个月。肿瘤标志物无异常,盆腔磁共振提示右侧附件区占位性病变,考虑良性可能性大。

2. 超声检查

（1）二维超声:右侧卵巢内可见混合回声包块,以囊性为主,大小约 3.0cm×2.9cm×2.6cm,壁厚薄不均,内壁可见多个高回声突入囊内,CDFI 示其周边可见少量血流信号,RI:0.46。超声提示:右侧卵巢内混合回声包块(以囊性为主),建议超声造影进一步检查(图 5-2-26A、B)。

（2）超声造影:增强早期,囊壁造影剂先灌注显影,与周围卵巢组织同步,随后囊内附壁乳头状突起灌注显影,达峰时呈高增强,增强晚期,囊壁及乳头内造影剂消退与周围卵巢组织同步,呈持续性低增强。超声造影提示:符合右侧卵巢浆液性囊腺瘤超声造影表现(可疑交界性)(图 5-2-26C、D,ER5-2-26)。

3. 手术病理 卵巢交界性浆液性囊腺瘤(图 5-2-26E、F)。

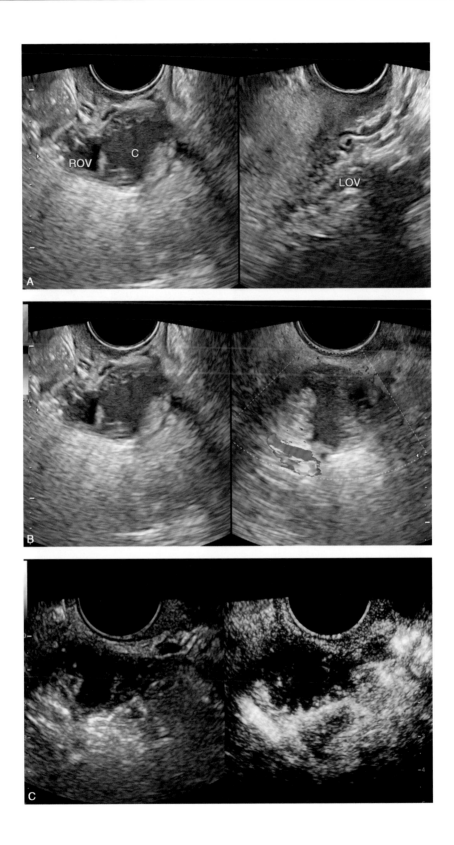

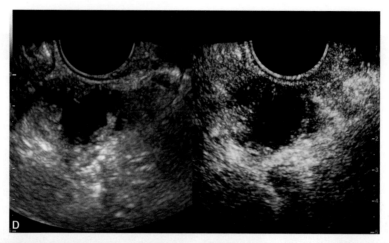

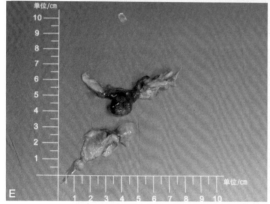

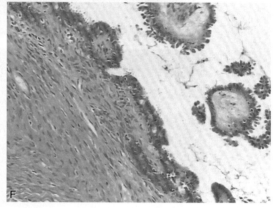

图5-2-26 卵巢交界性浆液性囊腺瘤

A.二维超声图,ROV-右侧卵巢,LOV-左侧卵巢,C-病灶,病灶内可见多发乳头状突起;B.CDFI图,部分乳头边缘可见血流信号;C.增强早期超声造影图,囊壁及乳头灌注显影呈高增强;D.增强晚期超声造影图,囊壁及乳头状突起呈低增强;E.大体标本;F.病理图。

ER5-2-26 卵巢交界性浆液性囊腺瘤超声造影动态图

■ **病例2**

1. 病历摘要 女,21岁,经间期出血1年余,检查发现卵巢肿物。肿瘤标志物无异常,盆腔CT诊断盆腔囊性占位。

2. 超声检查

(1)二维超声:左侧附件区可见一无回声,大小约5.2cm×4.8cm×4.5cm,与左侧卵巢关系密切,其内壁可见多个乳头样高回声,CDFI 示部分可探及血流信号,RI:0.42。超声提示:左侧附件区偏囊性肿物(考虑囊腺瘤可能,不排除交界性),建议静脉超声造影检查(图 5-2-27A、B)。

(2)超声造影:增强早期,病灶囊壁先灌注显影,与正常卵巢组织同步,随后囊内附壁乳头状突起快速灌注显影,达峰时呈高增强。增强晚期,乳头内造影剂快速消退,早于卵巢组织,呈低增强,囊壁呈持续性等增强。超声造影提示:符合卵巢交界性浆液性囊腺瘤超声造影表现(图 5-2-27C、D,ER5-2-27)。

3. 手术病理　卵巢交界性浆液性囊腺瘤(图 5-2-27E、F)。

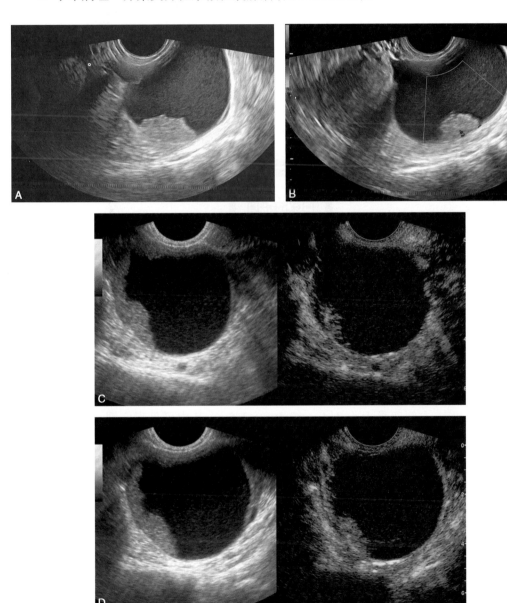

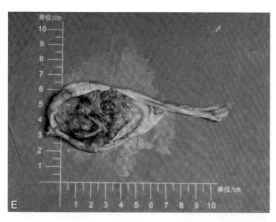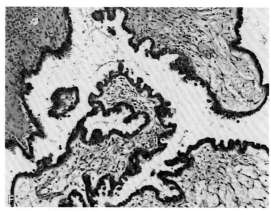

图5-2-27　卵巢交界性浆液性囊腺瘤

A.二维超声图,瘤体内可见多发乳头状突起;B.CDFI图,部分乳头边缘可见血流信号;C.增强早期
超声造影图,囊壁及乳头灌注显影呈高增强;D.增强晚期超声造影图,囊壁及乳头状突起呈低增强;
E.大体标本;F.病理图。

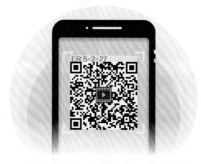

ER5-2-27　卵巢交界性浆液性囊腺瘤超声造影动态图

▣ 病例3

1. 病历摘要　女,43岁,常规体检。

2. 超声检查

(1)二维超声:右侧卵巢大小3.4cm×3.0cm×2.5cm,其内可见囊实混合回声,大小约
2.9cm×2.5cm×1.7cm,其内可见分隔,内壁可见乳头样高回声。CDFI示边缘可见血流信号,
RI:0.41。超声提示:右侧卵巢内多房无回声(不排除卵巢囊腺瘤),建议静脉超声造影(图
5-2-28A、B)。

(2)超声造影:增强早期,病灶实性部分先灌注显影,迟于子宫肌层,随后囊壁及乳头灌
注显影,达峰时呈等增强。增强晚期,病灶实性部分及乳头内造影剂快速消退,早于子宫肌
层,呈低增强,囊壁呈持续性等增强。超声造影提示:符合右侧卵巢浆液性囊腺瘤超声造影
表现(不排除交界性)(图5-2-28C、D,ER5-2-28)。

3. 手术病理　右侧卵巢交界性浆液性囊腺瘤。

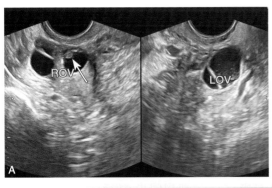
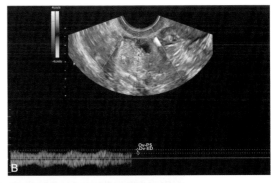
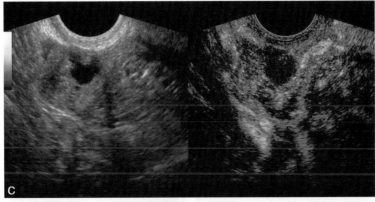
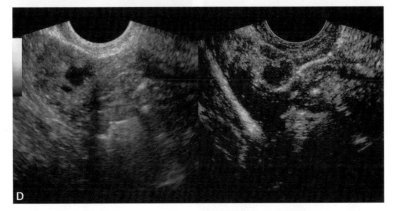

图 5-2-28 卵巢交界性浆液性囊腺瘤

A. 二维超声图,ROV-右侧卵巢,LOV-左侧卵巢,箭示乳头状突起;B. CDFI 图,边缘可见血流信号;C. 增强早期超声造影图,囊壁及乳头灌注显影;D. 增强晚期超声造影图,囊壁及乳头状突起呈低增强。

ER5-2-28 卵巢交界性浆液性囊腺瘤超声造影动态图

▢ 病例 4

1. 病历摘要　女,52 岁,体检发现左侧附件区肿物 19d,无不规则阴道出血及排液。肿瘤标志物无异常,盆腔磁共振提示左侧附件区囊实性占位,考虑卵巢囊腺癌可能性大。

2. 超声检查

(1) 二维超声:左侧附件区可见一无回声,大小约 8.3cm×6.7cm×6.1cm,其内壁可见菜花样高回声突起,大小约 4.3cm×3.1cm×2.2cm,CDFI 示其内可见血流信号,RI:0.38。超声提示:左侧附件区囊实性占位(囊性为主),建议静脉超声造影检查(图 5-2-29A、B)。

(2) 超声造影:增强早期,病灶囊壁先灌注显影,与子宫肌层同步,随后内壁高回声突起呈快速不均匀灌注,达峰时呈等增强。增强晚期,高回声突起内造影剂快速消退,早于子宫肌层,呈低增强,囊壁呈持续性等增强。超声造影提示:符合左侧卵巢交界性浆液性囊腺瘤超声造影表现(图 5-2-29C、D,ER5-2-29)。

3. 手术病理　囊壁为卵巢纤维组织,部分呈乳头状,表面被覆黏液性上皮和浆液性上皮,部分上皮呈复杂的乳头状结构,细胞轻度异型,结合免疫组化,符合卵巢低级别交界性浆-黏液性肿瘤。

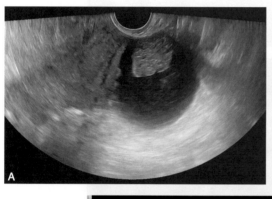
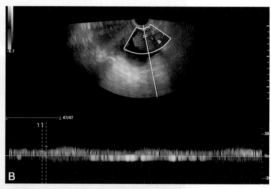
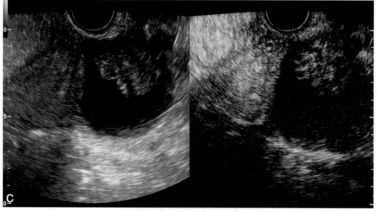

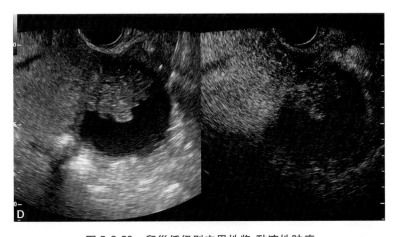

图 5-2-29 卵巢低级别交界性浆-黏液性肿瘤

A.二维超声图,囊内可见菜花样突起;B.CDFI 图,其内可见血流信号;
C.增强早期超声造影图,囊壁及菜花样突起呈不均匀灌注显影;D.增强晚
期超声造影图,囊壁及菜花样突起呈低增强。

**ER5-2-29 卵巢低级别交界性浆-黏液性
肿瘤超声造影动态图**

病例 5

1. **病历摘要** 女,47 岁,发现右附件肿物 3 个月余。肿瘤标志物无异常,盆腔磁共振提示:考虑右侧卵巢囊腺瘤。

2. **超声检查**

(1) 二维超声:右侧附件区可见无回声,大小约 16.7cm×14.8cm×9.7cm,内可见分隔,局部呈蜂窝状,部分隔内透声差,CDFI 示隔上未见明显血流信号。超声提示:右侧附件区囊性肿物(图 5-2-30A、B)。

(2) 超声造影:增强早期,囊壁及分隔上造影剂灌注显影,迟于子宫肌层,达峰时呈厚薄不均等增强,囊内无灌注。增强晚期,囊壁及分隔造影剂消退缓慢,呈低增强。超声造影提示:符合卵巢黏液性囊腺瘤超声造影表现(图 5-2-30C、D,ER5-2-30)。

3. **手术病理** 卵巢交界性黏液性囊腺瘤。

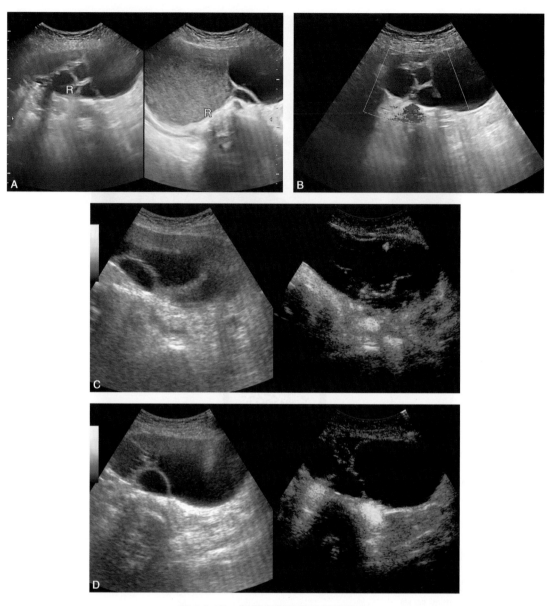

图 5-2-30　卵巢交界性黏液性囊腺瘤

A. 二维超声图,囊内可见分隔,部分隔内透声差,R-右侧;B. CDFI 图,隔上未见明显血流信号;C. 增强
早期超声造影图,囊壁及分隔灌注显影,厚薄不均;D. 增强晚期超声造影图,囊壁及分隔呈低增强。

ER5-2-30　卵巢交界性黏液性囊腺瘤超声造影动态图

病例6

1. 病历摘要　女,60岁,全子宫切除术后28年,发现盆腔肿物5年。肿瘤标志物无异常,盆腔磁共振提示腹盆腔囊实性占位。

2. 超声检查

(1) 二维超声:子宫切除术后,未探及子宫回声,阴道残端愈合良好。右侧卵巢可见,左侧卵巢未探及。盆腔可见无回声肿物,大小约12.3cm×13.1cm×10.4cm,内透声差,可见多个分隔,CDFI示隔上可见血流信号,RI:0.38。超声提示:子宫切除术后,盆腔囊性占位,不排除左侧卵巢黏液性囊腺瘤(图5-2-31A、B)。

(2) 超声造影:增强早期,囊壁及分隔上造影剂快速灌注显影,达峰时呈高增强,部分分隔厚薄不均,囊内无灌注。增强晚期,囊壁及分隔上呈持续性高增强。超声造影提示:符合盆腔黏液性囊腺瘤超声造影表现(不排除部分交界性)(图5-2-31C、D,ER5-2-31)。(瘤体较大,未能将右侧卵巢同时显示做对照,根据造影剂灌注快慢判断)

3. 手术病理　黏液性囊腺瘤,局灶交界性。

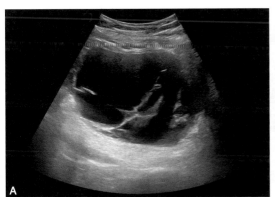
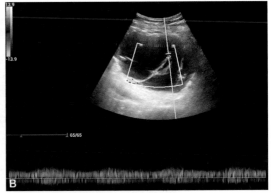
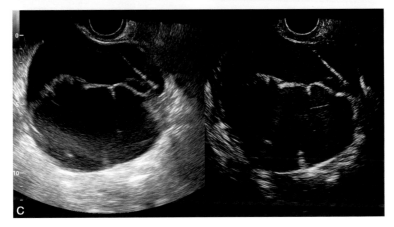

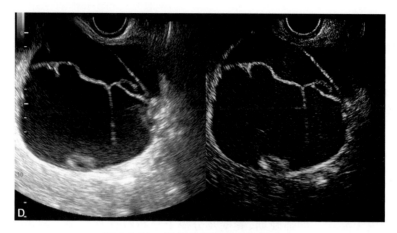

图 5-2-31　卵巢交界性黏液性囊腺瘤

A.二维超声图,囊内可见分隔,部分隔内透声差;B.CDFI 图,隔上未见明
显血流信号;C.增强早期超声造影图,囊壁及分隔灌注显影;D.增强晚期
超声造影图,囊壁及分隔造影呈低增强。

ER5-2-31　卵巢交界性黏液性囊腺瘤超声造影动态图

四、卵巢恶性肿瘤

卵巢恶性肿瘤(ovarian malignant tumor)是妇科常见恶性肿瘤之一,占妇科恶性肿瘤的25%。其死亡率位居各类妇科肿瘤的首位。其发生的危险因素与年龄、未生育、癌症家族史等有关,家族遗传性卵巢癌综合征被认为是一种常染色体显性遗传,卵巢癌发病率为 40%~50%。卵巢恶性肿瘤在组织学上以上皮性肿瘤居多,如浆液性囊腺癌(serous cystadeno carcinomas)和黏液性囊腺癌(mucinous cystadenocarcinoma),占卵巢恶性肿瘤的90%,其次有生殖细胞肿瘤、性索间质肿瘤及转移瘤。

(一) 浆液性囊腺癌

1. 病因及病理　浆液性囊腺癌为最常见的卵巢原发恶性肿瘤,占卵巢恶性肿瘤的50%,占上皮性卵巢癌的75%。病理为囊实性,多房,囊腔内可见乳头及实性结节,部分有出血、坏死,囊内为浆液性或混浊血性液体。浆液性囊腺癌大部分起源于输卵管远端上皮细胞,镜下囊壁上皮明显增生,细胞复层排列>4 层,细胞异型明显并向间质浸润。

2. 临床表现　浆液性囊腺癌多发生在 40~60 岁女性,约50%为双侧。早期通常无临床症状,往往随病情进展瘤体增大而扪及腹部包块或出现腹水、腹胀时才被发现,肿瘤标志物CA125 有较明显升高。

3. 超声表现

（1）二维超声：浆液性囊腺癌在早期超声表现与交界性浆液性囊腺瘤类似。晚期多表现为囊性肿物较大，可见多个分隔，囊壁及分隔薄厚不均，局部分隔内呈实性肿块或不规则乳头状突起。盆、腹腔可探及液性暗区。CDFI 显示囊壁、隔上及乳头状突起内可探及丰富低阻型血流信号。（图 5-2-32A、B）

（2）超声造影：增强早期，病灶实性部分滋养血管快速灌注显影，并迅速向瘤体扩散，早于子宫肌层或与子宫肌层同步，达峰时呈不均匀高增强，囊性部分无灌注。增强晚期，病灶实性部分造影剂快速消退，早于子宫肌层，呈不均匀低增强，病灶内滋养血管呈持续性等或高增强。（图 5-2-32C、D，ER5-2-32）

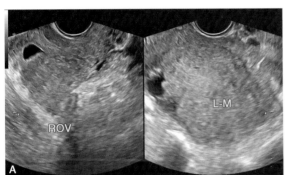
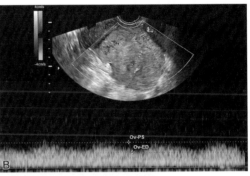
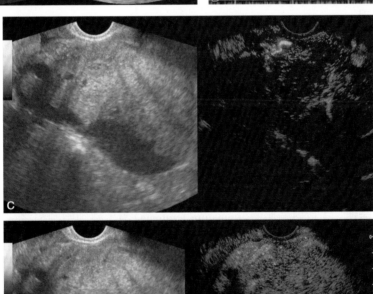
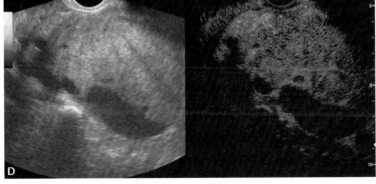

图 5-2-32　卵巢浆液性囊腺癌

A. 二维超声图，L-M 为瘤体，ROV-右侧卵巢；B. CDFI 图，实性部分可见丰富低阻血流信号；C. 增强早期超声造影图，瘤体实性部分内滋养血管首先显影；D. 增强晚期超声造影图，快速消退呈低增强，滋养血管呈持续性等增强。

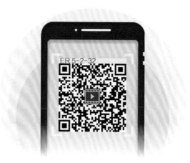

ER5-2-32　卵巢浆液性囊腺癌超声造影动态图

（二）黏液性囊腺癌

1. 病因及病理　黏液性囊腺癌发病较浆液性囊腺癌少,占卵巢恶性肿瘤的 5%~10%,占上皮性卵巢癌的 20%。病理为囊实性,多房,囊腔多而密集,囊壁可见乳头或实质区,囊液混浊或血性。黏液性囊腺癌多起源于肠道及宫颈内上皮细胞,镜下腺体密集,间质较少,囊壁上皮增生,细胞复层排列>3 层,细胞异型明显并有间质浸润。

2. 临床表现　黏液性囊腺癌多发生在 40~70 岁女性,单侧多见,仅 15%~20% 为双侧。与浆液性囊腺癌相似,早期通常无临床症状,往往随病情进展瘤体增大而扪及腹部包块或出现腹水、腹胀、腹痛伴压迫症状时才被发现,可出现消瘦等恶病质体征。

3. 超声表现

（1）二维超声:黏液性囊腺癌在早期超声表现与交界性黏液性囊腺瘤类似。晚期多表现为囊实性巨大包块,可充满盆腔并延伸至腹腔,囊内可见密集分隔,囊壁及分隔明显增厚,且厚薄不均,囊壁及分隔局部可见乳头状实性等回声或低回声,囊内无回声透声差,呈密集或稀疏点状高回声。发生腹膜种植时,形成腹腔内巨大囊肿,难与阑尾和结肠黏液瘤相鉴别。盆、腹腔可探及液性暗区。CDFI 显示囊壁、隔上及乳头内可探及丰富低阻的血流信号（见病例 4）。

（2）超声造影:见病例 4。

（三）未成熟畸胎瘤

1. 病因及病理　未成熟畸胎瘤（immature teratoma）为生殖细胞肿瘤之一,属恶性肿瘤,仅占卵巢畸胎瘤的 1%~3%。未成熟畸胎瘤起源于生殖细胞三胚层未成熟胚胎组织,主要为原始神经上皮组织。肿瘤恶性程度与未成熟组织所占比例、分化程度及神经上皮含量有关。病理多呈囊实性,以实性为主,内可见毛发、骨、软骨、黑色脉络膜及脑组织等,牙齿少见。

2. 临床表现　未成熟畸胎瘤多发生在年轻女性,且多为单侧。临床表现为扪及盆腔包块,可有腹痛、腹水等。实验室检查血 AFP 及 CA125 可升高。

3. 超声表现

（1）二维超声:未成熟畸胎瘤超声表现为以实性为主的囊实性包块,内部回声杂乱无序,可见多发大小不等的钙化样强回声,伴后方声影。当与成熟畸胎瘤并存时,则同时具有成熟畸胎瘤声像图表现,难与其鉴别。CDFI 显示其内可见较丰富血流信号（见病例 5）。

（2）超声造影:见病例 5。

（四）卵巢无性细胞瘤

1. **病因及病理**　卵巢无性细胞瘤（dysgerminoma）为中度恶性的卵巢生殖细胞肿瘤，占卵巢恶性肿瘤的5%。病理为实性，质软，表面光滑或呈分叶状，包膜完整。镜下可见圆形或多角形大细胞，有较大细胞核和丰富的胞质，瘤细胞呈条索状排列，周围少量纤维组织，间质中有淋巴细胞浸润。

2. **临床表现**　无性细胞瘤好发于青春期及生育期妇女，单侧多见，且右侧多于左侧。临床表现主要为扪及腹部包块。

3. **超声表现**

（1）二维超声：无性细胞瘤超声表现为卵圆形实性等、低回声，表面光滑完整，内部回声不均，伴出血坏死时，该区域呈不规则弱回声或无回声。CDFI显示瘤体内可见较丰富血流信号，似呈放射状分布（见病例6）。

（2）超声造影：见病例6。

（五）卵巢透明细胞癌

1. **病因及病理**　卵巢透明细胞癌占卵巢上皮恶性肿瘤的5%~11%，多见于围绝经期妇女，恶性程度高，易转移、复发、耐药、愈后差为其主要临床特点。肿瘤常为单发，椭圆形或圆形，有包膜，表面光滑，呈分叶状，囊性或囊实性，内含有血性、胶质样或黄色脓样液体，实性部分灰白或灰黄，质脆，鱼肉状，常伴出血坏死，或见乳突状赘生物突出于囊内。镜下观瘤细胞呈管状、巢状、囊状排列，胞质丰富，富含糖原，透明或空泡状，可见多形核、核分裂，常见三种典型细胞：透明细胞、嗜酸性粒细胞和鞋钉细胞，少数子宫内膜异位囊肿可恶变为卵巢透明细胞癌。

2. **临床表现**　与其他卵巢恶性肿瘤类似。

3. **超声表现**　见病例7。

（六）卵巢颗粒细胞瘤

1. **病因及病理**　卵巢颗粒细胞瘤是一种具有内分泌（以雌激素为主）功能的卵巢肿瘤，属性索间质肿瘤，可发生于任何年龄，成人型颗粒细胞瘤大约65%发生于绝经后妇女，幼年型颗粒细胞瘤44%发生在10岁前，绝大多数发生在30岁前。其发病原因尚不清楚，卡-埃尔氏小体（Call-Exnerbody）为该瘤特征性表现。肿瘤多数为单侧，大小不一，圆形、卵圆形或分叶状，表面光滑，包膜完整，质地硬、韧或软，可为囊性、实性或两者兼存。

2. **临床表现**　生育期妇女临床上可出现月经过多、经期延长、不规则阴道出血、闭经等症状，绝经后出血是绝经后妇女的典型临床症状，幼年型可有性早熟表现。

3. **超声表现**　见病例8。

（七）转移性卵巢癌

1. **病因及病理**　转移性卵巢癌（metastatic ovarian carcinoma）占卵巢肿瘤的5%~10%。体内任何部位如乳腺、胃肠、泌尿、生殖器官等的原发癌，均可能转移到卵巢，其中以胃肠道肿瘤转移多见。库肯勃瘤（Krukenberg tumor）是一特殊类型的转移性腺癌，原发部位为胃肠道，卵巢双侧转移。病理多为中等大小，无粘连，实性，胶质样。镜下可见典型印戒细胞，能产生黏液，因此库肯勃瘤也叫印戒细胞癌（signet-ring cell carcinoma）。

2. **临床表现**　转移性卵巢癌多发生在双侧卵巢,早期无特异临床表现。晚期可扪及盆腔包块,出现腹胀、腹水、月经不调、绝经后阴道流血等体征,或出现原发部位肿瘤相应的临床表现。

3. **超声表现**　见病例 9 和病例 10。

（八）病例

□ 病例 1

1. **病历摘要**　女,69 岁,绝经 19 年,外院超声发现左侧附件区包块 26d。肿瘤标志物 CA125 46.3U/ml,余无异常。磁共振检查提示子宫左侧占位,左侧卵巢来源? 浆膜下肌瘤变性?

2. **超声检查**

（1）二维超声:右侧卵巢可见,左侧未探及正常卵巢,左侧附件区可见一低回声包块,大小约 4.1cm×3.5cm×3.1cm,边界清,其内可见不规则无回声并可见分隔,CDFI 示低回声内可见少量血流信号。超声提示:左侧附件区囊实性包块,建议静脉超声造影检查(图 5-2-33A、B)。

（2）超声造影:增强早期,病灶实性部分造影剂快速灌注显影,与子宫肌层同步,达峰时呈不均匀高增强,囊性部分无灌注。增强晚期,病灶实性部分造影剂快速消退,早于子宫肌层,呈低增强,病灶周围血管呈持续性等增强。超声造影提示:符合左侧卵巢病变超声造影表现(倾向恶性)(图 5-2-33C~E,ER5-2-33)。

3. **手术病理**　卵巢高级别浆液性囊腺癌(图 5-2-33F、G)。

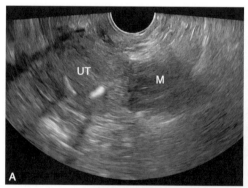
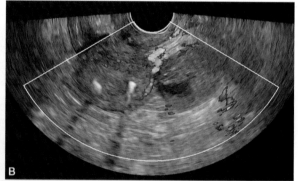
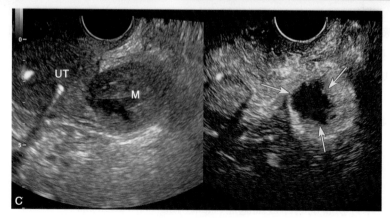

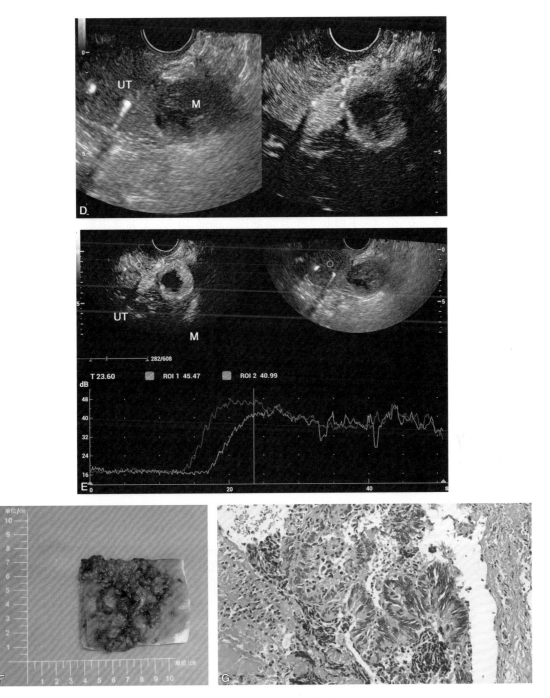

图 5-2-33 卵巢高级别浆液性囊腺癌

A.二维超声图,UT-子宫,M-病灶;B.CDFI图,可见少量血流信号;C.增强早期超声造影图,病灶实性部分快速显影,囊性部分无灌注(箭);D.增强晚期超声造影图,造影剂快速消退呈低增强;E.TIC图,显示始增时间早于子宫肌层,峰值强度大于子宫肌层(红色-病灶,黄色-子宫肌层);F.大体标本;G.病理图。

ER5-2-33 卵巢高级别浆液性囊腺癌超声造影动态图

病例 2

1. 病历摘要 女,61 岁,下腹胀 2 个月余就诊。绝经 10 年,无异常出血、排液。肿瘤标志物 CA125 3781.4U/ml,CA15-3 393.5U/ml,余无异常。盆腔磁共振提示左侧附件区异常对比强化,考虑卵巢癌伴淋巴结转移、腹膜转移,腹盆腔大量积液。

2. 超声检查

(1) 二维超声:左侧附件区可见一低回声肿物,大小 5.1cm×4.5cm×3.8cm,形态欠规整,内部回声不均,可见片状无回声区,CDFI 示其内可见血流信号,RI:0.47。盆壁增厚,厚薄不均,最厚处约 1.0cm。盆腔可见液性暗区,范围约 12.4cm×8.5cm×6.6cm,内透声差。超声提示:左附件区囊实性占位(卵巢 Ca 可能),建议进一步检查(图 5-2-34A、B)。

(2) 超声造影:增强早期,肿物实性部分造影剂快速灌注显影,早于子宫肌层,达峰时呈不均匀等增强,囊性部分无灌注。增强晚期,实性部分造影剂快速消退,早于子宫肌层,呈低增强,其内滋养血管呈持续性等增强。超声造影提示:左侧卵巢肿物符合恶性病变超声造影表现(图 5-2-34C、D,ER5-2-34)。

3. 手术病理 高级别浆液性囊腺癌。

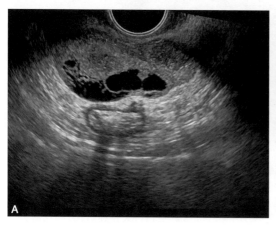
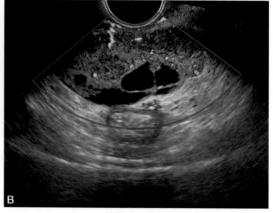

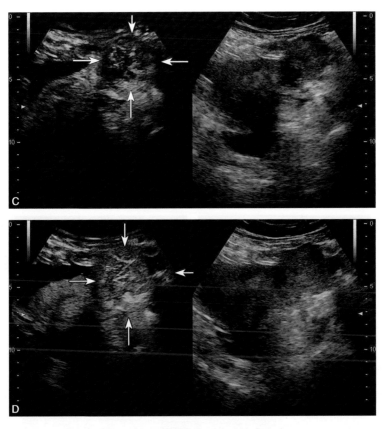

图 5-2-34　卵巢高级别浆液性囊腺癌

A. 二维超声图,左侧附件区囊实性肿物(经阴道超声);B. 能量多普勒图,实性部分可见血流信号;C. 增强早期超声造影图,实性部分灌注显影(经腹部超声,箭示瘤体);D. 增强晚期超声造影图,造影剂快速消退呈低增强,滋养血管呈持续性等增强(箭示瘤体)。

ER5-2-34　卵巢高级别浆液性囊腺癌超声造影动态图

病例 3

1. 病历摘要　女,48 岁,右腰部间断疼痛 3 年,加重伴腹胀 3 周。患者平素月经欠规律,无痛经。

2. 超声检查

(1) 二维超声:左侧卵巢大小 4.4cm×3.7cm×3.5cm,形态不规则,右侧附件区未探及正常卵巢,可见低回声肿物,范围约 6.3cm×5.1cm×5.0cm,形态不规则,内部回声不均,中心部可见小片无回声区,CDFI 示肿物内可见丰富血流信号,RI:0.48。盆壁局部不规则增厚呈中等回声突起,范围约 4.6cm×4.1cm×1.4cm,盆、腹腔可见液性暗区,盆腔内范围约 8.6cm×5.6cm×4.5cm,透声差。超声提示:①右侧附件区实性肿物、左侧卵巢增大(不除外双卵巢占位性病变,盆腔转移可能),建议进一步检查;②盆、腹腔积液(图 5-2-35A、B、E)。

(2)超声造影:增强早期,右侧附件区肿物内造影剂快速灌注显影,早于子宫肌层,达峰时呈不均匀高增强。增强晚期,病灶内造影剂快速消退,早于子宫肌层,呈低增强。盆壁及左侧卵巢病灶显影方式同右侧附件区肿物。超声造影提示:符合双侧卵巢恶性病变(盆壁转移)超声造影表现(图 5-2-35C、D、F,ER5-2-35)。

3. 手术病理　卵巢高级别浆液性癌并盆腹腔转移,子宫直肠陷凹少量透明细胞癌。

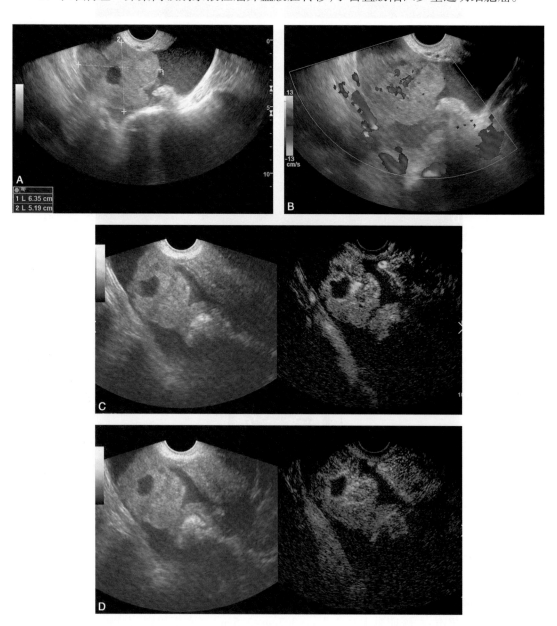

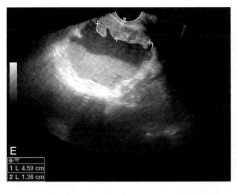
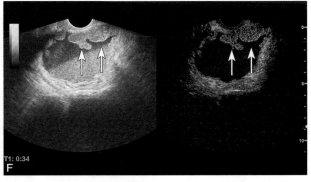

图 5-2-35 卵巢高级别浆液性癌并盆腹腔转移

A.二维超声图,右侧附件区肿物、盆腔积液;B.CDFI 图,瘤体可见丰富血流信号;C.增强早期超声造影图,瘤体实性部分首先显影;D.增强晚期超声造影图,造影剂快速消退呈低增强,滋养血管呈持续性等增强;E.盆壁转移灶二维超声图;F.盆壁转移灶超声造影图,箭示瘤体实性部分。

ER5-2-35 卵巢高级别浆液性癌并盆腹腔转移超声造影动态图

病例 4

1. 病历摘要 女,45 岁,腹胀、发现腹部包块 3 周。肿瘤标志物:CA19-9 794.32kU/L,CA12-5 2171.6U/ml,CA153 66.2kU/L,CEA 1.87μg/L,AFP 2.75μg/L,SCC 1.2μg/L。

2. 超声检查

(1) 二维超声:子宫右上方可见一混合回声肿物,大小约 10.9cm×8.1cm×6.2cm,形态不规则,边界欠清,内部回声不均,可见小无回声区,与右侧卵巢关系密切,CDFI 示其内可见较丰富血流信号,RI:0.43。超声提示:子宫右上方囊实性肿物,建议静脉超声造影检查(图 5-2-36A、B)。

(2) 超声造影:增强早期,病灶内实性区造影剂快速灌注显影,早于子宫肌层,达峰时呈不均匀高增强,囊性部分无灌注。增强晚期,病灶内造影剂快速消退,早于子宫肌层,呈低增强,病灶滋养血管呈持续性等增强。超声造影提示:符合右侧卵巢恶性病变(部分坏死)超声造影表现(图 5-2-36C、D)。

3. 手术病理 卵巢浆-黏液性囊腺癌。

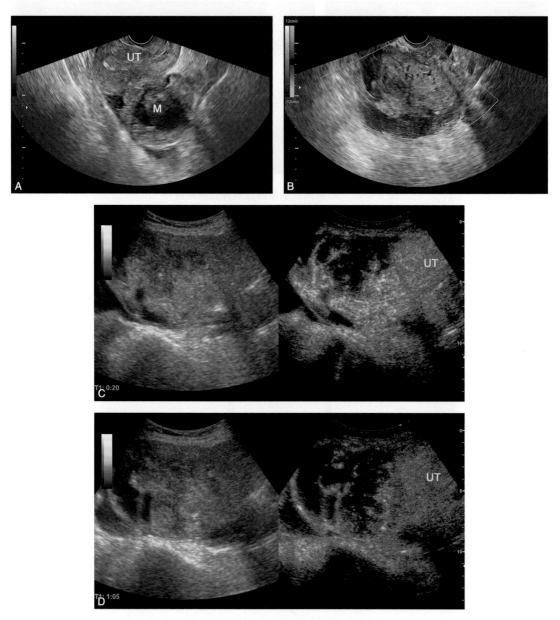

图 5-2-36　卵巢浆-黏液性囊腺癌

A. 二维超声图,UT-子宫,M-瘤体(经阴道超声);B. CDFI 图,实性部分可见血流信号(经阴道超声);C. 增强早期超声造影图,瘤体实性部分内滋养血管首先显影(经腹部超声);D. 增强晚期超声造影图,实性部分造影剂快速消退呈低增强,滋养血管呈持续性等增强(经腹部超声)。

□ 病例 5

1. 病历摘要　女,30 岁,主因"间断反复下腹痛 3 个月余,发现右侧附件区包块 3 个月余"入院。患者平素月经规律,3/30,痛经(-),经量中等。无恶心、呕吐,无发热及肛门坠胀感等不适。

2. 超声检查

(1) 二维超声:右侧附件区可见一混合回声,大小约 7.7cm×6.2cm×4.8cm,边界清楚,其内回声杂乱,可见数个小无回声,CDFI 示其内可见血流信号,RI:0.50。超声提示:右侧附件区肿物,建议静脉超声造影(图 5-2-37A、B)。

（2）超声造影:增强早期,瘤体内大部分无造影剂灌注,包膜和瘤体内杂乱分布的血管分支及其周围组织快速灌注显影,呈高增强表现,与子宫肌层同步。增强晚期,瘤体造影剂消退早于子宫肌层,呈低增强表现,瘤体内血管及包膜呈持续性等增强。超声造影提示:符合右侧卵巢病变超声造影表现(恶性倾向)(图 5-2-37C、D)。

3. 手术病理　卵巢未成熟畸胎瘤(图 5-2-37E、F)。

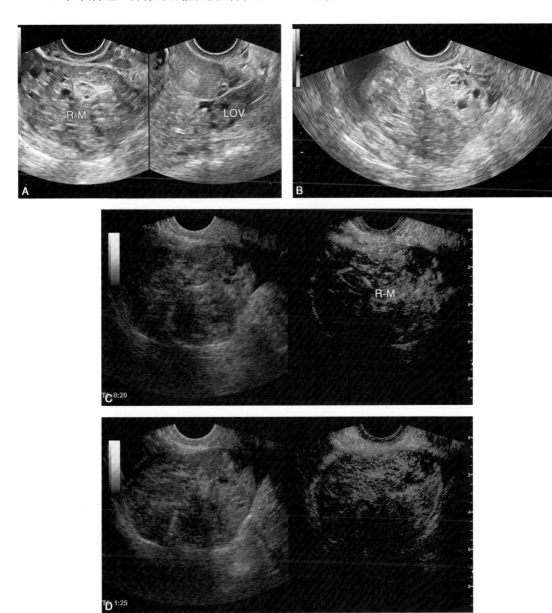

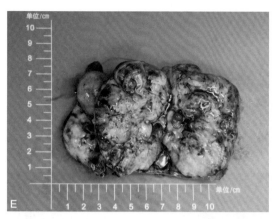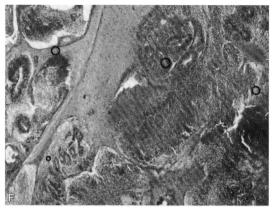

图 5-2-37　卵巢未成熟畸胎瘤

A. 二维超声图, R-M-瘤体, LOV-左侧卵巢; B. CDFI 图, 内部可见血流信号; C. 增强早期超声造影图, 包膜及瘤体内滋养血管首先显影; D. 增强晚期超声造影图, 造影剂快速消退呈低增强, 滋养血管呈持续性等增强; E. 大体标本; F. 病理图。

□ 病例 6

1. 病历摘要　女, 16 岁, 间断左下腹隐痛 1 个月。患者初潮 14 岁, 平素月经规律, 5~6/30。CA125 94.6U/ml, CA19-9 107.98kU/L, 神经元特异性烯醇化酶 288.3μg/L, 余无异常。盆腔磁共振提示腹盆腔巨大囊实性占位, 考虑右侧附件生殖细胞来源肿瘤可能性大。

2. 超声检查

（1）二维超声: 左侧卵巢可见, 右侧卵巢未探及。盆腹腔可见一巨大混合回声包块, 大小约 25.0cm×17.0cm×12.3cm, 边界清, 形态尚规则, 内部回声不均, 以低回声为主, 其内可见多个无回声区, 较大者约 4.2cm×3.0cm×2.3cm, CDFI 示其内可见较丰富血流信号, RI: 0.35。盆、腹腔未见明显液性暗区。超声提示: 盆腹腔巨大实性占位, 考虑来源于右侧卵巢, 生殖细胞肿瘤可能（图 5-2-38A、B）。

（2）超声造影: 增强早期, 病灶呈偏心性灌注显影, 自一侧边缘呈放射状向病灶内部灌注, 早于子宫肌层, 达峰时呈弥漫性较均匀高增强, 囊性区无灌注。增强晚期, 病灶内造影剂快速消退, 呈低增强, 病灶周边呈持续性等增强。超声造影提示: 符合卵巢生殖细胞肿瘤超声造影表现（图 5-2-38C、D、ER5-2-36）。

3. 手术病理　卵巢无性细胞瘤（并腹膜转移、侵犯神经）（图 5-2-38E~G）。

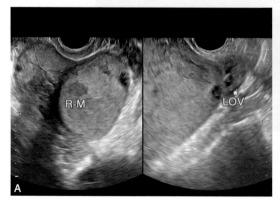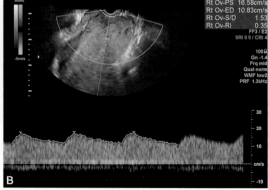

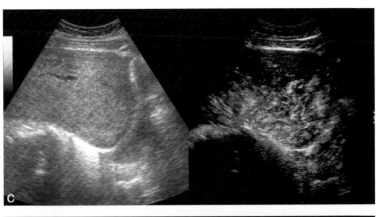

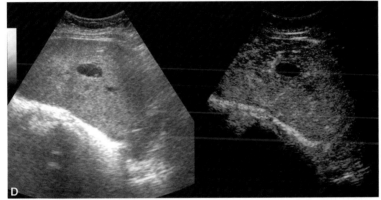

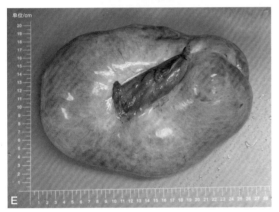

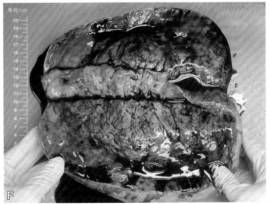

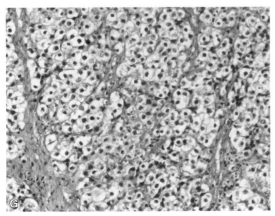

图 5-2-38　卵巢无性细胞瘤

A. 二维超声图,R-M-瘤体,LOV-左侧卵巢;B. CD-FI 图,内部可见低阻血流信号;C. 增强早期超声造影图,瘤体内造影剂呈偏心性放射状分布;D. 增强晚期超声造影图,造影剂快速消退呈低增强;E、F. 大体标本;G. 病理图。

ER5-2-36　卵巢无性细胞瘤超声造影动态图

病例 7

1. 病历摘要　女,62 岁,体检发现右附件区肿物半个月余。绝经 11 年,绝经后无阴道出血及排液。肿瘤标志物无异常,盆腔磁共振提示右侧附件区囊实性占位,倾向良性。

2. 超声检查

（1）二维超声:右侧附件区可见一囊实性混合回声包块,大小约 3.3cm×2.3cm×2.0cm,CDFI 示其内及周边可见条状血流信号,RI:0.52。右侧卵巢显示不清,左侧卵巢大小 1.5cm×1.0cm×1.1cm。超声提示:右侧附件区囊实性包块,建议静脉超声造影检查(图 5-2-39A、B)。

（2）超声造影:增强早期,病灶内实性部分快速灌注显影,早于子宫肌层。达峰时呈不均匀高增强,囊性区无灌注。增强晚期,病灶内造影剂快速消退,早于子宫肌层,呈不均匀低增强,病灶周边呈持续性等增强。超声造影提示:符合右侧卵巢恶性病变超声造影表现(图 5-2-39C、D,ER5-2-37)。

3. 手术病理　卵巢透明细胞癌。

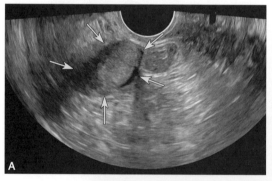
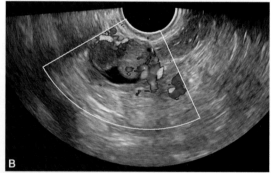

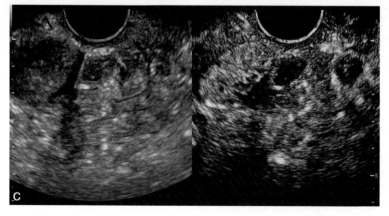

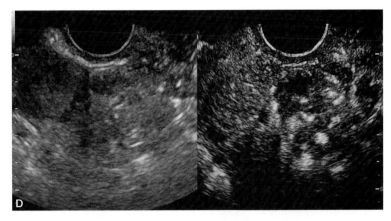

图 5-2-39　卵巢透明细胞癌
A.二维超声图,病灶以实性为主(箭);B.CDFI 图,示其内及周边可见条状血流信号;C.增强早期超声造影图,病灶实性部分首先显影;D.增强晚期超声造影图,造影剂快速消退呈不均匀低增强。

ER5-2-37　卵巢透明细胞癌超声造影动态图

病例8

1. 病历摘要　女,50 岁,下腹部不适就诊。肿瘤标志物无异常,盆腔磁共振提示左侧附件区囊实性肿物,考虑卵巢上皮来源可能,不除外恶性病变。

2. 超声检查

（1）二维超声:左附件区可见一低回声包块,大小 6.2cm×5.0cm×3.2cm,边界清楚,形态尚规整,内呈"网格"状,CDFI 示其内可见少许血流信号。超声提示:左附件区低回声,建议静脉超声造影检查(图 5-2-40A、B)。

（2）超声造影:增强早期,病灶内造影剂灌注显影,迟于子宫肌层,达峰时呈"网格"样等增强,囊性区无灌注。增强晚期,造影剂消退早于子宫肌层,呈低增强,病灶周边呈持续性等增强。超声造影提示:符合左侧卵巢病变超声造影表现,恶性倾向?（图 5-2-40C、D,ER5-2-38）。

3. 手术病理　卵巢颗粒细胞瘤。

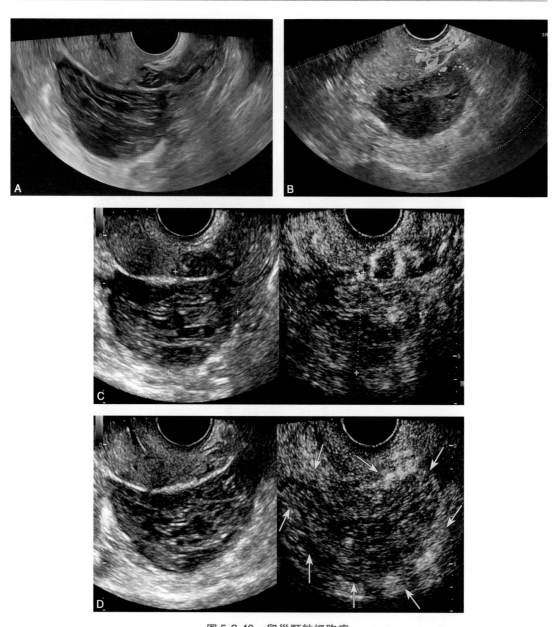

图 5-2-40　卵巢颗粒细胞瘤
A. 二维超声图,病灶内可见网格状改变;B. CDFI 图,示其内可见少许血流信号;C. 增强早期超声造影图,病灶
呈"网格"样等增强;D. 增强晚期超声造影图,病灶内造影剂消退呈低增强,周边呈持续性等增强(箭)。

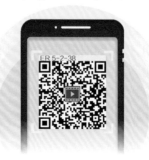

ER5-2-38　卵巢颗粒细胞瘤超声造影动态图

■ 病例9

1. 病历摘要　女,61 岁,主因排尿排便困难 1 个月入院,行盆腔 CT 提示升结肠、乙状结肠局部改变,均考虑为恶性,伴腹腔、腹膜后多发转移,子宫及双侧输尿管下段受累。

2. 超声检查

(1) 二维超声:子宫位置上移,内可见节育器回声,子宫后方可见一巨大囊性肿物,范围约 20.3cm×17.2cm×12.6cm,内可见线状及片状分隔;肿物上方可见不规则低回声团块,范围约 7.8cm×6.5cm×4.9cm。CDFI 示其内血流信号不明显。双侧附件区未探及正常卵巢回声。盆腔内可见液性暗区,范围约 4.9cm×2.9cm。超声提示:盆腔囊实性占位(不排除来源于卵巢),建议静脉超声造影检查(图 5-2-41A、B)。

(2) 超声造影:增强早期,病灶囊壁及其上方实性区快速灌注显影,早于子宫肌层,达峰时呈不均匀高增强,囊性区无灌注。增强晚期,病灶实性部分及囊壁造影剂消退早于子宫肌层,呈不均匀低增强。超声造影提示:子宫后方囊性区内未见肿瘤活性组织,其上方不规则低回声符合恶性倾向(①考虑来源于腹膜;②不排除来源于卵巢)(图 5-2-41C、D,ER5-2-39)。

3. 手术病理　(乙状结肠、直肠、盆底腹膜及肿瘤+子宫+双附件)低分化腺癌累及大肠全层,肠周淋巴结转移癌(12/12),低分化腺癌累及双侧卵巢、输卵管全层、子宫浆膜层及肌层;结合免疫组化结果,低分化腺癌成分符合高级别浆液性癌(图 5-2-41E、F)。

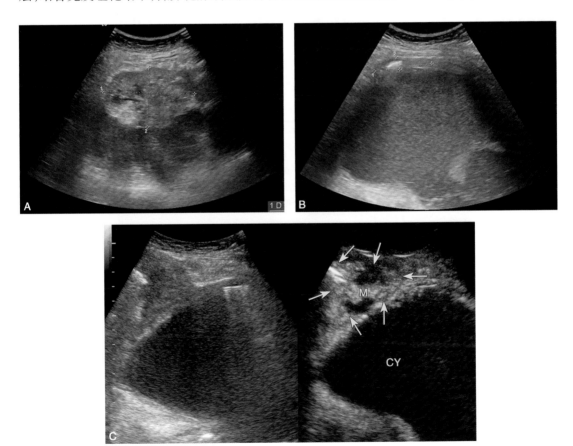

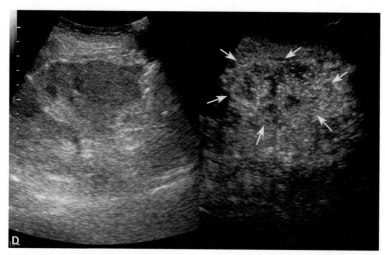

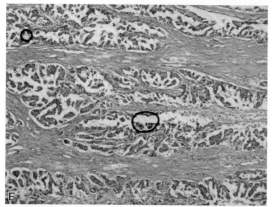

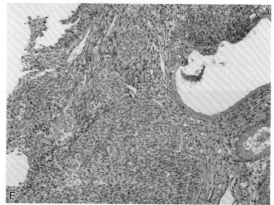

图 5-2-41　卵巢转移癌

A.二维超声图,实性病变区;B.二维超声图,囊性病变区,其前方游标所测为子宫大小,内可见节育
器;C.增强早期超声造影图,实性部分呈不均匀高增强,囊性区无灌注(箭),M-实性区,CY-囊性区;
D.增强晚期超声造影图,病灶实性部分及囊壁造影剂呈不均匀低增强(箭);E、F.病理图。

ER5-2-39　卵巢转移癌超声造影动态图

■ 病例 10

1. 病历摘要　女,59 岁,绝经 11 年,胃癌根治术后 8 年,发现双侧卵巢肿物 10 余天。CEA 67.03μg/L,AFP 11.84μg/L,CA125 73.5U/ml,CA15-3 13.2kU/L,CA19-9 40.52kU/L,SCC1.1μg/L。盆腔磁共振提示盆腔恶性占位性病变,结合病史考虑 Kurkenberg 瘤。

2. 超声检查

(1) 二维超声:左侧附件区可见一囊实混合回声肿物,大小 10.9cm×7.9cm×6.0cm,CDFI 示实性部分可见较丰富血流信号,RI:0.34。右侧附件区可见一实性等回声肿物,大小约 2.7cm×2.8cm×2.6cm,CDFI 示其内可见血流信号,RI:0.43。盆腔可见液性暗区,最大液深 3.2cm。超声提示:左侧附件区囊实性及右侧附件区实性肿物(考虑双侧卵巢占位性病变,Ca 可能);盆腔积液。建议静脉超声造影检查(图 5-2-42A、B)。

(2) 超声造影:增强早期,左侧附件区病灶实性部分快速灌注显影,与子宫肌层同步,达峰时呈高增强,实性部分中心可见较粗大滋养血管显影,呈放射状分布,囊性区无灌注。增强晚期,病灶实性部分造影剂快速消退,早于子宫肌层,呈低增强,病灶滋养血管持续显影,呈高增强。右侧附件区病灶显影模式同上(略)。超声造影提示:符合双侧卵巢转移癌超声造影表现,Kurkenberg 瘤可能(图 5-2-42C、D,ER5-2-40)。

3. 手术病理　(全子宫+双附件+部分直肠)右侧卵巢内可见广泛低分化腺癌浸润,部分印戒细胞癌表现,左侧附件中-低分化腺癌,见印戒细胞,结合免疫组化结果支持消化道腺癌来源,符合消化道转移性腺癌(Kurkenberg 瘤)(图 5-2-42E、F)。

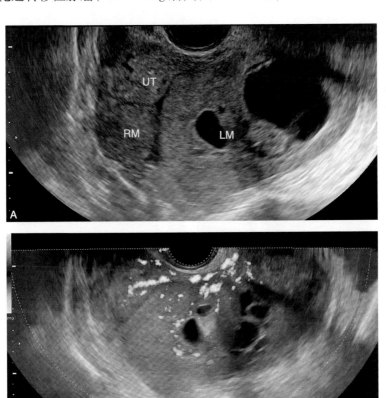

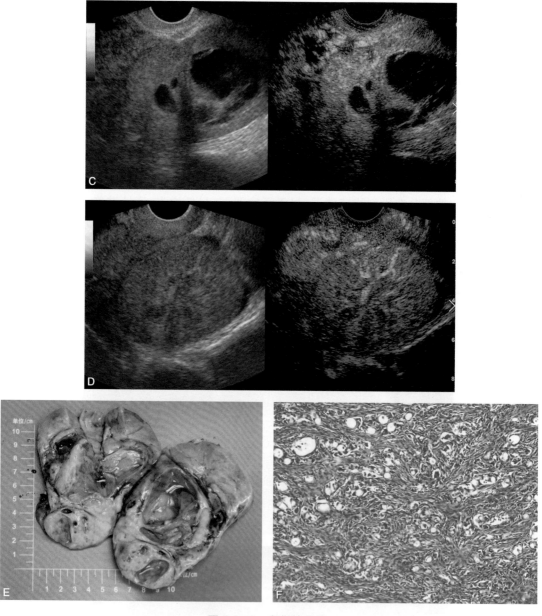

图 5-2-42　卵巢转移癌

A. 二维超声图,RM:右侧附件区实性肿物,LM:左侧附件区囊实性肿物,UT:子宫;B. CDFI 图,左侧病灶实性部分可见丰富血流信号;C. 增强早期超声造影图,左侧病灶实性部分中心可见较粗大滋养血管显影,呈放射状分布;D. 增强晚期超声造影图,左侧病灶造影剂快速消退呈低增强,滋养血管持续显影呈高增强;E. 大体标本;F. 病理图。

ER5-2-40　卵巢转移癌超声造影动态图

五、分析小结

当二维超声及彩色多普勒超声具有典型声像图表现、能明确诊断时无需行超声造影检查,声像图不典型难以明确诊断时,静脉超声造影可以提供更多诊断信息。

卵巢瘤样病变或囊肿内出血均可表现为附件区囊实性混合回声或实性回声,不易与卵巢实性肿瘤鉴别,此时超声造影可明确病灶血流灌注情况,从而鉴别囊性或实性,另外根据增强特征、月经周期和病史可初步判断病变类型。黄体囊肿囊壁呈特征性的厚壁环状高增强,消退迟于正常卵巢组织,滤泡囊肿及单纯性囊肿囊壁呈薄壁等或高增强,巧克力囊肿囊壁呈厚壁等增强,囊内均无造影剂灌注。

卵巢肿瘤良、恶性静脉超声造影鉴别要点。多数良性肿瘤超声造影特点为迟增强、等增强、迟消退。部分浆液性囊腺瘤含有较多腺纤维成分时("卵巢良性肿瘤"病例7)或卵泡膜纤维瘤伴有出血囊性变时均可表现为囊实混合回声("卵巢良性肿瘤"病例14),二者超声造影无特征性表现,仅能提示良性病变,且瘤体较大时难与子宫浆膜下肌瘤囊性变鉴别。多数卵巢恶性肿瘤具有特征性的早增强、高增强、早消退的表现,且滋养血管较粗大、扭曲;但恶性程度低的肿瘤如颗粒细胞瘤,造影表现类似良性肿瘤,不易定性。

卵巢交界性浆液性囊腺瘤与良性浆液性囊腺瘤造影表现存在交叉,尤其局灶交界性,此时需仔细观察乳头内造影剂灌注情况,局部显影快、高增强、消退快,高度可疑交界性。交界性黏液性囊腺瘤与良性黏液性囊腺瘤造影表现无特异性,造影不能提供更多诊断信息,需结合二维超声及其他影像学检查判断。

卵巢成熟畸胎瘤多数情况下内部无灌注,当含有甲状腺或神经组织时,超声造影可见局灶性低增强区("卵巢良性肿瘤"病例10)。卵巢畸胎瘤内线状高回声在造影模式下可表现为高回声,类似增强表现,此时应观察推注造影剂前造影模式下基础图像,推注造影剂后该高回声强度无变化,可与造影剂微泡灌注鉴别。

肿物较大时,病变区整体与子宫或卵巢无法包含在一个取样范围内,造影可分两次进行,第一次取部分子宫或卵巢与病变区主要部分做对照进行造影,第二次观察病变区整体显影情况。

（石富文　杨敏　顾小宁）

第三节　输卵管疾病

一、输卵管炎

（一）病因及病理

输卵管炎主要是与淋球菌、衣原体等相关的性传播疾病，传播途径主要有宫颈淋巴播散、子宫内膜上行感染。其他如结核则通过血行感染、阑尾炎穿孔可通过周围组织传播等均可引发输卵管炎。输卵管炎因传播途径不同，其病理改变不同。经宫颈淋巴播散是通过宫旁结缔组织→侵及浆膜层→引发输卵管周围炎→累及肌层，输卵管黏膜层不受累或轻度受累。因输卵管肌层增厚、肿胀、炎性渗出导致输卵管与周围组织粘连。经子宫内膜上行感染是先引起输卵管黏膜炎→输卵管黏膜肿胀、输卵管间质水肿、充血及中性粒细胞浸润→甚或输卵管上皮退行性变→引起输卵管黏膜粘连→导致输卵管管腔及伞端闭锁→输卵管积水或积脓。卵巢常与发炎的输卵管伞端粘连形成输卵管卵巢炎，也称为附件炎。当病原体通过卵巢排卵的破孔侵入卵巢实质形成卵巢脓肿并贯通输卵管时，可形成输卵管卵巢脓肿。

（二）临床表现

急性输卵管炎、输卵管积脓及输卵管积水为输卵管炎的不同时期表现。急性输卵管炎可表现为腹痛、阴道脓性分泌物、发热，可触及增粗的输卵管，压痛明显。形成输卵管积脓或输卵管卵巢脓肿时，可触及盆腔包块且压痛明显，无活动性。可引起膀胱或直肠刺激症状，如排尿、排便困难、尿频、尿急等表现。输卵管积水通常为输卵管积脓的后遗表现或慢性炎症后输卵管狭窄或粘连造成的表现。

（三）超声表现

见病例。

（四）病例

□ **病例 1**

1. 病历摘要　女，72 岁，绝经 32 年，腰酸伴下腹坠、胀、痛 2 周。近 4 年无明显诱因出现阴道分泌物增多，白色，较黏稠，无异味，无米汤样排液，当地医院盆腔磁共振提示右附件占位，考虑恶性（未见报告单）。肿瘤标志物 CA125：36.2U/ml，余无异常。尿常规：白细胞（高倍视野）60.5/HPF，白细胞 336.3/μl。

2. 超声检查

（1）二维超声：右附件区可见低回声，大小 3.6cm×3.5cm×3.4cm，形态欠规整，内回声不均匀，部分呈管状，CDFI 示其周边可见血流信号。超声提示：右侧附件区低回声，建议静脉超声造影检查（图 5-3-1A、B）。

（2）超声造影：增强早期，病灶周边灌注显影，呈管状，迟于子宫肌层，达峰时管壁呈厚壁高增强，内壁欠光滑，管内无灌注。增强晚期，管壁造影剂消退早于子宫肌层，呈等增强。超声造影提示：符合右侧附件炎性病变超声造影表现（图 5-3-1C、D，ER5-3-1）。

3. 手术病理　（右侧附件）急性及慢性卵巢炎，伴肉芽组织形成。急性化脓性输卵管炎（图 5-3-1E、F）。

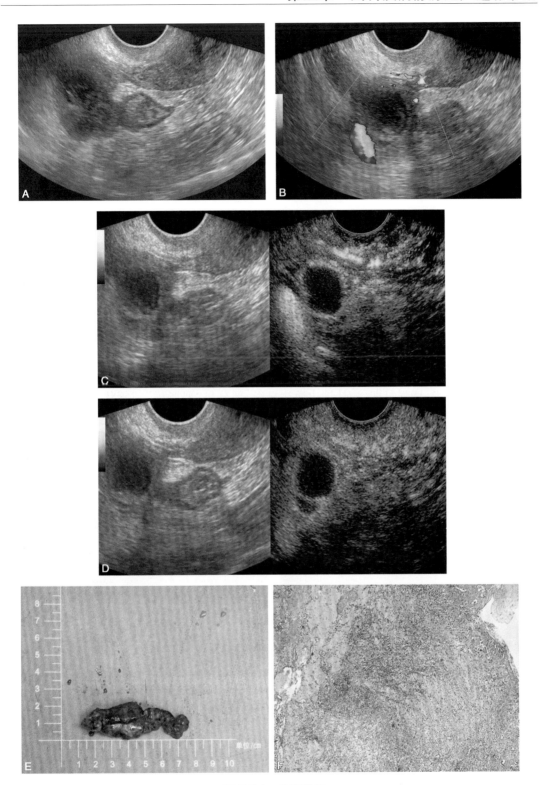

图 5-3-1　输卵管炎

A. 二维超声图,病灶内回声不均匀,部分呈管状;B. 彩色多普勒能量图,周边可见血流信号;C. 增强
早期超声造影图,病灶周边灌注显影,呈管状;D. 增强晚期超声造影图,管壁造影剂消退呈等增强;
E. 大体标本;F. 病理图。

ER5-3-1 输卵管炎超声造影动态图

■ 病例2

1. 病历摘要 女,28岁,间断下腹痛伴白带增多1个月余,肿瘤标志物 CA125 174.7U/ml,余无异常。

2. 超声检查

（1）二维超声：双侧附件区可见迂曲管状低回声区，左侧范围约 4.3cm×2.2cm×1.9cm，右侧范围约 5.3cm×2.9cm×2.3cm，内回声不均，可见无回声，CDFI 示双侧低回声边缘均可见较丰富血流信号，RI：0.48。超声提示：双侧附件区管状低回声，考虑双侧输卵管炎性可能（图 5-3-2A~E）。

（2）超声造影：增强早期，病灶周边灌注显影，部分呈"腊肠样"或管状，迟于子宫肌层，达峰时管壁呈厚壁高增强，内壁光滑，可见皱襞样高增强，管内无灌注。增强晚期，管壁造影剂消退迟于子宫肌层，呈等增强。超声造影提示：符合双侧输卵管炎性病变合并积液超声造影表现（图 5-3-2F、G，ER5-3-2）。

3. 手术病理 未手术，抗炎治疗后分别于1个月、3个月复查超声，病灶消失。

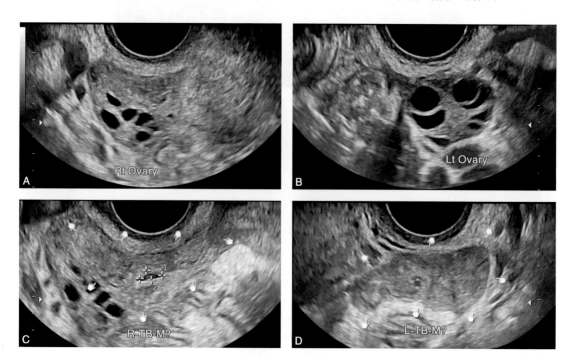

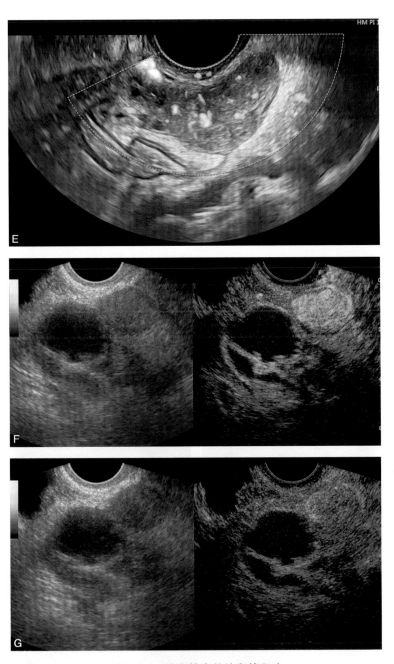

图 5-3-2　输卵管炎并输卵管积液

A~D. 二维超声图,C、D 中示标所指为双侧病灶,Rt Ovary-右侧卵巢,Lt Ovary-左侧卵巢,R-TB-M? -右侧输卵管病灶,L-TB-M? -左侧输卵管病灶;E. 右侧病灶,CDFI 图,可见较丰富血流信号;F. 右侧病灶增强早期超声造影图,病灶周边灌注显影,呈管状;G. 右侧病灶增强晚期超声造影图,管壁造影剂消退呈等增强,管内始终无增强。

ER5-3-2　输卵管炎并输卵管积液超声造影动态图

◨ **病例 3**

1. 病历摘要　女,36 岁,间断下腹痛并发热 3 个月余,加重 1 周,期间外院抗菌消炎治疗(具体不详)。肿瘤标志物无异常,血象正常。盆腔磁共振提示右侧附件区病变,血供丰富,内有液化坏死,考虑占位可能性大,不除外炎性病变,伴右侧输卵管积水扩张。

2. 超声检查

(1) 二维超声:右侧附件区可见一等回声区,大小约 5.7cm×3.8cm×3.8cm,内可见不规则无回声,部分似呈"腊肠"样,CDFI 示等回声边缘可见较丰富血流信号。超声提示:右侧附件区病变,考虑炎性可能性大(图 5-3-3A、B)。

(2) 超声造影:增强早期,病灶内造影剂快速灌注显影,早于子宫肌层,呈迂曲管状,达峰时管壁呈高增强,明显增厚,管内无灌注。增强晚期,管壁造影剂消退与子宫肌层同步,呈持续性等增强。超声造影提示:符合右侧输卵管炎性病变合并积液超声造影表现(图 5-3-3C、D,ER5-3-3)。

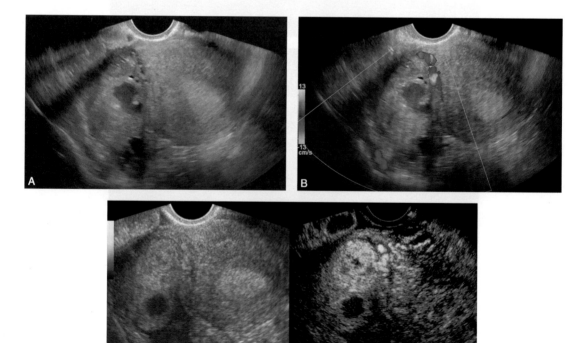

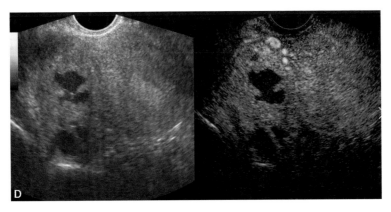

图 5-3-3　输卵管炎并输卵管积液

A. 二维超声图；B. CDFI，病灶边缘可见较丰富血流信号；C. 增强早期，病灶内造影剂灌注呈迂曲管状，病灶远离探头侧可见卵巢内黄体灌注呈环状增强；D. 增强晚期，管壁造影剂消退呈持续性等增强。

ER5-3-3　输卵管炎并输卵管积液超声造影动态图

3. **手术病理**　未手术。抗炎治疗后分别于 1 个月、3 个月及 6 个月复查超声及磁共振，显示病变逐渐缩小并消失。

二、输卵管肿瘤

（一）病因及病理

输卵管肿瘤（tumor of the fallopian tube）在临床少见，有良性和恶性两类，良性较恶性更为少见。病因尚不明确，输卵管良性肿瘤的组织类型繁多，其中腺瘤样瘤相对较多，其他如乳头状瘤、血管瘤、平滑肌瘤、脂肪瘤、畸胎瘤等均极罕见。输卵管良性肿瘤预后良好。输卵管恶性肿瘤有原发和继发肿瘤两类，原发性输卵管癌（primary fallopian cancer）少见，占妇科恶性肿瘤 0.1%~1.8%。其组织学特征及生物学行为与卵巢上皮性癌相似，病因不明，但 70% 患者伴有慢性输卵管炎，50% 伴有不孕，因病理多见炎性改变，推断原发性输卵管癌与输卵管慢性炎性刺激有关。继发性输卵管癌占输卵管恶性肿瘤的 80%~90%，较多原发于卵巢癌和子宫体癌，其他部位罕见，预后不良。

（二）临床表现

输卵管良性肿瘤好发于育龄期女性，多无明显临床表现，通常在进行妇科体检时的影像学检查发现附件肿块，通过进一步检查确诊。输卵管癌好发于绝经后女性，多有输卵管炎和不孕病史。早期可无临床表现,随病情发展,可出现典型的"三联症",即阴道排液、腹痛和盆腔包块,肿瘤标志物 CA125 可升高。

(三) 超声表现

见具体病例。

(四) 病例

□ 病例 1

1. 病历摘要　女,40 岁,下腹钝痛 3 个月余,阴道排液、流血 1 个月余。患者平素月经规律。肿瘤标志物 CA125 580.9U/ml,CA19-9 58.55kU/L,CEA 6.20μg/L。

2. 超声检查

(1) 二维超声:双侧卵巢大小正常,双附件区分别可见一迂曲管样低回声,边界尚清,似与双侧输卵管相延续。右侧范围约 8.7cm×4.8cm×2.8cm,其内回声欠均,可见不规则无回声,范围约 2.9cm×2.3cm×2.2cm,透声差。左侧范围约 7.0cm×5.2cm×3.1cm,内回声欠均。CDFI 示双侧低回声内均可见丰富血流信号,RI:0.33。超声提示:双附件区管样低回声(考虑双侧输卵管病变,Ca 可能),建议静脉超声造影检查。(图 5-3-4A、B)

(2) 超声造影:增强早期,病灶内实性区造影剂快速灌注显影,早于子宫肌层,呈管状,达峰时管壁及内部均呈高增强,管壁厚薄不均,内壁不光滑,管内无回声部分无灌注。增强晚期,病灶实性区造影剂快速消退,早于子宫肌层,呈低增强,管壁呈持续性高增强。超声造影提示:符合双侧输卵管癌超声造影表现(图 5-3-4C~F,ER5-3-4)。

3. 手术病理　双侧输卵管高级别浆液性癌(图 5-3-4G、H)。

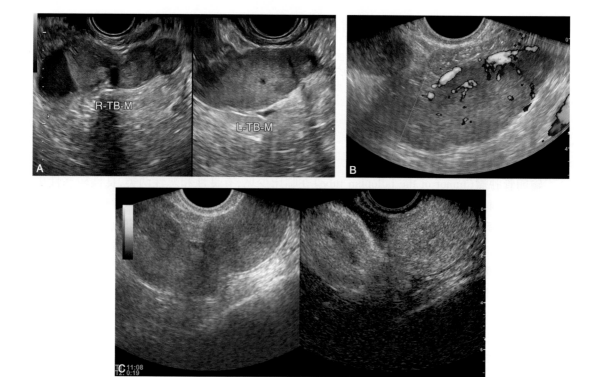

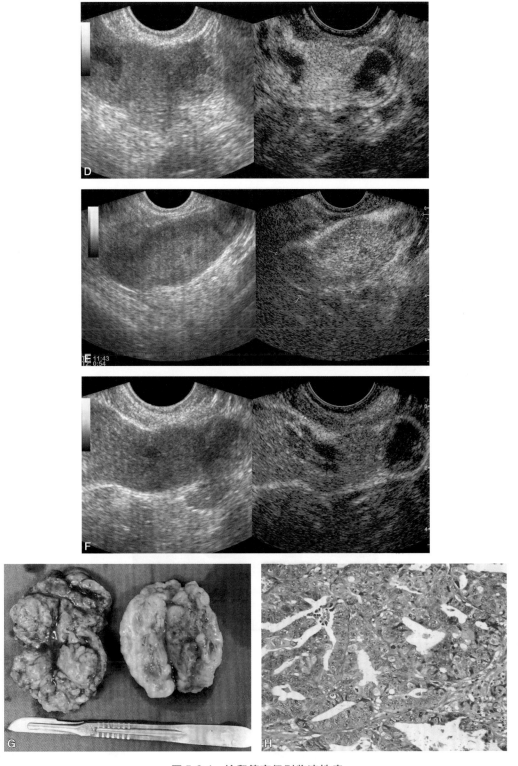

图 5-3-4　输卵管高级别浆液性癌

A. 二维超声图,双附件区管样低回声(R-TB-M、L-TB-M);B. 能量多普勒血流图示病灶血流信号丰富
(左侧);C、D. 增强早期,双侧病灶内实性区造影剂灌注显影呈管状;E、F. 增强晚期,病灶实性区造
影剂消退呈低增强,管壁呈持续性高增强;G. 大体标本;H. 病理图。

ER5-3-4 输卵管高级别浆液性癌超声造影动态图

病例 2

1. 病历摘要 女,50 岁,发现左侧附件区肿物 4 年余,绝经 1 年余,间断左下腹隐痛 9 个月余。肿瘤标志物 CA125 184U/ml,余无异常。盆腔磁共振提示左侧附件区囊实性病变,考虑左侧输卵管来源恶性肿瘤可能性大。

2. 超声检查

(1) 二维超声:左侧附件区可见混合回声包块,呈管状,其内无回声最宽内径约 2.3cm,其内等回声范围约 4.0cm×3.3cm×2.7cm,形态欠规则,CDFI 示其内可见丰富血流信号,RI:0.49。超声提示:左侧附件区囊实性包块,考虑左侧输卵管癌可能(炎性待排),建议静脉超声造影检查(图 5-3-5A)。

(2) 超声造影:增强早期,病灶内实性部分造影剂快速弥漫性显影,与子宫肌层同步,达峰时呈高增强。增强晚期,造影剂快速消退,早于子宫肌层,呈低增强,周边呈持续性高增强。超声造影提示:符合左侧输卵管 Ca 超声造影表现(图 5-3-5B~D,ER5-3-5)。

3. 手术病理 左侧输卵管高级别浆液性癌(图 5-3-5E、F)。

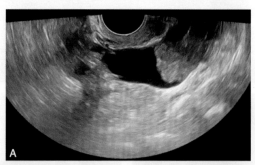

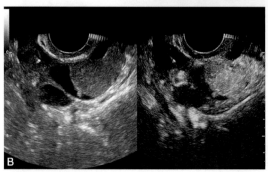

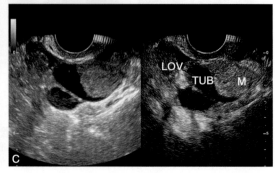

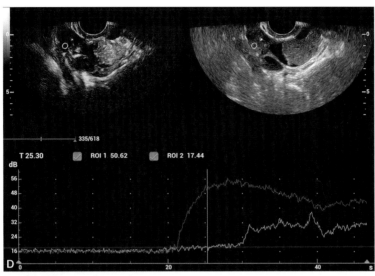

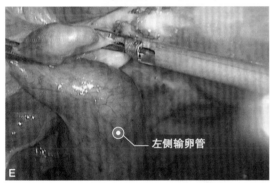

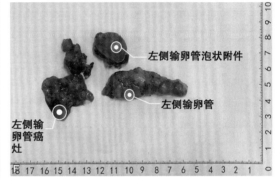

图 5-3-5　输卵管高级别浆液性癌

A. 二维超声图,左侧附件区囊实性包块;B. 增强早期超声造影,实性部分造影剂快速弥漫性显影,呈高增强;C. 增强晚期超声造影图,造影剂快速消退呈低增强,周边呈持续性高增强,LOV-左侧卵巢,TUB-输卵管,M-输卵管病灶;D. TIC 图,病灶(粉线)造影剂始增时间早于卵巢(黄线),峰值强度明显高于卵巢;E. 术中所见,病变区输卵管外观膨大;F. 大体标本。

ER5-3-5　输卵管高级别浆液性癌造影动态图

三、分析小结

输卵管积脓或积血时,二维超声示管腔内类似实性组织回声,如果位置较深,彩色多普勒不能提供准确的血流信息,不易与实性肿瘤鉴别,此时静脉超声造影可明确病变性质。

输卵管急性炎性病变超声造影表现为早增强、高增强、早消退,类似恶性肿瘤。二者鉴别要点为输卵管炎仅管壁增厚显影,管腔内无灌注,而恶性肿瘤时粗大的滋养血管首先显影并快速呈放射状、树枝状向瘤体内灌注,二者病史及实验室指标不同,需综合分析加以鉴别。

（石富文　杨敏　顾小宁）

第四节　妊娠相关的妇科疾病

一、异位妊娠

异位妊娠(ectopic pregnance)是指受精卵着床于子宫体腔以外部位的妊娠,最常见为输卵管妊娠,其他部位如卵巢、阔韧带、宫颈、腹腔、残角子宫、剖宫产瘢痕、甚至子宫肌壁间等均可发生但少见(图5-4-1)。异位妊娠的发生与受精卵发育异常、输卵管炎症、输卵管发育不良或功能异常、盆腔子宫内膜异位症、受精卵游走等因素有关。近年来,随着剖宫产后再孕妇女的增多,剖宫产瘢痕妊娠的发病率也明显上升。异位妊娠是妇科常见急腹症,如诊断不及时或不积极抢救,可危及生命。

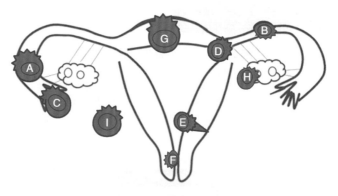

图5-4-1　异位妊娠常见部位示意图

A.输卵管壶腹部妊娠;B.输卵管峡部妊娠;C.输卵管伞部妊娠;D.输卵管间质部妊娠;E.子宫剖宫产瘢痕妊娠;F.宫颈妊娠;G.子宫肌壁间妊娠;H.卵巢妊娠;I.腹腔妊娠。

（一）输卵管妊娠

1. 病因及病理　输卵管妊娠(tube pregnancy)指受精卵种植于输卵管内。输卵管壁菲薄,胚胎种植后局部输卵管壁发生蜕膜反应增厚,滋养细胞侵蚀输卵管壁,导致反复出血,形成周围血肿。当妊娠绒毛穿透输卵管浆膜层时,可导致输卵管妊娠破裂出血,形成盆、腹腔积血。

2. 临床表现　异位妊娠主要临床表现为停经后阴道流血、腹痛,破裂型异位妊娠腹痛剧烈,伴有贫血、晕厥、甚至休克。

3. 超声表现

(1) 二维超声:子宫内膜增厚,回声增强,有时伴有局部宫腔少量积液,呈圆形无回声的假孕囊征,调整探头方向,无回声区可沿宫腔方向拉长。典型的未破裂型输卵管异位妊娠表现为在一侧附件区的包块,呈环状高回声,内为无回声区,称为"Donut"征。胚胎存活时无回声区内可见胎芽、卵黄囊及胎心搏动(图5-4-2A、B)。输卵管妊娠破裂出血时,包块内部可见不规则低回声及偏高回声,内部回声杂乱,局部可呈"腊肠样"或"管样",为输卵管腔内积血,盆腔可探及液性暗区。CDFI显示包块周围可探及血流信号(图5-4-3A、B)。

(2) 超声造影:输卵管妊娠因发展程度不同,超声造影表现不同。

1) 未破裂型:增强早期,妊娠囊周围环状高回声区域快速灌注,早于或与子宫肌层同步,达峰时呈均匀性高增强,与周围组织界限清楚,囊内无灌注,形成明显的"Donut"征。增强晚期,"Donut"环壁造影剂消退迟于子宫肌层,呈持续性高增强。当合并流产时,妊娠囊周围局部输卵管管壁增厚,管腔扩张合并少量积血,在增强早期,仍可见"Donut"环壁快速均匀性高增强,同时可见妊娠囊周围输卵管管壁呈快速高增强表现,管腔内积血部分则无灌注。增强晚期,"Donut"环壁呈持续性高增强,而输卵管管壁呈低增强表现。(图5-4-2C、D,ER5-4-1)

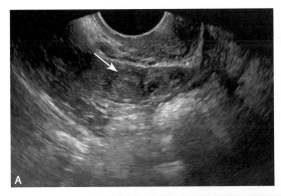
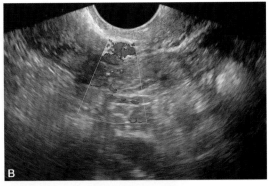
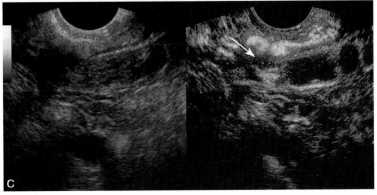

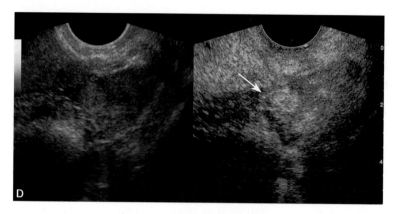

图 5-4-2 未破裂型输卵管妊娠
A.二维超声图,附件区"管样"低回声包块,其内可见类圆形高回声区(箭);B.CDFI 图,高回声周边可见少许血流信号;C.增强早期超声造影图,高回声区域呈均匀性高增强(箭),输卵管壁呈等增强,管腔内无灌注;D.增强晚期超声造影图,高回声区呈持续性高增强(箭)。

ER5-4-1 未破裂型输卵管妊娠超声造影动态图

　　2)破裂型及陈旧型:病灶相对较大,内主要为积血和坏死组织,有时常规超声难以与实性肿块鉴别。超声造影在增强早期,病灶内的活性绒毛组织及不规整的输卵管壁快速灌注,达峰时呈不均匀高增强表现,病灶内积血、坏死组织等无灌注。增强晚期,绒毛组织造影剂消退迟于子宫肌层,呈持续性高增强表现,输卵管壁呈低增强表现。陈旧性输卵管妊娠通常是由于流产后、妊娠囊破裂出血后或保守治疗后胚胎停止发育,形成的血肿与周围组织粘连并发生机化。超声造影在增强早期,病灶内大部分无灌注显影,病灶边缘输卵管管壁呈渐进性灌注显影,迟于子宫肌层,达峰时呈等增强。增强晚期,输卵管管壁呈低增强表现。(图 5-4-3C、D,ER5-4-2)

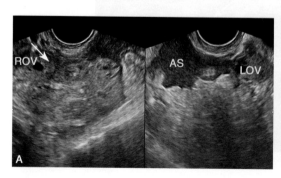
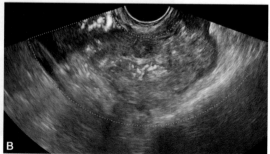

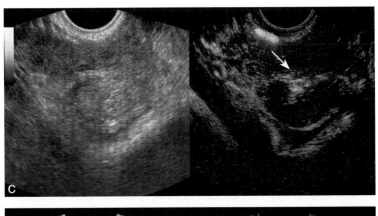

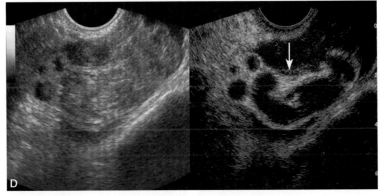

图 5-4-3　陈旧型输卵管妊娠

A. 二维超声图,右附件区混合回声包块(箭),盆腔可探及液性暗区;
B. CDFI 图,包块内可见条状血流信号;C. 增强早期超声造影图,包块内以
无灌注区为主,其内可见输卵管管壁局部增厚,呈高增强(箭),余输卵管
管壁呈等增强,管腔内无灌注;D. 增强晚期超声造影图,输卵管形态清晰
显示,局部增厚的输卵管管壁呈持续性高增强(箭),余输卵管管壁呈低增
强。ROV-右侧卵巢,LOV-左侧卵巢,AS-盆腔积液。

ER5-4-2　陈旧型输卵管妊娠超声造影动态图

(二)宫颈妊娠

1. **病因及病理**　宫颈妊娠是指受精卵着床并发育在宫颈内口以下的宫颈管黏膜内的妊娠,非常少见,多见于经产妇,有停经及早孕反应。宫颈妊娠与人工流产、辅助生殖技术等有关。由于宫颈肌纤维组织含量少、收缩力差,宫颈妊娠清宫时容易引起难以控制的大出血。

2. **临床表现**　宫颈妊娠主要表现为停经后反复无痛性阴道流血,出血时间一般较早,在孕 5 周左右即可出现,血量可逐渐增多。由于胚胎在宫颈部位黏膜内发育差,宫颈妊娠易早期流产。

3. 超声表现

（1）二维及三维超声：宫颈管内可见孕囊或混合回声包块，少数孕囊内可见胎芽及胎心搏动。宫颈内口可开放或闭合。部分宫颈妊娠孕囊跨过宫颈内口向宫腔内生长，需要与宫腔下段妊娠及难免流产相鉴别。CDFI 显示宫颈肌层血供丰富，孕囊周边滋养层内可见较丰富的血流信号（图 5-4-4A～C）。

（2）超声造影：妊娠早期通过超声发现孕囊位于宫颈管内，但常规超声难与早孕期流产鉴别，超声造影具有特异表现，可帮助鉴别。增强早期，宫颈黏膜受精卵着床部位，即绒毛滋养层组织快速灌注显影，早于子宫肌层，随后孕囊周围灌注，达峰时呈环状高增强，即形成明显的"Donut"征。伴有流产出血时，病灶内的绒毛滋养层组织表现为快速灌注并呈高增强，而形成积血块的区域无灌注。增强晚期，绒毛滋养层组织呈持续性高增强或等增强，造影剂消退迟于子宫肌层（图 5-4-4D、E，ER5-4-3）。

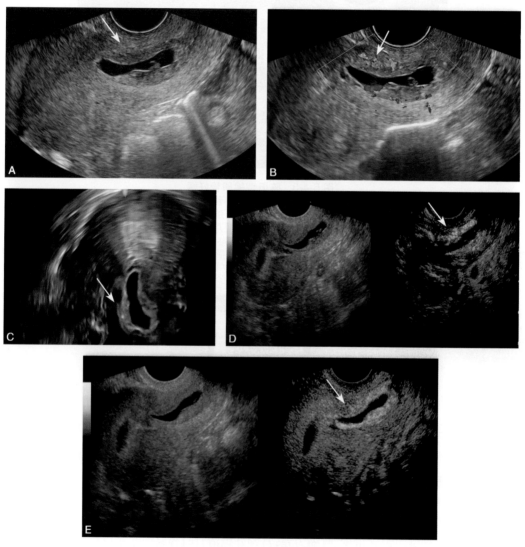

图 5-4-4　宫颈妊娠

A. 二维超声图，宫颈管内可见孕囊（箭）；B. CDFI 图，孕囊周边可见较丰富血流信号（箭）；C. 三维超声图，孕囊位于宫颈管（箭）；D. 增强早期超声造影图，宫颈前唇受精卵着床部位先灌注显影（箭），早于子宫肌层；E. 增强晚期超声造影图，孕囊周边持续性高增强，呈明显的"Donut"征（箭）。

ER5-4-3　宫颈妊娠超声造影动态图

（三）剖宫产瘢痕妊娠

1. **病因及病理**　剖宫产瘢痕妊娠（caesarean scar pregnancy，CSP）是少见的特殊类型的异位妊娠，是指孕卵着床于子宫前壁下段剖宫产瘢痕处。由于瘢痕部位蜕膜组织缺失或蜕膜反应不完全，妊娠滋养细胞容易侵入瘢痕肌层，形成胎盘粘连或植入，引起子宫大出血或破裂，甚至切除子宫。目前认为，剖宫产瘢痕妊娠的发生与瘢痕憩室关系密切，即受精卵种植于子宫剖宫产瘢痕处的裂隙内或其附近，绒毛在生长过程中逐渐侵入瘢痕组织。瘢痕妊娠根据孕囊的位置及生长方向可分为内生型瘢痕妊娠和外生型瘢痕妊娠。内生型是指孕卵种植于子宫剖宫产瘢痕，向宫腔内生长。外生型是指孕卵种植于子宫剖宫产瘢痕深处，向膀胱及腹腔方向生长。外生型瘢痕妊娠还包括一种特殊类型，即包块型瘢痕妊娠，是指部分剖宫产瘢痕妊娠清宫或流产后，子宫瘢痕部位残存的妊娠组织与局部血肿混合形成的包块。

2. **临床表现**　剖宫产瘢痕妊娠早期无特征性的临床表现，与异位妊娠、自然流产等相似，部分患者因停经后不规则阴道出血来就诊，可伴有轻度腹痛。如果瘢痕妊娠继续至中晚孕期，则可能发生胎盘植入、子宫破裂及大出血。

3. **超声表现**

（1）二维及三维超声：内生型瘢痕妊娠超声表现为宫腔下段可见孕囊，着床于剖宫产瘢痕，并突入瘢痕憩室内，孕囊内可有卵黄囊及胎芽，伴或不伴胎心搏动。宫颈内口呈闭合状态。CDFI 显示孕囊周围与剖宫产瘢痕间可见丰富血流信号，呈低阻型（图 5-4-5A、B）。外生型剖宫产瘢痕妊娠超声表现为孕囊完全着床于瘢痕，并向膀胱及腹腔方向膨隆，孕囊与膀胱之间肌层变薄（≤3mm），甚至缺失。CDFI 显示孕囊周围与剖宫产瘢痕间可见丰富血流信号，呈低阻型（图 5-4-6A～C）。包块型剖宫产瘢痕妊娠超声表现为剖宫产瘢痕部位的混合回声包块，向膀胱方向突出，包块与膀胱间的肌层菲薄，甚至缺失。CDFI 显示包块周边及内部可见血流信号，也有部分包块由于内部组织血流速度低，CDFI 血流信号不明显（图 5-4-7A、B）。

（2）超声造影：增强早期，子宫前壁下段剖宫产瘢痕处受精卵着床的部位，即绒毛滋养层组织首先快速灌注显影，随后孕囊周围灌注，达峰时呈环状或半环状高增强，增强时间早于子宫肌层，孕囊内部无灌注（无论胎芽是否存活）。增强晚期，剖宫产瘢痕处绒毛滋养层组织呈持续性高增强，孕囊周边组织呈低增强，消退时间迟于子宫肌层。包块型瘢痕妊娠内的出血、坏死组织在增强早期和增强晚期均无灌注（图 5-4-5C、D，图 5-4-6C～F，图 5-4-7C、D，ER5-4-4～ER5-4-6）。

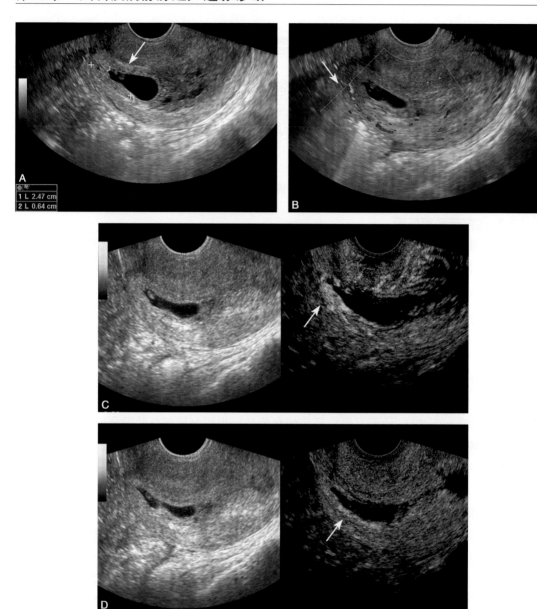

图 5-4-5　内生型瘢痕妊娠

A.二维超声图,孕囊位于宫腔下段,孕囊下缘突入剖宫产瘢痕(箭);B.CDFI图,孕囊与剖宫产瘢痕间可见较丰富血流信号(箭);C.增强早期超声造影图,剖宫产瘢痕处受精卵着床部位先灌注显影,呈高增强(箭);D.增强晚期超声造影图,孕囊周边呈"半环状"持续性高增强(箭)。

ER5-4-4　内生型瘢痕妊娠超声造影动态图

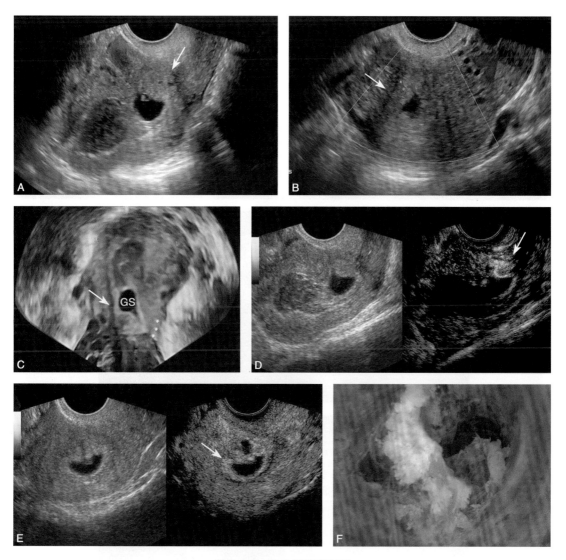

图 5-4-6　外生型瘢痕妊娠

A. 二维超声图,孕囊完全位于剖宫产瘢痕处(箭);B. CDFI 图,孕囊与剖宫产瘢痕间可见较丰富血流信号(箭);C. 三维超声图,孕囊完全位于剖宫产瘢痕处(箭);D. 增强早期超声造影图,剖宫产瘢痕处受精卵着床部位先灌注显影,呈高增强(箭);E. 增强晚期超声造影图,孕囊呈"环状"持续性高增强(箭);F. 术中宫腔镜所见。

ER5-4-5　外生型瘢痕妊娠超声造影动态图

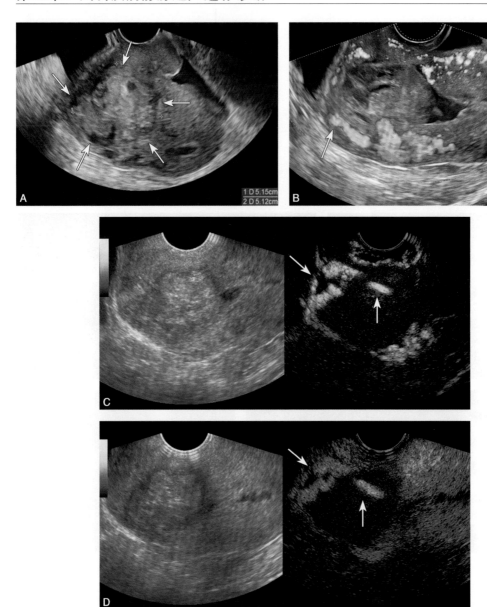

图 5-4-7　包块型瘢痕妊娠

A. 二维超声图,子宫剖宫产瘢痕处可见混合回声包块(箭);B. CDFI 图,包块与剖宫产瘢痕间可见丰富血流信号(箭);C. 增强早期超声造影图,病灶以无灌注区为主,剖宫产瘢痕处及包块内可见条状高增强区(箭);D. 增强晚期超声造影图,病灶增强区域呈持续性高增强(箭)。

ER5-4-6　包块型瘢痕妊娠超声造影动态图

（四）病例

■ 病例1

1. 病历摘要　女,40岁,主因"停经46d,间断阴道出血11d"入院。阴道出血少于月经量,色暗红,伴轻微腹痛,既往月经规律,1~2/29,无痛经,血HCG 656U/L,孕酮27.0nmol/L。

2. 超声检查

（1）二维超声:右侧宫角部略向外突,内可见一环状高回声包块,大小约0.8cm×0.7cm,CDFI示周边可见半环状血流信号。三维超声冠状面显示该包块与子宫内膜不延续,周围无完整肌层包绕。超声提示:右侧宫角部包块,输卵管间质部妊娠?（图5-4-8A~C）

（2）超声造影:增强早期,右侧宫角部包块造影剂快速灌注显影,早于子宫肌层,达峰时呈环状高增强,形成明显的"Donut"征,范围约1.7cm×1.2cm。增强晚期,造影剂消退迟于子

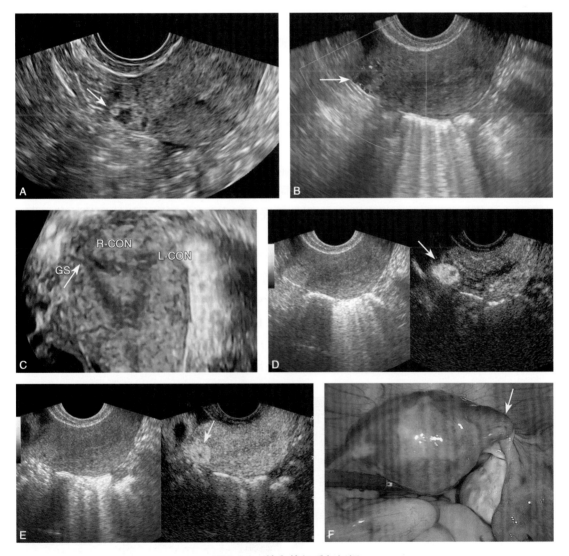

图5-4-8　输卵管间质部妊娠

A.二维超声图,右侧宫角可见环状高回声包块(箭);B.CDFI图,包块周边可见半环状血流信号;C.三维超声图,该包块与内膜不延续(箭),R-CON-右侧宫角,L-CON-左侧宫角,GS-孕囊;D.增强早期超声造影图,包块先灌注显影,呈环状高增强(箭);E.增强晚期超声造影图,包块呈"环状"持续性高增强(箭);F.术中所见。

宫肌层,呈持续性高增强,包块外侧无低增强的子宫肌层包绕。超声造影提示:符合右侧输卵管间质部妊娠超声造影表现(图5-4-8D、E,ER5-4-7)。

3. 手术病理　右侧输卵管间质部妊娠。腹腔镜显示:右侧输卵管间质部可见直径约0.5cm的包块,切开右侧宫角,右侧输卵管间质部可见完整绒毛(图5-4-8F)。

ER5-4-7　输卵管间质部妊娠超声造影动态图

病例2

1. 病历摘要　女,29岁,以"停经10周,阴道出血20d"入院,伴轻微腹痛,血HCG 1 570U/L,孕酮8.22nmol/L。平素月经不规律,6/30~36,量中,痛经(+),G_2P_0。

2. 超声检查

(1) 二维超声:子宫前位,宫腔内未见明显孕囊回声。右附件区可见混合回声包块,与右侧宫角相邻,范围约2.6cm×1.8cm,以偏高回声为主,内可见无回声区,CDFI示周边可见半环状血流信号,RI:0.44。超声提示:右附件区混合回声包块(可疑右侧输卵管峡部妊娠)(图5-4-9A、B)。

(2) 超声造影:增强早期,右侧附件区包块造影剂快速灌注显影,早于子宫肌层,达峰时呈环状高增强,形成明显的"Donut"征,局部输卵管呈管样高增强。增强晚期,环状结构造影剂消退迟于子宫肌层,呈持续性高增强,输卵管管壁呈低增强。超声造影提示:符合右侧输卵管峡部妊娠超声造影表现(未破裂)(图5-4-9C、D,ER5-4-8)。

3. 手术病理　右侧输卵管峡部妊娠(未破裂)。腹腔镜显示:右侧输卵管峡部增粗,范围约2cm×1cm,表面呈紫蓝色,未见破口及活动性出血(图5-4-9E)。

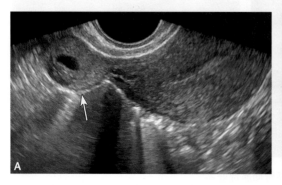
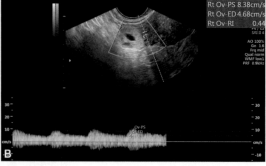

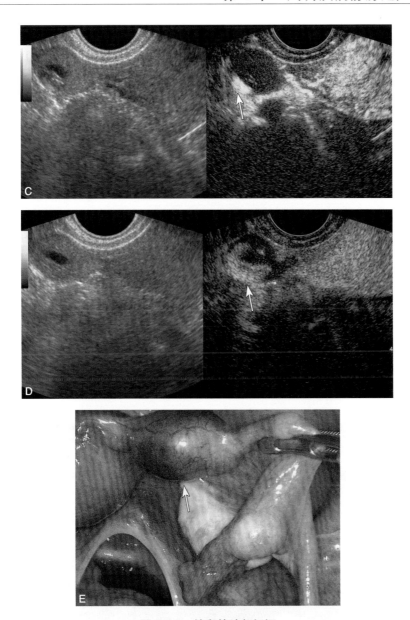

图 5-4-9 输卵管峡部妊娠

A.二维超声图,右附件区可见混合回声包块,与右侧宫角相邻(箭);B.CDFI图,包块周边可见低阻血流信号;C.增强早期超声造影图,右侧附件区包块呈环状高增强(箭);D.增强晚期超声造影图,包块呈持续性环状高增强,输卵管管壁呈低增强(箭);E.术中所见,右侧输卵管峡部膨大呈蓝紫色(箭)。

ER5-4-8 输卵管峡部妊娠超声造影动态图

□ 病例3

1. 病历摘要　女,35 岁,停经 56d,主因"阴道不规则出血 26d,腹痛 13d"入院,阴道出血少于月经量,13d 前出现腹痛、肛门坠胀感伴恶心,平素月经规律,7~8/30~35,量中,无痛经,血 HCG 2 141U/L,孕酮 14.4nmol/L。

2. 超声检查

(1)二维超声:子宫前位,宫腔未见明显孕囊。右附件区可见不均质低回声包块,大小约 4.0cm×3.2cm×2.6cm,与右侧卵巢分界不清,CDFI 示其内及周边可见少量血流信号,RI:0.54。子宫直肠陷凹可见液性暗区,范围约 3.9cm×3.5cm,透声差。超声提示:右附件区包块(异位妊娠可能)(图 5-4-10A、B)。

(2)超声造影:增强早期,右附件区包块邻近右侧卵巢处造影剂首先灌注显影,与子宫肌层同步,达峰时呈高增强,范围约 1.3cm×0.8cm,其周围呈迂曲管样灌注,管壁呈等增强。增强晚期,高增强区造影剂消退迟于子宫肌层,呈持续性增强,管壁呈低增强。超声造影提示:符合右侧输卵管妊娠伴输卵管内积血超声造影表现(考虑邻近伞端)(图 5-4-10C、D,ER5-4-9)。

3. 手术病理　流产型输卵管壶腹部妊娠伴输卵管粘连于右侧卵巢。腹腔镜显示:右侧输卵管壶腹部近伞端呈蓝紫色包块,伞端可见凝血块,凝血中可见退变的妊娠绒毛组织,部分输卵管粘连于右侧卵巢上,盆腔可见游离暗红色血。

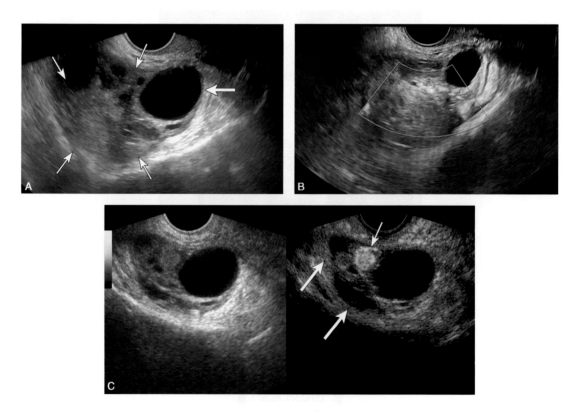

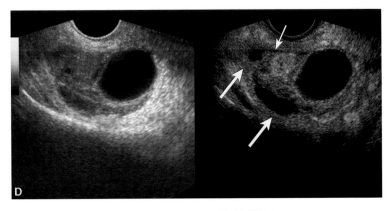

图 5-4-10 输卵管壶腹部妊娠

A. 二维超声图,右附件区可见混合回声包块(细箭),与右侧卵巢(粗箭)分界不清;B. CDFI 图,包块周边少许血流信号;C. 增强早期超声造影图,包块邻近右侧卵巢处呈类圆形高增强(细箭),其周围可见迂曲管样灌注,管壁呈等增强(粗箭);D. 增强晚期超声造影图,卵巢边缘类圆形病灶呈持续性高增强(细箭),输卵管管壁呈低增强(粗箭)。

ER5-4-9 输卵管壶腹部妊娠超声造影动态图

病例 4

1. 病历摘要 女,42 岁,阴道不规则出血 26d 伴腹痛 8d 入院,HCG 2 648U/L,肌内注射甲氨蝶呤治疗后,HCG 下降为 313U/L。

2. 超声检查

(1) 二维及三维超声:子宫前位,增大,宫腔内未见明显孕囊。右侧输卵管近端增粗,内可见液性暗区,范围约 6.5cm×4.4cm,其内可见一偏高回声包块,范围约 2.9cm×2.3cm,CDFI 示其内可见少许血流信号,RI:0.74。超声提示:右附件区包块伴右侧输卵管积液(右附件区异位妊娠保守治疗后)(图 5-4-11A～C)。

(2) 超声造影:增强早期,右附件区包块先于子宫肌层增强,呈快速不均匀高增强,范围约 1.5cm×1.3cm,造影剂消退晚于子宫肌层,与之相连的输卵管呈管样增强。超声造影提示:右侧输卵管妊娠并输卵管内积血(右侧输卵管妊娠保守治疗后)(图 5-4-11D～F)。

3. 手术病理 陈旧型输卵管妊娠。

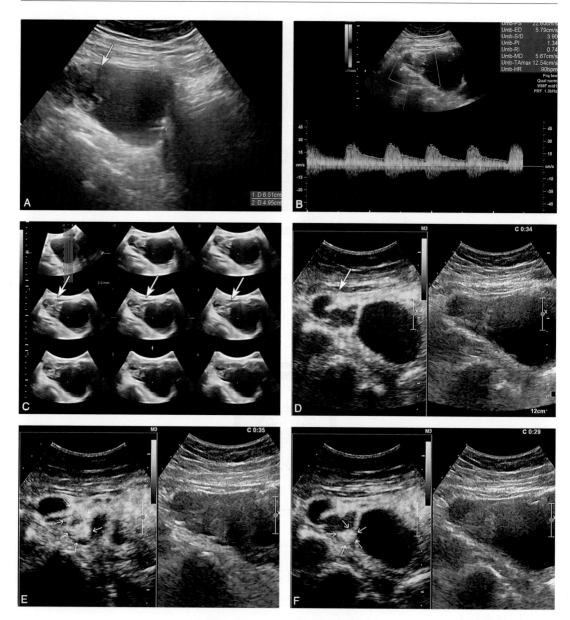

图 5-4-11　陈旧型输卵管妊娠

A. 二维超声图,右侧输卵管近端增粗,积液,其内可见一偏高回声包块(箭);B. CDFI 图,包块周边少许血流信号;C. 三维超声图,TUI 模式显示输卵管内偏高回声包块(箭);D. 增强早期超声造影图,输卵管内高回声先灌注显影,呈高增强(箭);E. 达峰时超声造影图,输卵管内偏高回声包块呈不均匀高增强(箭),与输卵管壁相连,输卵管壁呈等增强;F. 增强晚期超声造影图,输卵管内高回声呈持续性高增强(箭),输卵管管壁呈低增强。

□ **病例 5**

1. 病历摘要　女,24 岁,主因"停经 40d,阴道出血 11d"入院,阴道出血似月经量,伴下腹坠胀痛,无肛门坠胀感,HCG 686U/L,孕酮 5.8nmol/L。

2. 超声检查

(1) 二维超声:子宫后位,宫腔内未见孕囊回声。右附件区可见环状偏高回声,大小约 1.4cm×1.2cm,CDFI 示周边可见血流信号,RI:0.58。右侧卵巢内可见低回声,大小约 1.5cm×1.3cm,CDFI 示周边可见环绕血流信号。超声提示:①右附件区包块,异位妊娠可能;②右侧卵巢低回声,黄体可能(图5-4-12A、B)。

(2) 超声造影:增强早期,右附件区包块快速灌注显影,与子宫肌层同步,达峰时呈环状高增强,形成明显的"Donut"征。增强晚期,造影剂消退迟于子宫肌层,呈持续性高增强。右侧卵巢内低回声增强早期显影略迟于子宫肌层,达峰时呈环状高增强,增强晚期,造影剂消退迟于子宫肌层。超声造影提示:①右附件区包块符合右侧输卵管妊娠超声造影表现;②右侧卵巢低回声符合黄体超声造影表现(图5-4-12C~E,ER5-4-10)。

3. 手术病理　右侧输卵管壶腹部妊娠(孕囊完整)。腹腔镜显示:右侧输卵管壶腹部增粗,局部膨大呈蓝紫色,与周围组织无粘连,右侧输卵管切开,完整取出孕囊及输卵管内血凝块,病理为绒毛组织。盆腔可见游离血性液体。

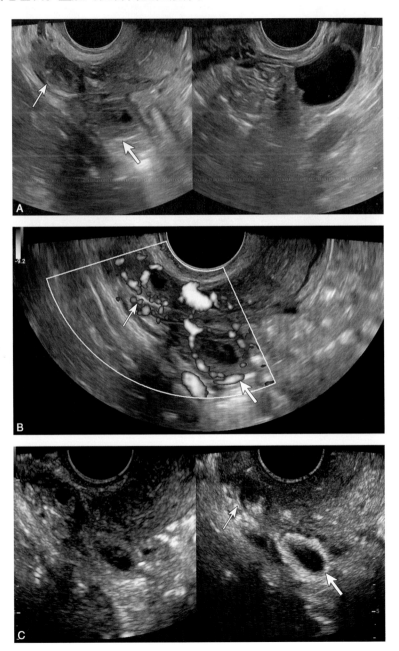

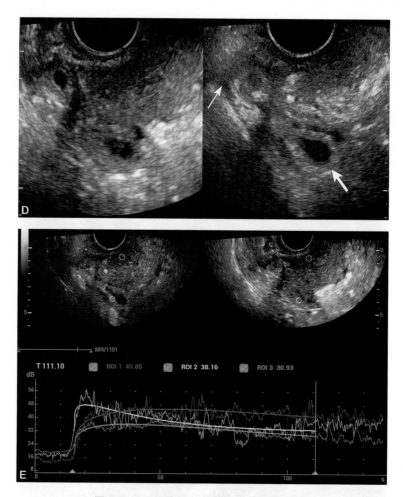

图 5-4-12　孕囊完整的输卵管壶腹部妊娠

A. 二维超声图,右附件区环状偏高回声包块(粗箭),右侧卵巢内黄体(细箭);
B. CDFI 图,包块周边可见环状血流信号(粗箭),右侧卵巢内黄体周边可见环状血流信号(细箭);C. 增强早期超声造影图,右附件区包块呈明显的"Donut"征(粗箭),右侧卵巢内黄体呈环状高增强(细箭);D. 增强晚期超声造影图,右附件区包块(粗箭)及右侧卵巢内黄体(细箭)均呈持续性环状高增强;E. TIC图,病灶的始增时间、达峰时间均早于子宫肌层和黄体,峰值强度高于子宫肌层和黄体,黄色-病灶,粉色-黄体,蓝色-子宫肌层。

ER5-4-10　孕囊完整的输卵管壶腹部妊娠超声造影动态图

病例6

1. 病历摘要　女,22岁,主因"停经47d,阴道流血伴腹痛18d"入院,同房后服用紧急避孕药一片,阴道淋漓出血,既往月经规律,量中,血HCG 1 262U/L,孕酮14.0nmol/L。

2. 超声检查

(1) 二维超声:子宫前位,宫腔内未见孕囊回声。左附件区可见不均质环状偏高回声,大小约0.8cm×0.7cm,CDFI示周边可见少许血流信号,RI:0.70。超声提示:左附件区妊娠可能(图5-4-13A、B)。

(2) 超声造影:增强早期,左附件区包块快速灌注显影,与子宫肌层同步,达峰时呈不规则环状高增强,范围约0.9cm×0.8cm,其周围输卵管管壁呈稍高增强。增强晚期,造影剂消退迟于子宫肌层,呈持续性高增强,周围输卵管管壁呈等增强。超声造影提示:符合左侧输卵管妊娠超声造影表现(图5-4-13C、D,ER5-4-11)。

3. 手术病理　左侧输卵管峡部妊娠。腹腔镜显示:左侧输卵管峡部可见1cm×1cm蓝紫色病灶,无破口及活动性出血,与周围组织无粘连,左侧输卵管开窗取出完整孕囊,病理为绒毛组织。

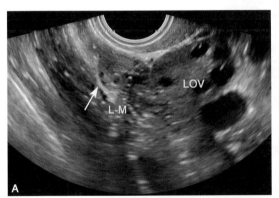
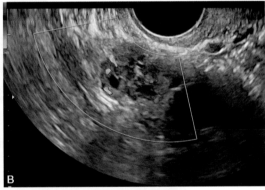
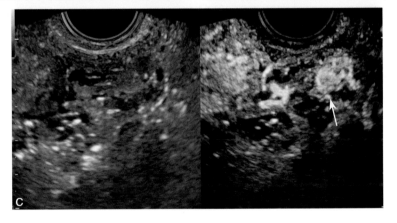

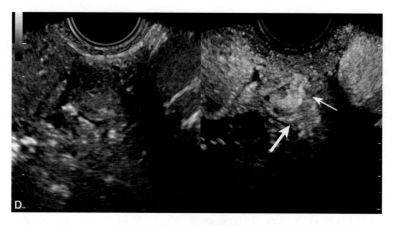

图 5-4-13　输卵管峡部妊娠

A.二维超声图,左侧卵巢内侧可见环状偏高回声包块(箭),LOV-左卵巢,
L-M-左附件区包块;B.CDFI 图,包块周边可见短条状血流信号;C.增强早
期超声造影图,包块呈不规则高增强(箭);D.增强晚期超声造影图,包块
呈持续性高增强(细箭),其周边输卵管壁呈等增强(粗箭)。

ER5-4-11　输卵管峡部妊娠超声造影动态图

◻ **病例 7**

1. **病历摘要**　女,36 岁,主因"停经 4 个月余,体检发现宫腔异常回声 3d"入院。平素
月经不规律,3~4/30~90,量中,继发性痛经,呈下腹坠胀痛,不伴有血块,HCG 384U/L。

2. **超声检查**

(1) 二维超声:子宫前位,增大,子宫横切面观,宫腔底部内膜呈弧形内凹,内凹深度约
0.8cm,双侧宫底内膜夹角呈钝角,宫腔内偏右侧宫角可见不均质混合回声包块,范围约
3.9cm×2.4cm×1.9cm,形态不规则,内可见不规则无回声区,CDFI 示周边可见较丰富血流信
号,RI:0.41。超声提示:宫腔内异常回声(偏向右侧宫角,宫角部妊娠可能)(图 5-4-14A、
B)。

(2) 超声造影:增强早期,宫腔内包块于宫底中部凹陷处偏右侧先灌注显影,随后该包
块不规则环状灌注,达峰呈高增强,其内无回声内无灌注。增强晚期,造影剂消退迟于子宫
肌层,呈持续性高增强。超声造影提示:符合陈旧性右侧宫角部妊娠超声造影表现(着床位
置为宫底右侧)(图 5-4-14C、D,ER5-4-12)。

3. **手术病理**　右侧宫角部妊娠机化。宫腔镜显示:右侧宫角可见淡黄色机化组织,周
围未见丰富血管,清宫术后标本可见机化的孕囊组织,病理为绒毛及蜕膜组织,部分组织纤
维素性坏死(图 5-4-14E)。

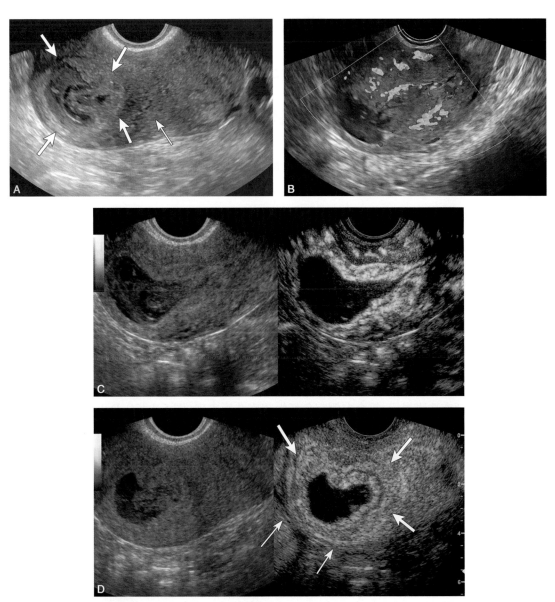

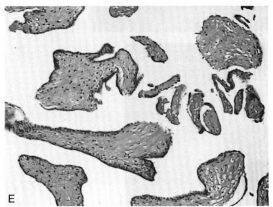

图 5-4-14　陈旧性宫角妊娠

A.二维超声图,宫底横切面观,内膜弧形内凹(细箭),宫腔内偏右侧宫角可见混合回声包块(粗箭);B.CDFI 图,包块周边可见丰富血流信号;C.增强早期超声造影图,包块呈厚壁环状灌注;D.增强晚期超声造影图,包块呈环状持续性高增强(粗箭),其周边可见完整肌层包绕(细箭);E.病理图。

ER5-4-12　陈旧性宫角妊娠超声造影动态图

病例 8

1. 病历摘要　女,25 岁,主因"停经 8 周,阴道不规则出血 1 个月余"入院,G_1P_0,平素月经规律,3~5/24,量中,阴道出血少于月经量,暗红色,淋漓不尽,血 HCG 874U/L。

2. 超声检查

(1) 二维超声:子宫前位,宫腔内未见孕囊回声,右侧宫角部可见一不均质偏高回声,范围约 3.0cm×2.4cm×2.6cm,内可见不规则无回声区,周边可见完整肌层包绕。CDFI 示周边及其内可见丰富血流信号,RI:0.39。超声提示:右侧宫角不均质回声(右侧宫角异常妊娠可能)(图 5-4-15A、B)。

(2) 超声造影:增强早期,右侧宫角部包块自宫角部开始灌注显影,早于子宫肌层,达峰时呈不均匀高增强,与子宫内膜相连,外缘达浆膜层。增强晚期,造影剂消退迟于子宫肌层,呈持续性高增强。超声造影提示:符合右侧宫角妊娠超声造影表现(图 5-4-15C、D,ER5-4-13)。

3. 手术病理　外院手术证实右侧宫角妊娠,右侧宫角切除。

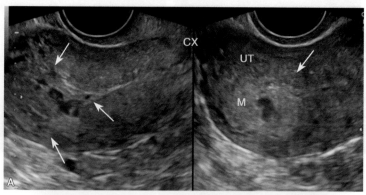

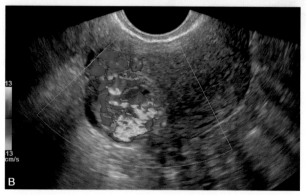

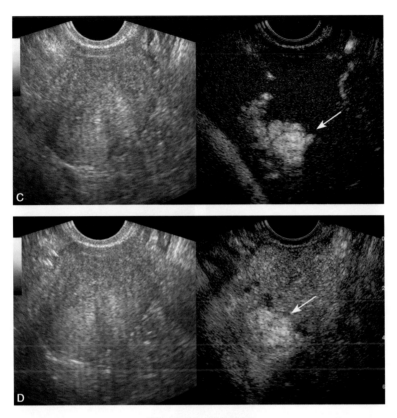

图 5-4-15　宫角妊娠

A.二维超声图,宫腔内偏右侧宫角可见混合回声包块(箭),UT-子宫,
M-包块,CX-宫颈;B.CDFI 图,包块周边及内部可见丰富血流信号;
C.增强早期超声造影图,包块自宫角部开始灌注显影,呈不均匀高增
强(箭);D.增强晚期超声造影图,包块呈持续性高增强(箭)。

ER5-4-13　宫角妊娠超声造影动态图

病例 9

1. 病历摘要　女,38 岁,主因"停经 58d,要求终止妊娠"入院,阴道少量出血 11d,伴腹
痛、恶心呕吐等不适。平素月经规律,6/27,量中,无痛经,G_2P_1,2007 年剖宫产,血 HCG
24 356U/L。

2. 超声检查

(1) 二维超声:子宫前位,增大,宫腔下段至宫颈管上段可见孕囊,上缘达剖宫产瘢痕,
孕囊形态不规整,大小约 2.6cm×2.0cm×1.9cm,其内卵黄囊、胎芽及原始心管搏动均可见,

胎芽长 0.24cm, CDFI 示孕囊与子宫后壁下段间可见较丰富血流信号, RI: 0.52。超声提示：剖宫产瘢痕区域妊娠（着床部位位于子宫后壁下段）（图 5-4-16A、B）。

（2）超声造影：增强早期，宫颈后唇邻峡部可见造影剂快速灌注显影，早于子宫肌层，达峰时呈环状高增强。增强晚期，造影剂消退迟于子宫肌层，呈持续性高增强。超声造影提示：符合宫颈妊娠超声造影表现（图 5-4-16C、D, ER5-4-14）。

3. 手术病理　宫颈妊娠。宫颈后壁内膜毛糙，术中出血较多，宫颈内放置水囊压迫。清宫术吸出标本内可见绒毛。

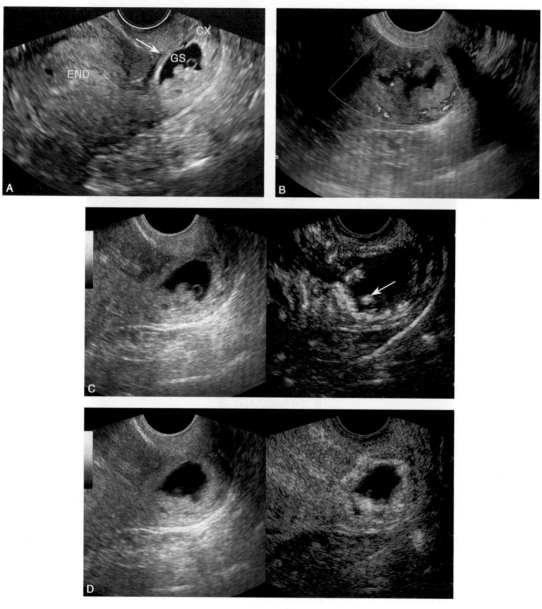

图 5-4-16　宫颈妊娠

A.二维超声图，孕囊位于宫腔下段至宫颈管上段（箭），GS-孕囊，END-子宫内膜，CX-宫颈；B. CDFI 图，孕囊周边可见环状血流信号；C.增强早期超声造影图，包块自宫颈后唇开始灌注显影，呈半环状高增强（箭）；D.增强晚期超声造影图，包块呈持续性环状高增强。

ER5-4-14 宫颈妊娠超声造影动态图

病例 10

1. **病历摘要** 女，30 岁，主因"剖宫产后 7 个月余，发现妊娠并胚胎着床异常 1d"入院，产后有同房，现月经未来潮，既往月经规律，5/30，量中，无腹痛及阴道出血。G_1P_1，血 HCG 47 284U/L，孕酮 22.7nmol/L。

2. **超声检查**

（1）二维超声：子宫前位，增大，宫腔内可见孕囊样结构，大小约 4.6cm×2.2cm×1.8cm，形态不规则，下缘突入剖宫产瘢痕处，其内未见明显胎芽、卵黄囊，CDFI 示周边可见血流信号，RI:0.56。剖宫产瘢痕处最薄肌壁厚约 0.38cm。超声提示：宫腔异常妊娠（可疑剖宫产瘢痕妊娠）（图 5-4-17A、B）。

（2）超声造影：增强早期，孕囊突入剖宫产瘢痕区域可见造影剂先灌注显影，随后孕囊周围快速灌注，早于子宫肌层，达峰时呈环状高增强，孕囊内部无造影剂灌注。增强晚期，剖宫产瘢痕区域及孕囊壁造影剂消退迟于子宫肌层，呈持续性高增强。剖宫产瘢痕处最薄肌壁厚约 0.33cm。超声造影提示：符合剖宫产瘢痕妊娠超声造影表现（图 5-4-17C、D，ER5-4-15）。

3. **手术病理** 剖宫产瘢痕妊娠。宫腔镜显示：子宫前壁至左侧壁延伸至剖宫产瘢痕水平可见胎囊样物质，向宫腔方向突出，大小约 4cm×2cm×1.5cm，无怒张血管。吸出物可见绒毛组织。

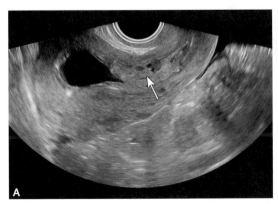

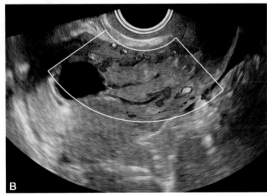

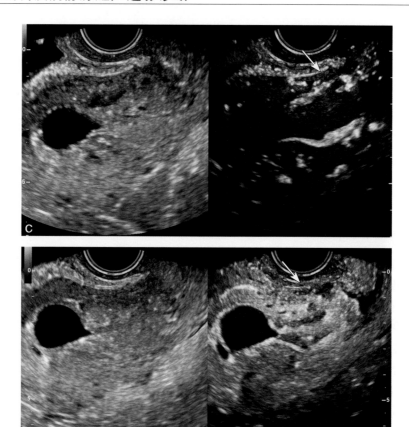

图 5-4-17　内生型剖宫产瘢痕妊娠（Ⅰ型）

A. 二维超声图, 宫腔内孕囊样结构, 下缘突入剖宫产瘢痕（箭）; B. CDFI
图, 孕囊周边可见血流信号; C. 增强早期超声造影图, 孕囊突入剖宫产瘢
痕区域先灌注显影（箭）; D. 增强晚期超声造影图, 孕囊呈持续性环状高增
强, 下缘与剖宫产瘢痕分界不清（箭）。

ER5-4-15　内生型剖宫产瘢痕妊娠（Ⅰ型）超声造影动态图

◼ **病例 11**

1. 病历摘要　女, 35 岁, 主因"停经 40d, 阴道出血 3d, 增多 1d"入院, 出血少于月经量,
为暗红色, 不伴腹痛, 无组织物排出。既往月经规律, 7/28, 量中, 2013 年剖宫产一活婴, 血
HCG 28 048U/L。

2. 超声检查

（1）二维超声: 子宫前位, 增大, 内膜厚约 1.3cm, 宫腔下段可见孕囊样回声, 大小约

2.6cm×1.4cm×1.5cm，形态不规则，下缘突入剖宫产瘢痕，周边回声增强，其内未见明显胎芽及卵黄囊，CDFI 示其与瘢痕间可见较丰富血流信号，RI：0.38。瘢痕肌层最薄处厚约0.19cm。超声提示：宫腔下段孕囊样回声（剖宫产瘢痕妊娠可能）（图 5-4-18A、B）。

（2）超声造影：增强早期，子宫剖宫产瘢痕可见造影剂快速灌注显影，早于子宫肌层，随后孕囊结构呈环状增强，部分突入剖宫产瘢痕内，与瘢痕相延续，达峰时呈高增强，孕囊内部无造影剂灌注。增强晚期，剖宫产瘢痕及孕囊环状增强部分造影剂消退迟于子宫肌层，呈持

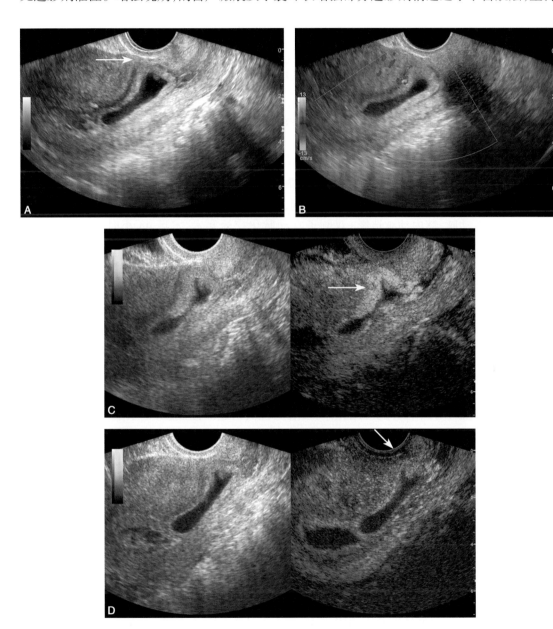

图 5-4-18　内生型剖宫产瘢痕妊娠（Ⅱ型）

A.二维超声图，宫腔内孕囊样结构，下缘突入剖宫产瘢痕，剖宫产瘢痕肌层菲薄（箭）；B.CDFI 图，孕囊与瘢痕间可见条状血流信号；C.增强早期超声造影图，孕囊样结构呈环状高增强，突入剖宫产瘢痕部分孕囊壁增厚，增强显著（箭）；D.增强晚期超声造影图，孕囊呈持续性环状高增强，与剖宫产瘢痕分界不清（箭）。

续性高增强。瘢痕肌层最薄处厚约 0.17cm。超声造影提示:符合剖宫产瘢痕妊娠超声造影表现(图 5-4-18C、D,ER5-4-16)。

3. 手术病理 剖宫产瘢痕妊娠。

ER5-4-16 内生型剖宫产瘢痕妊娠(Ⅱ型)超声造影动态图

■ 病例 12

1. 病历摘要 女,30 岁,主因"剖宫产后 7 个月余,阴道出血 17d,明显增多一天伴大量血块,轻微下腹痛"急诊入院,来院过程中晕倒,血压 90/54mmHg。血 HCG 12 287U/L。急诊行 DSA 下髂总动脉、髂内动脉造影+双侧子宫动脉化疗栓塞术,术后 48 小时行超声引导下宫腔镜及清宫术。

2. 超声检查

(1) 介入术前超声检查

1) 二维及三维超声:子宫右前壁下段可见不均质混合回声包块,范围约 3.8cm×2.3cm,呈类圆形,紧邻浆膜层,略向外突出,与宫腔相连,内可见数个不规则无回声区,CDFI 示周边可见环绕血流信号,RI:0.41。宫腔线分离,宫腔至宫颈管内可见不均质稍高回声团块,范围约 7.2cm×1.3cm,CDFI 示未见明显血流信号。超声提示:①子宫右前壁下段包块(包块型剖宫产瘢痕妊娠可能);②宫腔至宫颈管内团块(考虑凝血块及蜕膜组织可能)(图 5-4-19A~C)。

2) 超声造影:增强早期,子宫剖宫产瘢痕处包块快速灌注显影,早于子宫肌层,达峰时呈不均匀高增强,内部分呈环状增强。增强晚期该包块造影剂消退迟于子宫肌层,呈持续性高增强。宫腔至宫颈管内不均质回声团块无灌注。瘢痕肌层最薄处厚约 0.15cm。超声造影提示:①符合剖宫产瘢痕妊娠(包块型)超声造影表现;②宫腔内团块符合出血坏死组织超声造影表现(图 5-4-19D、E)。

(2) 介入治疗术后超声检查

1) 二维超声:介入治疗后,子宫剖宫产瘢痕处可见清晰的孕囊样结构,囊壁增厚,略向外突出,CDFI 示周边可见少许血流信号。超声提示:子宫剖宫产瘢痕妊娠(图 5-4-19F、G)。

2) 超声造影:增强早期,子宫剖宫产瘢痕处孕囊样结构快速灌注显影,早于子宫肌层,达峰时呈环状高增强。增强晚期,造影剂消退迟于子宫肌层,呈持续性高增强。超声造影提示:符合子宫剖宫产瘢痕妊娠超声造影表现(图 5-4-19H、I,ER5-4-17)。

3. 手术病理 子宫剖宫产瘢痕妊娠。宫腔镜显示:子宫下段右前壁可见妊娠组织突向宫腔,超声引导下吸宫,清出妊娠组织物约 20g,再次置镜观察,子宫下段右前壁可见一大小约 2cm×2cm×3cm 瘢痕憩室,其内仍可见少许绒毛组织,宫腔镜下钳夹取出。取出组织病理为绒毛组织。

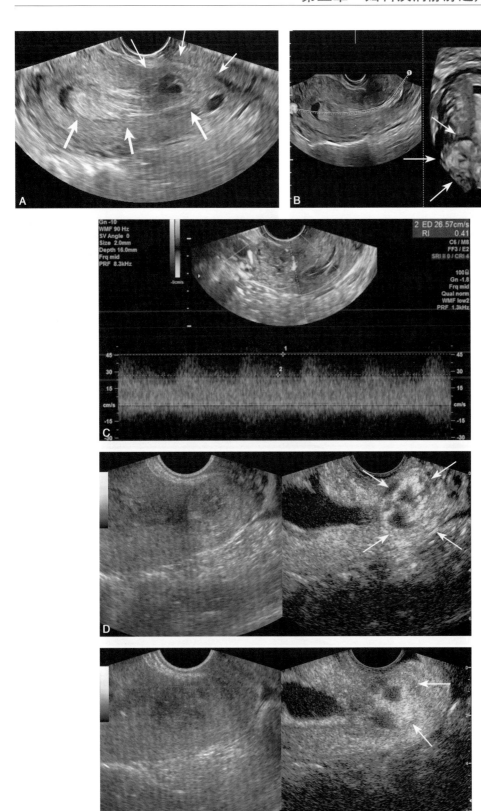

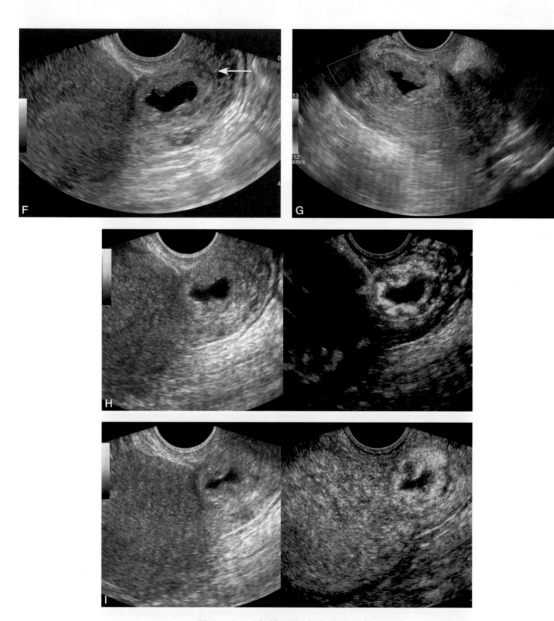

图 5-4-19 包块型剖宫产瘢痕妊娠

A. 介入术前二维超声图,子宫右前壁下段混合回声包块(细箭),宫腔至宫颈管内稍高回声团块(粗箭),二者相连;B. 介入术前三维超声图,冠状面显示包块位于剖宫产瘢痕处(细箭);C. 介入术前 CDFI 图,包块周边可见环绕血流信号;D. 介入术前增强早期超声造影图,包块呈不均匀高增强,部分呈环状增强(细箭),宫腔内团块无灌注;E. 介入术前增强晚期超声造影图,包块呈持续性高增强,与剖宫产瘢痕分界不清(细箭);F. 介入术后二维超声图,剖宫产瘢痕孕囊样结构,囊壁增厚,略向外突出(细箭);G. 介入术后 CDFI 图,孕囊结构周边可见少许血流信号;H. 介入术后增强早期超声造影图,瘢痕处的孕囊结构呈环状高增强;I. 介入术后增强晚期超声造影图,孕囊结构呈持续性环状高增强。

ER5-4-17　包块型剖宫产瘢痕妊娠超声造影动态图

🔲 病例 13

1. 病历摘要　女,34 岁,主因"停经 48d,正常产检"入院,无腹痛、阴道流血。血 HCG 113 068U/L,孕酮 53.0nmol/L。平素月经规律,5/30,无痛经,G_2P_1,2011 年因妊娠合并子宫肌瘤行剖宫产术及子宫肌瘤剥除术,孕 36 周时超声提示子宫肌瘤位于左侧宫底后壁。

2. 超声检查

(1) 二维及三维超声:子宫前位,左侧宫角膨大,可见孕囊,大小约 2.4cm×2.4cm×1.4cm,其内胎芽、卵黄囊及胎心搏动均可见,胎芽长约 0.39cm,CDFI 示孕囊、左侧宫角及宫底肌壁间可见较丰富血流信号,RI:0.35,另左侧宫底部可见一支较粗大血管与孕囊相通。左侧宫角部肌壁最薄处厚约 0.13cm。超声提示:左侧宫角部妊娠可能(图 5-4-20A~C)。

(2) 超声造影:增强早期,左侧宫底后壁一支条状血管先灌注显影,向宫角方向延伸供应孕囊。随后孕囊及周边肌层快速灌注,早于子宫肌层,达峰时孕囊呈环状高增强,周边肌层呈不均匀高增强,左宫角内后方肌层增强显著。增强晚期,孕囊及周边肌层造影剂消退迟于正常子宫肌层,呈持续性高增强,孕囊与内膜间可见窄带样低增强区,受压的左侧宫角部内膜与孕囊不相连。左侧宫底后壁肌壁最薄处约 0.12cm。超声造影提示:符合子宫肌壁间妊娠超声造影表现(图 5-4-20D、E,ER5-4-18)。

3. 手术病理　子宫肌壁间妊娠。腹腔镜下可见子宫底左后壁近宫角部饱满略突出,表面肌层菲薄,未见破口。剥除肌壁间瘢痕部位妊娠物,可见绒毛组织和完整胎囊。术后病理报告:胎囊剥离后周围肌层碎组织为平滑肌组织伴坏死出血,可见绒毛结构和散在滋养叶细胞(图 5-4-20F)。

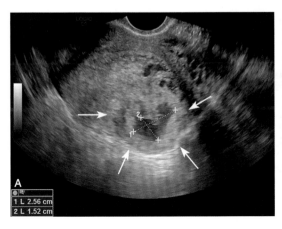

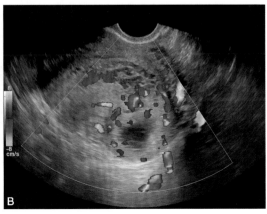

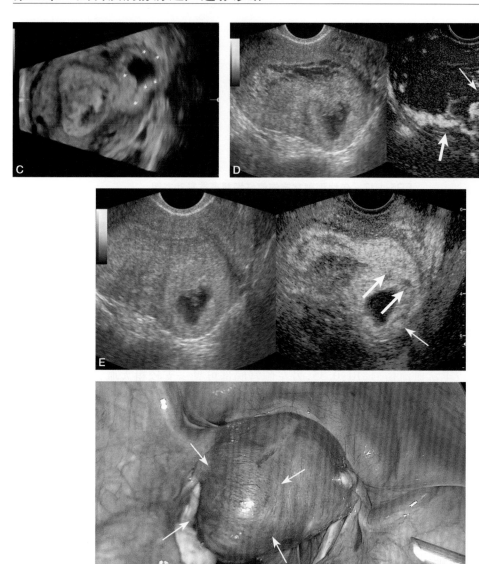

图 5-4-20　子宫肌壁间妊娠

A.二维超声图,孕囊位于左侧宫角部(细箭);B.CDFI 图,孕囊周边可见丰富条状血流信号;C.三维超声图,冠状面显示孕囊位于左侧宫角部,向外突出;D.增强早期超声造影图,左侧宫底后壁一支条状血管灌注显影(粗箭),向宫角方向延伸供应孕囊,孕囊呈环状高增强(细箭);E.增强晚期超声造影图,孕囊呈持续性环状高增强(细箭),孕囊与内膜间可见窄带样低增强区(粗箭);F.术中所见,宫底左后壁近宫角部饱满突出(细箭),双侧宫角未见异常。

ER5-4-18　子宫肌壁间妊娠超声造影动态图

（五）分析小结

超声造影能提高"Donut"结构的显示率，更加清晰直观地显示异位妊娠的病灶位置，残存绒毛、输卵管内积血及周围血块的形态和范围，对异位妊娠进行诊断和评估。尤其对于部分流产型或破裂型的输卵管妊娠，盆腔出血形成的凝血块二维超声表现为混合回声包块，无典型的"Donut"结构，有时难与盆腔炎性病变及附件实性肿瘤相鉴别。由于凝血块内无血流灌注，超声造影能清晰勾勒出腊肠样增粗的输卵管及周围凝血块的形态，显示输卵管内绒毛组织的范围及绒毛着床部位。

此外，对于一些少见的特殊部位异位妊娠，如输卵管间质部妊娠、瘢痕妊娠、肌壁间妊娠等，常规超声检查往往因对病变区的微小血管分辨率较低，有时难于鉴别。超声造影时，绒毛种植部位造影剂早期灌注，妊娠组织呈持续性高增强，这一特征对于判断胚胎着床部位，诊断异位妊娠非常有帮助。例如，较小的间质部妊娠超声表现为宫角部高回声包块，不易诊断。超声造影时，间质部妊娠呈环状高增强，与低增强的子宫内膜不相连，孕囊周围包绕等增强的子宫肌层不连续，部分孕囊周围可见窄带样无增强区（输卵管内少量出血）。而宫角妊娠的孕囊与子宫内膜相连，且孕囊周围可见低增强的子宫内膜及等增强的子宫肌壁完整包绕。需要注意的是，宫角妊娠严格意义上讲不属于异位妊娠。但是，部分宫角妊娠向外生长，累及输卵管间质部，可发展成为异位妊娠。

部分宫颈妊娠孕囊较大，跨过宫内口向宫腔内生长，病灶位于宫颈管及宫腔下段，常规超声无法确定孕囊的着床部位，不易与难免流产相鉴别。超声造影时微泡自宫颈部位开始增强，提示孕囊血供来源于宫颈，可以明确孕囊的着床部位，帮助诊断。同时，病灶造影剂增强高于周围宫颈肌壁，可清晰地显示病灶的边界，有助于准确测量残余宫颈肌壁的厚度。

肌壁间瘢痕妊娠因其发病率低，病史隐匿，且发病部位不确定，二维超声检查极易误诊，联合使用三维超声和超声造影技术可以帮助判断病变位置、血流灌注情况及其与子宫肌层的关系，帮助诊断，但有时还是难以术前作出正确诊断。

二、妊娠滋养细胞疾病

妊娠滋养细胞疾病（gestational trophoblastic disease，GTD）是一组来源于胎盘滋养细胞的疾病，因胎盘滋养细胞异常增生所致，常见于异位妊娠、自然流产或足月生产后的育龄期妇女。GTD 组织形态学分为：葡萄胎（hydatidiform mole）、侵蚀性葡萄胎（invasive mole）、绒毛膜癌（choriocarcinoma）及胎盘部位滋养细胞肿瘤（placental sute trophoblastic tumor，PSTT）等。侵蚀性葡萄胎、绒毛膜癌及胎盘部位滋养细胞肿瘤等又统称妊娠滋养细胞肿瘤（gestational trophoblastic neoplasia，GTN）。GTD 的诊断需结合临床表现、血清人绒毛膜促性腺激素（β-human chorionic gonadotrophin，β-HCG）及影像学检查。

（一）葡萄胎

1. **病因及病理**　葡萄胎属于良性滋养细胞疾病，是由于胎盘绒毛滋养细胞异常增生、绒毛变性、间质水肿所致，形成多发葡萄样大小不等的水泡状结构，因而得名，也叫水泡状胎块。葡萄胎仅局限于子宫腔内，不发生肌层侵入和远处转移。葡萄胎有两种类型，一种是完全性葡萄胎，组织学特征为胚胎和胎儿组织缺失，滋养细胞呈弥漫性增生，绒毛间质水肿，种植部位滋养细胞呈弥漫和显著的异型性。另一种是部分性葡萄胎，组织学特征为胚胎和胎儿组织存在,滋养细胞呈局限性增生,绒毛大小不一,水肿间质内可见滋养细胞包涵体,种植部位滋养细胞呈局限和轻度的异型性。染色体父系来源是滋养细胞过度增生的主要原因。完全性葡萄胎染色体核型为二倍体,来自父系,其中 90% 为 46,XX,10% 为 46,XY。部分性葡萄胎染色体核型 90% 以上为三倍体,与其并存的胎儿也为三倍体,最常见的核型为 69,XXY,其他为 69,XXX 或 69,XYY。

2. **临床表现**　葡萄胎在妊娠早期无明显症状或仅有少量的阴道流血。典型的完全性葡萄胎 80% 以上有停经后的阴道流血,可有阵发性腹痛。有大血管破裂时,可引起大出血、休克,甚至死亡。反复阴道流血可引起继发贫血和感染。临床表现有子宫增大、变软,血 HCG 水平异常升高,卵巢黄素化囊肿,妊娠呕吐及引发的水电解质平衡紊乱,甲亢等。部分性葡萄胎较完全性葡萄胎症状轻。

3. **超声表现**

(1) 二维超声:葡萄胎通常超声表现为子宫体积增大。完全性葡萄胎宫腔内充满密集大小不等的蜂窝状无回声,类似"葡萄状",未见孕囊及胚胎结构。合并宫内出血时可见片状低回声及混合回声。双侧或一侧卵巢可见无回声,内可见分隔呈多房表现。部分性葡萄胎宫腔内可见孕囊及胚胎结构,胎盘绒毛部分或全部呈大小不等的蜂窝状无回声。彩色多普勒超声显示宫腔内无回声间隔上可见少许血流信号,子宫肌壁间可见丰富血流信号。

(2) 超声造影:葡萄胎发生仅局限于子宫腔,无肌层侵入。增强早期,病灶着床部位造影剂先灌注显影,早于子宫肌层,随后病灶渐进性灌注,其内血管走行分布紊乱,达峰时呈高增强,病灶内水泡结构无灌注,当水泡结构较多时,病灶呈"筛网"状表现。增强晚期,病灶内造影剂消退迟于子宫肌层,呈持续性高增强。

(二) 妊娠滋养细胞肿瘤

1. **病因及病理**　侵蚀性葡萄胎及绒毛膜癌是较常见的妊娠滋养细胞肿瘤。侵蚀性葡萄胎继发于葡萄胎妊娠,多数恶性程度不高,且局部侵犯多见,仅 4% 并发远处转移,预后好。病理镜下可见水泡状组织侵入子宫肌层,存在绒毛结构、滋养细胞增生和异型性。病灶可穿破子宫浆膜层,引起腹腔内大出血,也可侵入阔韧带内形成宫旁肿物。绒毛膜癌也称为绒癌,继发于正常或不正常妊娠之后。绒癌恶性程度极高,发生转移早且广泛。病理镜下可见滋养细胞及合体滋养细胞成片状高度增生并明显异型,广泛侵入子宫肌层伴出血坏死,无绒毛或水泡结构。肿瘤不含间质和自身血管,瘤细胞依靠侵蚀母体血管而获取营养物质。

2. **临床表现**　常见症状为葡萄胎、流产或足月产后出现阴道持续不规则流血,有时也可出现一段时间正常月经之后再闭经,随后发生阴道流血。子宫病灶增大明显时,可出现下腹疼痛及腹部包块。出现远处转移后,则因转移部位不同而产生不同的症状,如阴道转移瘤破裂可发生阴道大量流血;发生肺转移者,可出现咯血、胸痛及憋气等症状;发生脑转移后可表现为头痛、呕吐、抽搐、偏瘫甚至昏迷等。长期阴道流血者可发生严重贫血。肿瘤造成体内器官损害及身体大量消耗,也可使患者极度衰弱,出现恶病质。

3. **超声表现**

(1) 二维超声:绒毛膜癌的超声声像图表现与侵蚀性葡萄胎相似,从超声上难与鉴别。表现为子宫轻度或明显增大,病灶呈杂乱的混合回声,形态不规则,受侵肌层回声不均,呈片状、团块样混合回声或"蜂窝样"回声,病灶边界不清,部分可达浆膜层,侵犯宫旁组织。双侧或一侧卵巢可见无回声,可单房或多房。CDFI 显示子宫肌层病灶内可见丰富的"五彩镶嵌"的血流信号,频谱多普勒为高速低阻的动静脉瘘血流频谱,子宫肌层及宫旁血管扩张,频谱多普勒为静脉血流频谱。

(2)超声造影:增强早期,病灶内造影剂快速灌注显影,早于正常肌层,达峰时呈局灶性或弥漫性不均匀高增强,可呈类似"筛网"状表现。增强晚期,病灶内造影剂消退迟于子宫肌层,其内走行紊乱的血管分支呈持续性高增强。病灶与周围子宫肌层分界不清晰。

(三)病例

▣ 病例 1

1. 病历摘要　女,28 岁,主因"停经 79d,阴道不规则出血 15d"入院。量时多时少,色暗红,感轻微恶心、呕吐、心慌及无力,无明显腹痛。血 HCG 69 099U/L。既往月经规律,3~4/30~31,量中,无痛经,G_1P_0。

2. 超声检查

(1)二维超声:子宫后位,宫腔内可见不均质偏高回声团,范围约 4.4cm×3.5cm×3.1cm,内回声不均匀,可见多个小无回声区,CDFI 示其内及周边可见血流信号,RI:0.39。超声提示:宫腔内偏高回声团(图 5-4-21A、B)。

(2)超声造影:增强早期,宫腔内高回声团迟于子宫肌层灌注显影,达峰时呈不均匀高增强,呈"筛网"状,病灶内部分无造影剂灌注。增强晚期,造影剂消退迟于子宫肌层。超声造影提示:符合葡萄胎伴出血超声造影表现(图 5-4-21C、D,ER5-4-19)。

3. 手术病理　完全性葡萄胎(图 5-4-21E、F)。

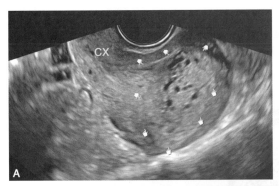
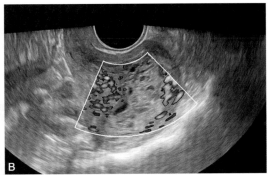

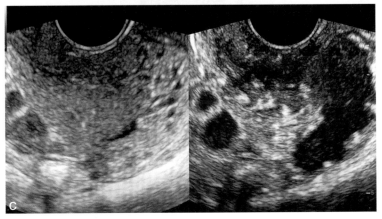

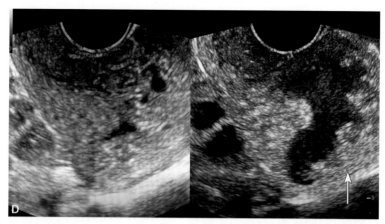

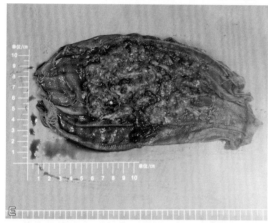
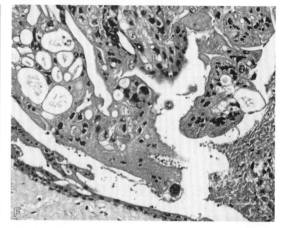

图 5-4-21　完全性葡萄胎

A. 二维超声图,宫腔内偏高回声团,呈"蜂窝状"(示标);B. CDFI 图,包块周边可见血流信号;C. 增强早期超声造影图,宫腔内团块迟于子宫肌层灌注;D. 增强晚期超声造影图,病灶呈"筛网"状持续性高增强(箭),其内大部分无灌注;E. 大体标本;F. 病理图;CX-宫颈。

ER5-4-19　完全性葡萄胎超声造影动态图

病例 2

1. 病历摘要　女,30 岁,主因"停经 9 周左右,检查发现可疑葡萄胎 1d"入院。自测尿妊娠试验阳性,自觉恶心,无呕吐,偶感下腹胀痛,无阴道出血。血 HCG>272 600U/L。平素月经规律,3~5/27,量中,无痛经。

2. 超声检查

(1) 二维超声:子宫前位,增大,宫腔内可见混合回声团,范围约 5.4cm×3.3cm×5.6cm,

与子宫右前壁分界不清,内回声不均匀,可见多个小无回声区,部分呈蜂窝样,CDFI示其内及周边可见丰富血流信号,RI:0.34。超声提示:宫腔内混合回声团(滋养叶细胞疾病可能)(图5-4-22A、B)。

（2）超声造影:增强早期,宫腔内团块自子宫前壁下段开始灌注显影,早于子宫肌层,随后病灶渐进性灌注,其内血管走行分布紊乱,达峰时呈"筛网"状高增强。增强晚期,病灶内造影剂消退迟于子宫肌层,呈持续性高增强。超声造影提示:符合葡萄胎超声造影表现(图5-4-22C、D,ER5-4-20)。

3. 手术病理　完全性葡萄胎。

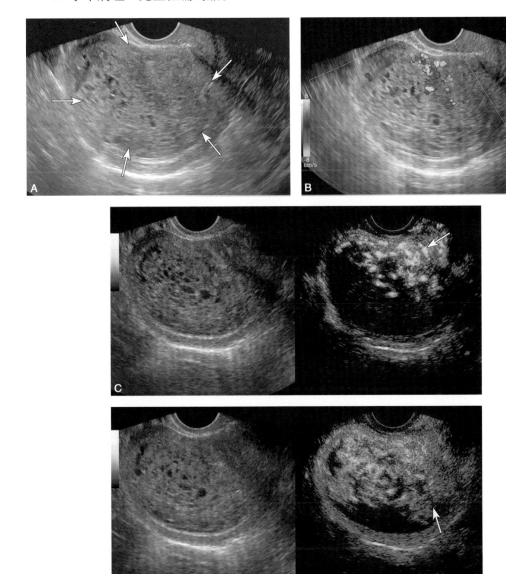

图 5-4-22　完全性葡萄胎

A. 二维超声图,宫腔内混合回声团,呈"蜂窝状"(箭);B. CDFI图,包块与子宫前壁间可见较丰富血流信号;C. 增强早期超声造影图,宫腔内团块自子宫前壁下段开始灌注显影,其内血管走行分布紊乱(箭);D. 增强晚期超声造影图,病灶呈"筛网"状持续性高增强(箭)。

ER5-4-20　完全性葡萄胎超声造影动态图

□ 病例 3

1. 病历摘要　女,29 岁,主因"葡萄胎清宫二次术后 21d,发现血 HCG 升高 11d"入院。患者 2016 年 12 月 20 日因葡萄胎行清宫术,术后病理提示完全性葡萄胎。术后 1 周超声提示宫腔妊娠组织残留,2016 年 12 月 29 日行二次清宫术,术后病理提示凝血、个别水肿绒毛,并可见蜕膜组织纤维素性坏死伴中间型滋养叶细胞增生。患者自述恶心、呕吐,无腹痛、阴道出血、咳嗽等不适。2017 年 1 月 9 日复查血 HCG 升高到 50 400U/L。

2. 超声检查

(1) 二维超声:子宫前位,增大,右侧壁可见混合回声团,范围约 5.4cm×3.3cm×5.6cm,紧邻子宫内膜,边界不清,形态不规则,内回声不均匀,可见多个不规则无回声区,可见红细胞自发显影,CDFI 示其内及周边可见丰富血流信号,RI:0.55。超声提示:子宫右侧壁混合回声团(滋养叶细胞疾病可能)(图 5-4-23A、B)。

(2) 超声造影:增强早期,子宫右侧壁团块内可见粗大、分布紊乱的血管先灌注显影,随后该团块迅速弥漫性灌注,早于子宫肌层,与正常子宫肌层分界不清,达峰时呈不均匀高增强,内可见不规则无灌注区。增强晚期,团块内造影剂消退迟于子宫肌层,呈持续性不均匀高增强。超声造影提示:符合妊娠滋养细胞肿瘤超声造影表现(绒毛肌层浸润合并动静脉瘘)(图 5-4-23C、D,ER5-4-21)。

3. 手术病理　侵蚀性葡萄胎。

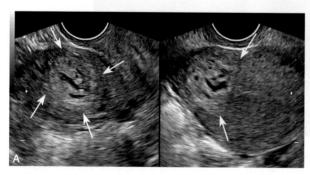

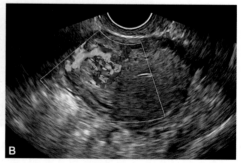

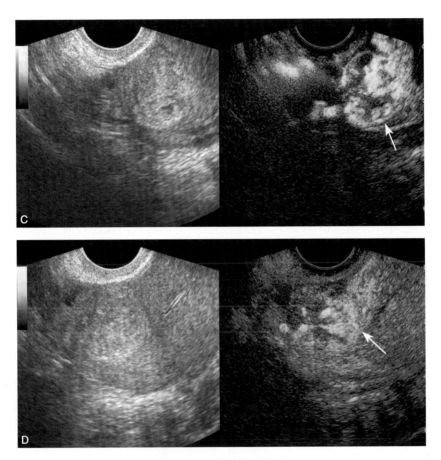

图 5-4-23　侵蚀性葡萄胎

A.二维超声图,子宫右侧壁混合回声团,内可见多个不规则无回声区(箭);B.CDFI
图,包块内可见丰富血流信号;C.增强早期超声造影图,团块呈不均匀高增强,内
可见粗大、分布紊乱的血管显影(箭)及不规则无灌注区;D.增强晚期超声造影
图,病灶呈不均匀高增强(箭)。

ER5-4-21　侵蚀性葡萄胎超声造影动态图

三、宫内妊娠组织残留

（一）病因及病理

早期或中期妊娠流产后，妊娠组织物排出不全，致宫内残留。残留组织物多为变性的绒毛、胎盘组织、蜕膜组织及血块等。

（二）临床表现

临床主要表现为流产后阴道出血淋漓不尽、宫腔感染、腹痛。宫内妊娠组织物残留需要与妊娠滋养细胞疾病相鉴别，其病灶局限于宫腔内，局部子宫内膜下血管扩张，血 HCG 水平相对比较低。

（三）超声表现

（1）二维超声：子宫体积增大，形态饱满。宫腔内可见不规则的偏高回声或混合回声团块，与子宫肌层分界不清。CDFI 显示宫腔内不规则的偏高回声或混合回声团块基底部可见丰富血流信号（图 5-4-24A、B）。

（2）超声造影：增强早期，残留组织内有活性绒毛组织时，病灶内呈片状不规则的灌注显影，早于周围子宫肌层，达峰时呈高增强或等增强。增强晚期，有活性绒毛组织的残留病灶内呈持续性高增强表现，造影剂消退迟于肌层。当合并残留组织机化时，机化区无灌注（图 5-4-24C~E，ER5-4-22）。

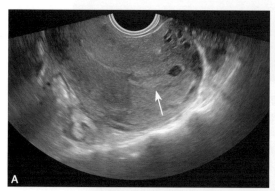
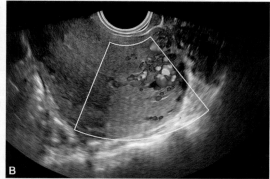
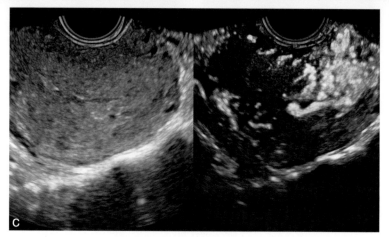

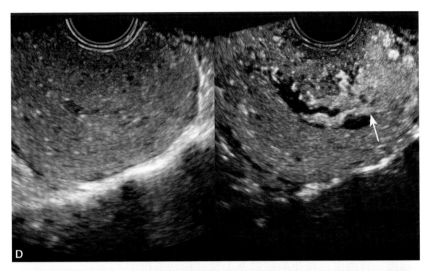

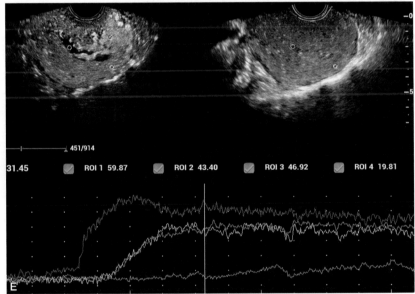

图 5-4-24 宫内妊娠组织残留

A. 二维超声图,宫腔内偏高回声团块(箭);B. CDFI 图,团块基底部可见丰富血流信号;C. 增强早期超声造影图,病灶呈片状不均匀高增强;D. 增强晚期超声造影图,病灶呈持续性不均匀高增强(箭);E. TIC 图,病灶的始增时间、达峰时间均早于子宫肌层,峰值强度高于子宫肌层,宫腔内积血无灌注,红色-病灶,黄色和蓝色-子宫肌层,粉色-宫腔内积血。

ER5-4-22 宫内妊娠组织残留超声造影动态图

（四）病例

▣ 病例 1

1. 病历摘要　女,31 岁,孕 12 周胎儿畸形,药物引产后发现宫腔占位 2 个月余。

2. 超声检查

（1）二维超声:宫腔内可见等回声团,范围约 2.6cm×1.5cm×1.4cm,与子宫后壁分界不清,子宫后壁肌壁回声不均,CDFI 示该等回声团与子宫后壁间可见丰富花色血流信号,RI:0.27。超声提示:宫腔内等回声团,宫内妊娠组织残留物可能(图 5-4-25A、B)。

（2）超声造影:增强早期,宫腔内等回声团自宫底后壁开始快速灌注,早于子宫肌层,达峰时呈较均匀高增强,边界较清晰,形态不规则,范围约 3.5cm×2.0cm×2.1cm;增强晚期,造影剂消退迟于子宫肌层,呈持续性高增强。超声造影提示:符合宫内残留超声造影表现(图 5-4-25C~E,ER5-4-23)。

3. 手术病理　宫内出血机化的蜕膜及少量妊娠绒毛组织。

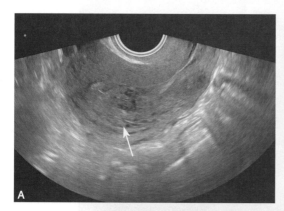
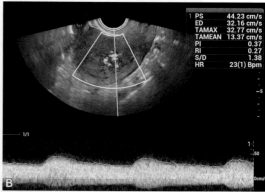
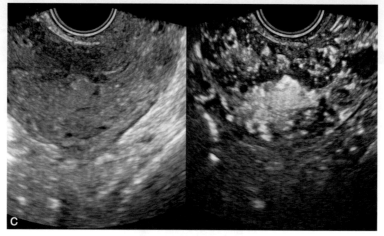

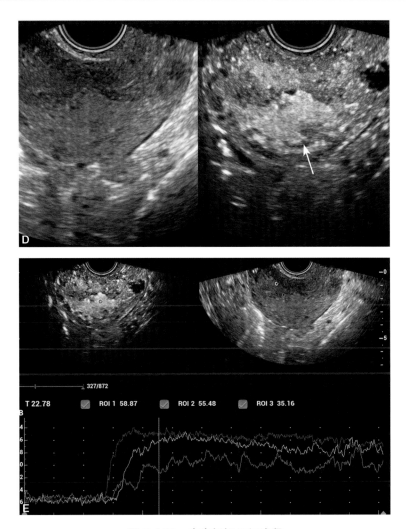

图 5-4-25　宫内妊娠组织残留

A. 二维超声图, 宫腔内等回声团块(箭); B. CDFI 图, 团块与子宫后壁间可见丰富血流信号; C. 增强早期超声造影图, 病灶呈片状较均匀高增强; D. 增强晚期超声造影图, 病灶呈持续性高增强(箭); E. TIC 图, 病灶的始增时间、达峰时间均早于子宫肌层和子宫内膜, 峰值强度高于子宫肌层和子宫内膜, 红色-病灶, 黄色-子宫肌层, 蓝色-子宫内膜。

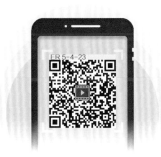

ER5-4-23　宫内妊娠组织残留超声造影动态图

■ 病例 2

1. 病历摘要　女,28 岁,人工流产术后 40 天,阴道不规则出血。

2. 超声检查

（1）二维超声:宫腔内可见不均质偏高回声包块,范围约 2.8cm×1.6cm×1.4cm,与宫底后壁分界不清,CDFI 示该包块与宫底后壁间可见丰富花色血流信号,RI:0.35。超声提示:宫腔内偏高回声包块,宫内妊娠组织残留物可能（图 5-4-26A、B）。

（2）超声造影:增强早期,宫腔内偏高回声自宫底后壁开始快速灌注,早于子宫肌层,达峰时呈较均匀高增强,边界较清晰,形态不规则,范围约 2.9cm×1.5cm×1.8cm,其边缘可见无灌注区;增强晚期,造影剂消退迟于子宫肌层,呈持续性高增强。超声造影提示:符合宫内妊娠组织残留超声造影表现（图 5-4-26C~E,ER5-4-24）。

3. 手术病理　胎盘绒毛及坏死退变的蜕膜组织。

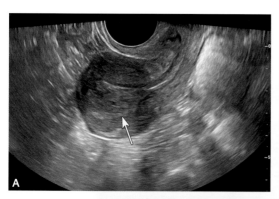
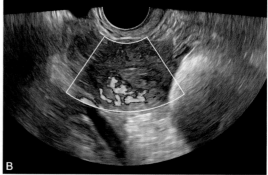
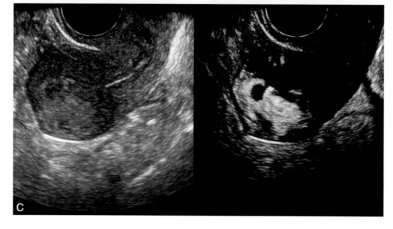

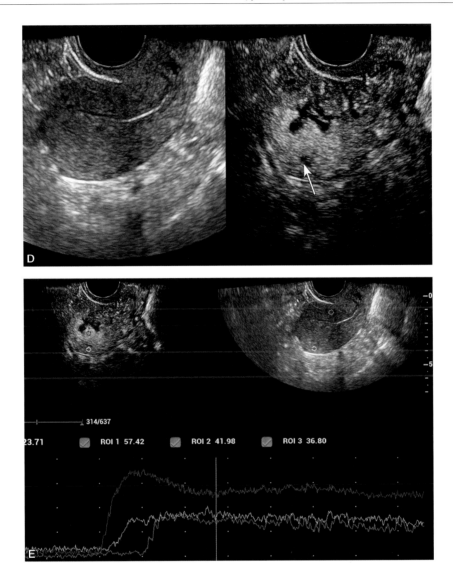

图 5-4-26　宫内妊娠组织残留

A. 二维超声图,宫腔内偏高回声团块(箭);B. CDFI 图,团块与宫底后壁间可见丰富血流信号;C. 增强早期超声造影图,病灶呈较均匀高增强,形态不规则,边缘可见无灌注区;D. 增强晚期超声造影图,病灶呈持续性高增强(箭);E. TIC 图,病灶的始增时间、达峰时间均早于子宫肌层,峰值强度高于子宫肌层,红色-病灶,黄色和蓝色-子宫肌层。

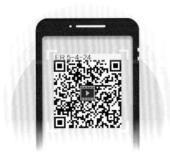

ER5-4-24　宫内妊娠组织残留超声造影动态图

▢ **病例 3**

1. 病历摘要　女，32 岁，G_4P_0，剖宫产后半年，部分胎盘植入子宫肌层，剥离困难，产后胎盘残留。平素月经规律，5/30。既往行子宫纵隔切除术，子宫动脉栓塞术，腹腔镜手术史。

2. 超声检查

（1）二维超声：子宫前位，增大，宫腔内可见不均质高回声团，范围约 4.3cm×4.1cm×3.4cm，边界清晰，内回声不均匀，可见钙化样强回声，CDFI 示其内及周边未见明显血流信号。超声提示：宫腔内高回声团，宫内胎盘残留可能（图 5-4-27A、B）。

（2）超声造影：宫腔内高回声团无明显灌注，与子宫肌层分界清晰，范围约 4.3cm×3.7cm×3.5cm。超声造影提示：符合陈旧性坏死组织超声造影表现（考虑胎盘残留，无活性）（图 5-4-27C、D，ER5-4-25）。

3. 手术病理　胎盘残留（陈旧性）。

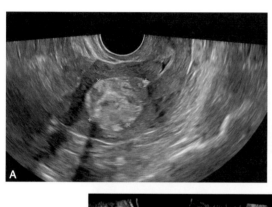
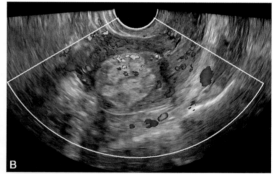
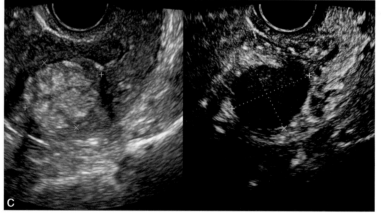

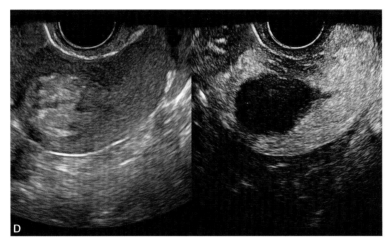

图 5-4-27　陈旧性胎盘残留

A. 二维超声图,宫腔内偏高回声团块,其内可见钙化灶;B. CDFI 图,团块内未见明显血流信号,其内钙化灶呈现彩色闪烁伪像;C. 增强早期超声造影图,病灶无灌注;D. 增强晚期超声造影图,病灶无灌注。

ER5-4-25　陈旧性胎盘残留超声造影动态图

四、分析小结

典型的葡萄胎超声造影呈"筛网"状灌注。不典型的葡萄胎声像图有时与不全流产伴胎盘水泡样变相似,超声造影也难以鉴别,需结合临床及实验室检查。

妊娠滋养细胞肿瘤与宫内妊娠组织残留、包块型宫角妊娠、包块型瘢痕妊娠等良性妊娠相关疾病在二维超声表现上容易混淆。超声造影时,由于妊娠滋养细胞肿瘤内过度增生的滋养细胞侵犯子宫肌层和破坏血管,被侵犯的肌层造影剂迅速灌注显影,呈弥漫性高增强,部分肿瘤因生长速度较快,中心部可见无灌注的坏死组织。包块型宫角妊娠或包块型瘢痕妊娠超声造影表现内部以无灌注为主,可见环状增强或局部树枝样增强。宫内妊娠物残留时,残余绒毛附着部位肌层血供丰富,超声造影呈局部高增强。

超声造影还可以通过观察病灶的灌注及消退的特征,对宫内残留组织的绒毛活性进行判断,对临床治疗有一定的指导意义。当病灶中绒毛或胎盘组织较多时,造影剂快速灌注显影,呈均匀或不均匀高增强;当病灶内大部分为机化坏死组织或血凝块时,则大部分无造影剂灌注,病灶内可见散在条状高增强。

（刘冬梅　杨敏）

第五节 妇科静脉超声造影研究现状及展望

超声造影(CEUS)技术被誉为超声发展史上的第三次革命,是当代超声医学领域发展最迅猛的技术之一。CEUS检查通过肘静脉注入微气泡造影剂来动态显示组织的微循环灌注,无创伤、无辐射、相对安全、操作简便、易重复,在显示组织微小结构血供和低速微血管方面有无可比拟的优势。近几年,CEUS技术快速发展,除了可以直接实时观察图像外,还可以通过对选定区域进行时间-强度曲线的半定量分析。目前,CEUS在肝脏疾病方面的应用已趋于成熟,在肾脏、胰腺、乳腺肿瘤,心脏及外周血管疾病等方面的应用价值也得到临床的广泛认可。随着大量的临床及实验研究在妇产科领域的开展,CEUS在妇科领域的应用也越来越广泛,并取得了较好的效果,展现出了较高的应用前景和临床应用价值。

一、超声造影技术在子宫肌瘤诊断及治疗中的应用

对子宫肌瘤与子宫腺肌瘤进行鉴别诊断,是CEUS在妇科领域最早的应用之一。通过比对子宫肌瘤与腺肌瘤的超声造影图像,分析两者血流灌注情况的不同,可以显著提高超声诊断的准确性。注射造影剂后,子宫肌瘤由于瘤体周围的假包膜处有较粗大的供血血管环,在增强早期表现为假包膜首先灌注,形成环状或半环状增强,然后造影剂向瘤体内部呈向心性的快速充盈,整个瘤体强化比较均匀;在增强晚期,由于瘤体内部造影剂消退较快,周围的假包膜血管内造影剂消退相对慢,形成环状高增强的典型表现。子宫腺肌瘤是由于子宫内膜腺体及间质组织侵入到正常肌层内形成的,无假包膜及周围血管环。因此,子宫腺肌瘤的超声造影表现为瘤体与周围正常肌层同步增强,同步消退,无明显界限,瘤体内部呈不均匀等增强或低增强,部分瘤体内可见点状或筛孔状的无灌注区。此外,超声造影可提高微小血管的显示率,动态观察子宫肌瘤的血供来源,判断其与子宫肌层的关系,从而显示子宫肌瘤的蒂部,对于黏膜下肌瘤与宫腔病变,以及浆膜下肌瘤与附件占位的鉴别诊断很有帮助。超声造影还可以应用于子宫肌瘤的非手术治疗,包括子宫动脉栓塞治疗,热消融治疗及高强度聚焦超声(high intensity focused ultrasound,HIFU)的术前评价和术后评估。子宫肌瘤消融或动脉栓塞术后,超声造影呈无灌注,之后瘤体逐渐萎缩变小,说明热消融和栓塞有效。

二、超声造影技术在子宫内膜病变诊断中的应用

目前,超声造影在子宫内膜病变诊断中的应用主要是对子宫内膜癌与子宫增生、内膜息肉等良性病变的鉴别诊断,以及对子宫内膜癌浸润深度及范围的评价。子宫内膜癌超声造影表现为"快进快出"的增强模式,造影后病灶范围常常大于二维超声显示的范围。尽管不同的宫腔良性病变(包括子宫内膜息肉、黏膜下肌瘤、子宫内膜增生等)超声造影表现不同,但其在增强早期均迟于子宫肌层灌注,早于或与子宫内膜同步。其中,子宫内膜息肉超声造影时,增强早期蒂血管首先增强(开始增强时间迟于子宫肌层,早于或与子宫内膜同步增强),之后瘤体迅速增强,呈高增强或等增强;增强晚期,造影剂消退期与子宫肌层同步或晚于肌层。子宫黏膜下肌瘤超声造影时,增强早期肌瘤周围的假包膜首先增强(开始增强时间迟于子宫肌层,早于或与子宫内膜同步增强),然后瘤体呈均匀或不均匀增强,增强晚期,瘤体内部消退时间早于子宫肌层,周围假包膜内造影剂消退时间迟于子宫肌层,呈典型的环状增强;超声造影可清晰显示黏膜下肌瘤的蒂血管及附着部位。子宫内膜增生超声造影时,其

增强模式与正常子宫内膜相同,与正常子宫内膜同步增强,同步消退。此外,超声造影可以较常规超声更清晰地显示子宫内膜癌病灶的范围及侵犯子宫肌层的深度,对子宫内膜癌进行分期。尤其对于Ⅰ期、Ⅱ期子宫内膜癌肌层及宫颈浸润情况的判断有较高的临床应用价值。

三、超声造影技术在宫颈病变中的应用

宫颈癌的超声造影表现主要为增强早期病灶快速增强,呈高增强,病灶范围大于常规超声显示范围;增强晚期造影剂快速消退。目前认为,超声造影有利于显示宫颈癌病灶及对周边组织侵犯的范围,对宫颈癌进行分期评估。另外,超声造影还可以用于宫颈癌化疗后疗效的评价。研究表明,对于化疗有效的肿瘤,造影时表现为造影剂灌注速度慢,达峰时间明显延长,峰值强度降低;而化疗无效的肿瘤,造影时表现为造影剂灌注速度快,峰值强度增高。

四、超声造影技术在卵巢及附件肿物诊断中的作用

卵巢肿瘤组织学类型繁多,超声造影可改善超声对肿瘤微血管的显示,提高卵巢良恶性肿瘤的鉴别诊断水平。卵巢恶性肿瘤 CEUS 多表现为增强早期快速不均匀增强,早于子宫肌层或与子宫肌层同步,呈等增强或高增强,以血管为中心向瘤体内部灌注,滋养血管粗大、扭曲、走行不规则,呈蟹足样或树枝状穿入瘤体,增强晚期造影剂消退快。卵巢良性肿瘤造影特点为大部分肿瘤内部呈均匀等增强或低增强,自周边向内部灌注,血管形态规则,增强时间晚于子宫肌层。附件区恶性病灶 CEUS 特点为快速增强快速消退、肿块内部增强不均匀。良性病灶多数表现为增强时间晚、较均匀增强,部分良性病灶内无增强。

五、超声造影技术在异常妊娠中的应用

造影剂有助于提高异位妊娠病灶血流及绒毛组织血流的显示,对异位妊娠包块内绒毛组织的进行定位。超声造影时,妊娠绒毛组织着床的部位血供丰富,造影剂随血流先到达受精卵着床部位,因此,受精卵着床部位首先强化。有活性的妊娠绒毛组织超声造影表现为持续的高增强,造影剂消退迟于子宫肌层。超声造影利于这些特征,可以敏感、直接地对各类异位妊娠,如子宫剖宫产瘢痕妊娠、输卵管异位妊娠、间质部妊娠等进行更为准确的诊断,提高异位妊娠的诊断准确率。还可作为异位妊娠保守治疗术后的评估和定位,无绒毛活性的组织超声造影表现为无增强区,有绒毛活性组织表现为持续的高增强区。此外,超声造影还可用于妊娠滋养细胞疾病的评价,恶性滋养细胞肿瘤,如侵蚀性葡萄胎或绒毛膜癌患者病灶呈快速高增强,病灶内呈持续的不均匀高增强,而葡萄胎病灶内血流信号较少,病灶呈网格样等增强或稍高增强。

六、超声造影技术在妇科领域应用的展望

超声造影技术飞速发展,已经成为超声医学领域的必然趋势。第三代超声造影剂已从微米级向纳米级发展,随着分子生物学技术与超声造影技术的联合,靶向性微泡造影剂是目前研究的最大热点。携带靶向药物的超声造影微泡作为一种基因转移载体,对目标病灶进行靶向治疗,将引领超声由诊断向治疗方向发展,将来可能在靶向肿瘤治疗及基因治疗中扮演重要角色,在临床妇科肿瘤的诊断与治疗有着巨大的应用前景。尽管目前超声造影剂缺乏在母胎方面的安全研究,尚不能应用于正常孕产妇,但对于一些需要治疗的异常妊娠已经

展现出其优势,超声造影剂对于孕产妇是否有潜在影响还需更多的临床实验。

（刘冬梅　杨敏）

参 考 文 献

1. 丰有吉,沈铿. 妇产科学[M]. 第 2 版,北京:人民卫生出版社,2013.

2. 谢红宁. 妇产科超声诊断学[M]. 北京:人民卫生出版社,2004.

3. 中国医师协会超声医师分会. 产前超声和超声造影检查指南[M]. 北京:人民军医出版社,2013.

4. 梁娜,吴青青. 静脉超声造影在妇科的应用及研究进展[J]. 中国医刊,2015,(50)7:22-26.

5. Wang Y J,Zhang P H,Zhang R,et al. Predictive Value of Quantitative Uterine Fibroid Perfusion Parameters From Contrast-Enhanced Ultrasound for the Therapeutic Effect of High-Intensity Focused Ultrasound Ablation [J]. J Ultrasound Med,2019,38(6):1511-1517.

6. Stoelinga B,Dooper A M C,Juffermans L J M,et al. Use of Contrast-Enhanced Ultrasound in the Assessment of Uterine Fibroids:A Feasibility Study[J]. Ultrasound Med Bio,2018,44(8):1901-1909.

7. Hoffmann R,Barletta G,Bardeleben S,et al. Analysis of left ventricular volumes and function:a multicenter comparison of cardiac magnetic resonance imaging,cine ventriculography,and unenhanced and contrast-enhanced two-dimensional and three-dimensional echocardiography[J]. J Am Soc Echocardiogr,2014,27(3):292-301.

8. Schellhaas B,Görtz R S,Pfeifer L,et al. Diagnostic accuracy of contrast-enhanced ultrasound for the differential diagnosis of hepatocellular carcinoma:ESCULAP versus CEUS-LI-RADS[J]. Eur J Gastroenterol Hepatol,2017,29(9):1036-1044.

9. Gaetke-Udager K,McLean K,Sciallis A P,et al. Diagnostic accuracy of ultrasound,contrast-enhanced CT,and conventional MRI for differentiating leiomyoma from leiomyosarcoma[J]. Acad Radiol,2016,23(10):1290-1297.

10. Pálsdóttir K,Epstein E. A Pilot Study on Diagnostic Performance of ontrast-Enhanced Ultrasonography for Detection of Early Cervical Cancer[J]. Ultrasound Med Biol,2018,44(8):1664-1671.

11. Meys E M,Kaijser J,Kruitwagen R F,et al. Subjective assessment versus ultrasound models to diagnose ovarian cancer:a systematic review and meta-analysis[J]. Eur J Cancer,2016,58:17-29.

12. Zheng W,Chen K,Peng C,et al. Contrast-enhanced ultrasonography vs MRI for evaluation of local invasion by cervical cancer[J]. Br J Radiol,2018,91(1091):20170858.

13. Papoutsoglou G,Giakoumakis T M,Balas C. Dynamic contrast enhanced optical imaging of cervix,in vivo:a paradigm for mapping neoplasia-related arameters. Conf Proc IEEE Eng[J]. Med Biol Soc,2013,2013:3479-3482.

14. 乐杰. 妇产科学[M]. 第 5 版. 北京:人民卫生出版社,2002.

15. 中国医师协会超声医师分会. 中国超声造影临床应用指南[M]. 北京:人民卫生出版社,2017.

16. 任芸芸,董晓秋. 妇产科超声诊断学[M]. 北京:人民卫生出版社,2019.

17. 姜玉新,张运. 超声医学[M]. 北京:人民卫生出版社,2016.

18. 郭君,梁蕾,刘焱,等. 超声造影鉴别诊断子宫内膜增生与早期子宫内膜癌[J]. 中国医学影像技术,2013,29(12):2020-2023.

19. 梁蕾,刘焱,梁媛,等. 超声造影在子宫内膜疾病诊断中的价值[J]. 临床超声医学杂志,2015,17(2):129-131.

20. 张丹,翟林,王茜,等. 育龄期妇女子宫内膜病变的声像图表现与病理分析[J]. 中华医学超声杂志(电子版),2018,15(1):59-65.

21. 高俊飞,谯朗,徐嘉,等. 子宫内膜病变超声造影图像特征分析[J]. 中国超声医学杂志,2019,35(12):1120-1122.

22. 中国抗癌协会妇科肿瘤专业委员会,周琦,吴小华,等.子宫内膜癌诊断与治疗指南(第四版)[J].中国实用妇科与产科杂志,2018,34(8):880-886.

23. Verbakel J Y,Mascilini F,Wynants L,et al. Validation of ultrasound strategies to assess tumor extension and to predict high-risk endometrial cancer in women from the prospective IETA(International Endometrial Tumor Analysis)-4 cohort[J]. Ultrasound Obstet Gynecol. 2020;55(1):115-124.

24. 毛永江,张新玲,郑荣琴,等.子宫内膜息肉的超声造影表现[J].中华医学超声杂志(电子版),2011(11):2361-2365.

25. 郑荣琴.妇科超声造影临床应用指南[J].中华医学超声杂志(电子版),2015,12(02):94-98.

26. 张彦宁,黄受方.WHO(2014)女性生殖器官肿瘤分类解读[J].诊断病理学杂志,2014(12):6-10.

27. 周先荣.2014年WHO卵巢上皮性肿瘤分类解读[J].实用妇产科杂志,2017(33):801-803.

28. 查文.超声造影在妇科瘤样病变诊断中的应用价值[J].中国妇幼保健,2013,(28):862-864.

29. 张晟,李春香,忻晓洁.超声造影对卵巢良恶性肿瘤鉴别诊断的研究进展[J].中国肿瘤临床,2013,40(7):420-422.

30. 张煜,周静,李明星,等.超声造影在卵巢肿瘤定性诊断中的临床价值[J].临床超声医学杂志,2013(06):48-50.

31. 李玲,周一波,吴美艳,等.卵巢肿瘤超声造影血流特征与肿瘤恶性程度的相关性研究[J].中华内分泌外科杂志,2018,12(2):150-153.

32. 秦伟芳,刘慧,向红,等.靶向与非靶向超声造影对卵巢癌血管生成拟态的对比研究[J].中国超声医学杂志,2017,326(12):73-76.

33. Sidhu P,Cantisani V,Dietrich C,et al. The EFSUMB Guidelines and Recommendations for the Clinical Practice of Contrast-Enhanced Ultrasound(CEUS)in Non-Hepatic Applications:Update 2017(Long Version)[J]. Ultraschall in der Medizin-European Journal of Ultrasound,2018:e2-e44.

34. 张莹,董晓静.超声造影在妇产科疾病诊断及治疗中的研究进展[J].临床超声医学杂志,2014,16(03):188-190.

35. 周毓青.妇科疾病超声诊断策略[J].中华医学超声杂志(电子版),2016,13(05):324-330.

36. Testa A C,Ferrandina G,Fruscella E,et al. The use of contrasted transvaginal sonography in the diagnosis of gynecologic diseases:a preliminary study. [J]. Journal of Ultrasound in Medicine,2005,24(9):1267-1278.

37. Fleischer AC,Lyshchik A,Jones HW Jr,et al. Contrast enhanced transvaginal sonography of benigh versus malignant ovarian mass:preliminary findings[J]. Ultrasound Med,2008,27(7):1011-1021.

38. Liu DM,Yang M,Wu QQ. Application of Ultrasonography in the diagnosis and treatment of cesarean scar pregnancy[J]. Clinica chimica Acta,2018,486:291-297.

39. 刘真真,戴晴.超声造影在妇科疾病中的应用及进展[J].中国医学影像技术,2005,21(12):1938-1940.

第六章

子宫输卵管超声造影

输卵管是精子与卵子结合形成受精卵后再被运送到子宫腔的唯一通道,因此输卵管异常是导致女性不孕的首要原因,也是异位妊娠发生的重要因素。输卵管肿瘤、输卵管炎症、积水、结核及粘连是输卵管阻塞的主要原因,其病理显示输卵管壁增厚、纤维组织增生、呈结节状改变。准确评估输卵管通畅性,有利于临床对不孕症患者采取有效的治疗。输卵管通畅性传统检查方法主要有盲视下输卵管通液术、超声下输卵管通液术、X 线下子宫输卵管碘油造影、腹腔镜下输卵管通液术、宫腔镜下输卵管通液术、子宫输卵管超声造影。子宫输卵管超声造影(hysterosalpingo-contrast sonography , HyCoSy)是近年来发展的超声新技术,是经非血管途径评价输卵管通畅性的安全、有效的检查方法,其以实时、无创、简单、可重复、诊断准确性高等优势在临床上应用越来越广泛。子宫输卵管超声造影是经宫腔置管注入造影剂后,使宫腔及输卵管腔充盈显影,在超声下实时动态观察子宫腔及输卵管形态、输卵管走行、造影剂在输卵管伞端溢出、盆腔弥散情况的一种检查方法。子宫输卵管超声造影目前有4D、3D、2D 模式,临床工作中常将 4D 和 2D 联合应用,从而提高了输卵管通畅性评估的准确性。各种输卵管通畅性检查方法优点和不足的比较如表 6-0-1 所示。

表 6-0-1 各种输卵管通畅性检查方法的优点和不足对比

检查方法	操作	输卵管可视性	诊断	麻醉	费时	安全性	价格
盲视下输卵管通液	便捷 可重复	输卵管不可见	主观性强 误诊率高	无	短	无创	低廉
超声下输卵管通液	便捷 可重复 要求操作者 技术水平	输卵管腔内 气泡、伞端液 体喷射可见, 但与周围组 织对比度差	较客观 基波条件下 2D 诊断尚明确	无	短	无创	低廉
X 线下输卵管碘油造影	便捷 必要时可重复	输卵管腔内 碘油、伞端碘 油弥散可见	客观 诊断较明确	无	长	X 线辐射、碘 油过敏反应、 腹膜刺激	低廉
腹腔镜下输卵管通液	烦琐 必要时可择 期重复操作 要求操作者 技术水平	输卵管外形 及伞部美蓝 液溢出可见, 管腔内部不 可见	客观 诊断明确 "金标准"	有	长	有创	昂贵

续表

检查方法	操作	输卵管可视性	诊断	麻醉	费时	安全性	价格
宫腔镜下输卵管通液	烦琐 必要时可择期重复操作 要求操作者技术水平	输卵管入口可见,其余部位不可见	较客观 无法明确输卵管远段梗阻部位	有	长	有创	昂贵
子宫输卵管超声造影	便捷 可重复 要求操作者技术水平	输卵管形态、管腔粗细、伞端造影剂溢出均可见	客观 谐波条件 4D/3D/2D 联合诊断明确	无	短	无创	适中

第一节　子宫输卵管超声造影临床应用

一、适应证

1. 疑有因输卵管阻塞的不孕症患者。
2. 人工授精前输卵管通畅性评估。
3. 输卵管结扎术后、输卵管再通术后、输卵管成形术后效果评估。
4. 输卵管妊娠保守治疗后,输卵管功能评估。
5. 拒绝接受碘油输卵管造影或碘油过敏者。

二、禁忌证

1. 内外生殖器官急性炎症、严重滴虫或念珠菌性阴道炎者。
2. 宫颈重度糜烂或分泌物较多者。
3. 月经期或子宫出血性疾病者。
4. 盆腔活动性结核、急性盆腔炎者。
5. 疑有妇科恶性病变者。
6. 对造影剂过敏者。
7. 严重全身性或心肺血管疾病者。

三、检查方法

(一)超声造影前患者准备

1. 经医生充分了解患者病史和既往相关检查结果,筛选为子宫输卵管超声造影检查适应证患者。
2. 接受常规妇科检查、白带悬液及阴道洁净度检查结果正常。
3. 被告知在月经干净后 3~7 天进行造影检查,造影检查前 3 天内禁性生活。
4. 签署超声造影检查知情同意书。
5. 常规行经阴道 2D 超声及 3D 超声检查,确定子宫和双卵巢位置及大小、宫腔形态、内膜厚度、子宫及卵巢活动度,排除盆腔恶性病变。
6. 宫腔置管前 30 分钟肌内注射间苯三酚 80mg 或阿托品 0.5mg。
7. 宫腔置管患者取膀胱截石位,常规消毒铺巾,用窥阴器暴露宫颈外口,碘伏消毒后,宫腔内置入 12 号双腔导管,球囊内注入生理盐水 1.2~1.5ml 卡在宫颈内口。

（二）仪器设备调节

彩色多普勒超声诊断仪,采用经阴道容积探头,配有超声造影软件。不同的设备所设条件有所不同,通常探头频率范围 3.0~9.0MHz,扫描角度范围 120°~180°,扫描帧频范围 0.9~1.3 帧/s,机械指数(MI)范围 0.10~0.15。

（三）造影剂配制

本书中采用的造影剂是注射用六氟化硫微泡。用 0.9% 生理盐水 5ml 稀释六氟化硫冻干粉末,震荡摇匀 20s,配制成微泡混悬液备用。

（四）操作步骤

1. 将套有无菌胶套的阴道探头轻轻置于患者阴道内,观察宫腔内球囊大小及位置,根据宫腔大小调整球囊容积,约占宫腔容积的 1/3,多数情况下球囊容积在 1.3ml 左右较适宜。

2. 在 2D 模式下选取适合的子宫横断面,该切面在 3D 模式预扫过程中可以观察到双侧宫角和双侧卵巢,即可将该切面设为造影初始平面,造影开始时,探头固定置于初始平面位置。

3. 用 20ml 注射器抽取 2~2.5ml 备用的微泡混悬液后,再加入 0.9% 生理盐水至 20ml 摇匀,将注射器连接到双腔导管注射接口。启动子宫输卵管超声造影 4D 模式 2s 后,开始推注造影剂,保持匀速推注。

4. **图像采集**

（1）4D-HyCoSy 图像采集:从向宫腔内注射造影剂开始到造影剂从输卵管伞端溢出的实时动态过程进行 4D-HyCoSy 图像采集,采集时长约 35~50s。

（2）3D-HyCoSy 图像采集:当造影剂从输卵管伞端溢出后进行 3D-HyCoSy 图像采集。3D-HyCoSy 图像采集是在 4D-HyCoSy 图像采集完成之后进行。3D-HyCoSy 为静态观察,可用于辅助性诊断分析,该图像在输卵管通畅性检查中不是必须采集的。

（3）2D-HyCoSy 图像采集:当完成 4D-HyCoSy 图像采集或 3D-HyCoSy 图像采集后,立即进行 2D-HyCoSy 追踪,启动同步造影成像模式(contrast imaging synchronous,CIS),即二维灰阶模式和二维造影模式同步双幅显示。首先快速观察双侧卵巢周围是否显示输卵管伞端溢出的造影剂环绕,然后再从子宫角输卵管起始处开始追踪造影剂在输卵管内显影、伞端溢出在卵巢周围弥散情况,对整个动态观察过程进行 2D-HyCoSy 图像采集,采集时长可根据追踪的结果而定,也可以分段采集。

5. 将置管球囊内生理盐水抽出、拔管。记录推注造影剂量、反流量、推注阻力及患者疼痛程度。嘱患者在休息间观察 15~30min,无异常反应后方可离开。

6. **图像分析**　回放并分析存储的 4D 和 2D 动态图像。

（1）4D-HyCoSy 图像分析:根据子宫输卵管超声造影检查的图像采集顺序及宫腔、输卵管显影特征,采取节段-时相-顺序分析方法。4D-HyCoSy 显影过程包括 5 个节段时相,即宫腔显影相、输卵管近段显影相、输卵管远段显影相、伞端溢出相及盆腔弥散相(ER6-1-1)。通过旋转 x、y、z 轴对输卵管形态进行 360° 全方位观察,按照宫腔-输卵管近段-输卵管远段-伞端溢出-盆腔弥散的顺序追踪造影剂在宫腔、输卵管及盆腔的流动轨迹,准确识别逆流征象及输卵管,判断输卵管通畅性。

（2）3D-HyCoSy 图像分析:由于 4D-HyCoSy 为动态观察宫腔及输卵管腔造影剂充盈情况,而 3D-HyCoSy 图像为静态采集,因此 3D-HyCoSy 可用于 4D-HyCoSy 图像后期处理分析,遵循节段-时相-顺序方法对 4D-HyCoSy 图像中的 5 个节段显影时相分别进行 3D-HyCoSy 图像采集(图 6-1-1),并呈现于临床,可作为临床医生对输卵管通畅程度的诊断依据。

ER6-1-1 输卵管通畅性显影时相

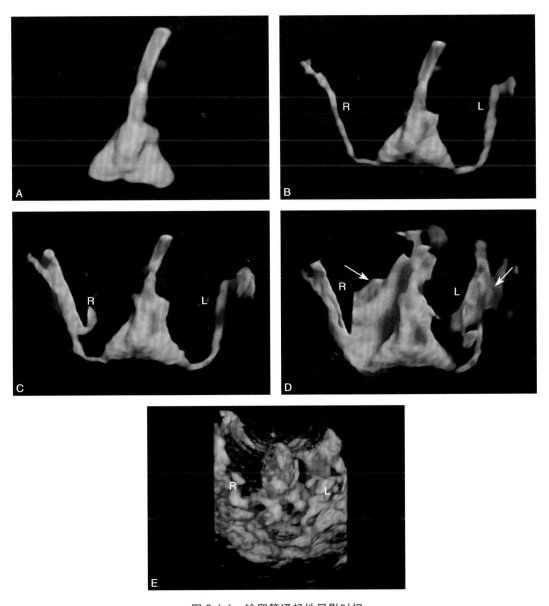

图 6-1-1 输卵管通畅性显影时相
A. 宫腔显影相;B. 输卵管近段显影相,R-右侧,L-左侧;C. 输卵管远段显影相,R-右侧,L-左侧;
D. 伞端溢出相,箭示伞端溢出,R-右侧,L-左侧;E. 盆腔弥散相,R-右侧,L-左侧。

（3）2D-HyCoSy 图像分析：2D-HyCoSy 是在完成 4D-HyCoSy 或 3D-HyCoSy 图像采集后进行的，此时造影剂已在宫腔、输卵管腔显影，并且从输卵管伞端溢出弥散到卵巢周围。由于造影剂从输卵管伞端溢出后，通常很快在盆腔弥散，而输卵管伞端距卵巢最近，因此首先可根据在卵巢周围弥散形成环状或半环状的显影特征，对 4D-HyCoSy 进行辅助诊断；其次，可根据 2D-HyCoSy 追踪结果与 4D-HyCoSy 成像结果对比吻合程度，弥补 4D-HyCoSy 成像因扫描角度造成的信息量缺失，以二者联合分析结果做出诊断，从而提高子宫输卵管超声造影评估输卵管通畅性的准确率（ER6-1-2）。

ER6-1-2　右侧输卵管远段不通、左侧输卵管
近端不通 2D-HyCoSy 追踪图

四、输卵管通畅性评估标准

（一）输卵管通畅

4D-HyCoSy 表现宫腔注药后输卵管快速全程显影，输卵管走行自然、柔顺，管径粗细均匀、光滑；输卵管伞端见大量造影剂溢出，呈"大片状"弥散（ER6-1-3~ER6-1-5），必要时可采集 3D-HyCoSy 图像；随后 2D-HyCoSy 可动态追踪全程显影的输卵管走行，可见输卵管伞端成片弥散的造影剂环绕在卵巢周边，子宫直肠陷凹及肠间隙可见造影剂弥散；推注造影剂无阻力，造影剂无反流或少量反流；患者无疼痛感或微痛感；子宫肌层及宫旁无明显造影剂逆流征象。

ER6-1-3　双侧输卵管通畅

ER6-1-4　左侧输卵管通畅

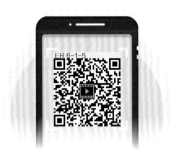

ER6-1-5　右侧输卵管通畅

（二）输卵管通而不畅

4D-HyCoSy 表现宫腔注药后输卵管缓慢全程显影,输卵管走行迂曲、扭曲或反折成角,局部纤细或呈结节状;输卵管伞端见少量造影剂溢出,呈"条状"或"水滴"样弥散(ER6-1-6~ER6-1-8),必要时可采集 3D-HyCoSy 图像;随后 2D-HyCoSy 可动态追踪全程显影的输卵管走行,可见输卵管伞端少量溢出的造影剂环状或半环状弥散于卵巢周边,子宫直肠陷凹及肠间隙可见少量造影剂弥散;推注造影剂阻力稍大,可随着造影剂推注量增加阻力逐渐减小,造影剂少~中量反流;患者疼痛明显,但逐渐缓解;子宫肌层局部及宫旁可有造影剂逆流征象。

ER6-1-6　双侧输卵管通而不畅

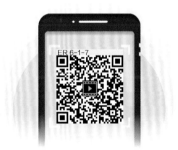

ER6-1-7　左侧输卵管通而不畅

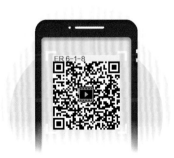

ER6-1-8　右侧输卵管通而不畅

（三）输卵管不通

当输卵管近端不通时，4D-HyCoSy 表现宫腔形态饱满，输卵管不显影，随后 2D-HyCoSy 动态追踪输卵管无显影。当输卵管中远段阻塞时，其近段显影、远段不显影、输卵管伞端无造影剂溢出（ER6-1-9 ~ ER6-1-11），随后 2D-HyCoSy 可动态追踪到造影剂在输卵管阻塞部位近段显影，远段无显影。当输卵管远端不通时，输卵管全程显影，远段多增粗、膨大，输卵管伞端无造影剂溢出，随后 2D-HyCoSy 可动态追踪到造影剂在输卵管全程显影。上述情况伞端均无造影剂溢出。推注造影剂阻力极大或加压不可推进，可见造影剂大量反流，患者疼痛难忍。子宫肌层及宫旁可见造影剂逆流征象。必要时可采集 3D-HyCoSy 图像。

ER6-1-9 双侧输卵管不通

ER6-1-10 左侧输卵管不通

ER6-1-11 右侧输卵管不通

五、临床应用及诊断技巧

子宫输卵管超声造影评估输卵管通畅程度操作便捷、安全、诊断迅速，但对操作者的技术水平有较高的要求。充分了解以下方面的影响因素并采取有效的技术方法，能大大提高输卵管通畅性诊断的准确率。

（一）宫腔置管球囊调控

宫腔置管时造成的内膜损伤或球囊充盈过大也会对 4D-HyCoSy 诊断结果产生影响。内膜损伤易增加造影剂在子宫肌层逆流的现象，影响图像质量、增加诊断难度。置管时球囊过大，易引起患者血管迷走神经反应，使患者过度疼痛和紧张，影响检查结果。另外，球囊过大则难与宫内口贴合，会出现造影剂沿宫颈管流出情况，无法达到诊断效果。因此，操作者置管时动作应熟练，避免损伤内膜。球囊内注入生理盐水量可控制在 1.3ml 左右，恰好卡在宫颈内口即可，待进行造影时，适度调整球囊大小，通常不超过 1.5ml 为宜，对于宫腔较大者，可适度增大球囊。

（二）造影剂推注速度控制

注射造影剂速度过快，会刺激输卵管产生痉挛，出现输卵管不通的假象，造成误诊。因此，在注药时建议采用缓慢-匀速-逐渐加速的给药方式，可避免因此造成的误诊情况发生。

（三）逆流征象辨别

子宫输卵管造影时造影剂微泡通过内膜组织间隙进入血管、淋巴管显影，该现象称为逆流征象，可单独出现于血管或淋巴管，也可二者同时出现。逆流是输卵管通畅性诊断的主要影响因素。逆流最早于输卵管碘油造影中发现，发病率约 7%，可导致发热、感染和疼痛，严重者可发生脑梗死和肺栓塞，甚至死亡。超声造影剂六氟化硫微泡也可产生逆流，发生率 27% 左右，但因其微气泡小、对肝肾无毒损伤、通过肺循环呼吸代谢，而不会引起上述严重并发症。发生逆流的原因可能与子宫内膜损伤、子宫腺肌症、宫腔粘连、盆腔炎等有关，也可能由于输卵管通而不畅或输卵管不通时推注造影剂的过程中因宫腔压力过大造成。当逆流征象明显或范围较大时，输卵管与宫旁血管不易鉴别，严重影响图像质量，易造成假阴性诊断。充分了解患者既往病史、优化调节仪器设备、调整球囊大小、控制注射造影剂速度可以减少逆流征象。另外，在识别输卵管和宫旁血管时，注意输卵管显影是起自子宫腔宫角部，粗细均匀，沿其走行向远端追踪，无分支，回声略高于逆流血管，而子宫旁血管与宫角不相通，有分支，呈粗细不均的短棒状或网状（图 6-1-2，ER6-1-12，图 6-1-3，ER6-1-13）。针对逆流情况可采取将 4D-HyCoSy 采集图像逐帧回放及剪切的分析方法，以增加识别能力，提高诊断准确率。

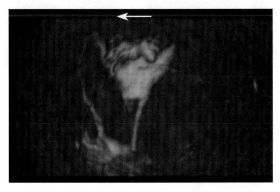

图 6-1-2　子宫输卵管超声造影子宫肌层逆流
征象（箭示宫底肌层逆流）

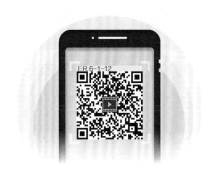

ER6-1-12　子宫输卵管超声造影
子宫肌层逆流征象

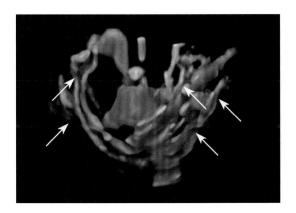

图 6-1-3　子宫输卵管超声造影宫旁逆流
征象（箭示宫旁逆流）

ER6-1-13　子宫输卵管超声造影
宫旁逆流征象

（四）输卵管伞端造影剂溢出及弥散识别

能否准确判断输卵管伞端是否有造影剂溢出是影响输卵管通畅性诊断的因素之一。输卵管通畅或通而不畅时,输卵管伞端可见造影剂溢出(图 6-1-4,图 6-1-5,ER6-1-14,ER6-1-15),多数情况下 4D-HyCoSy 图像能够明确输卵管伞端造影剂有无溢出,但当输卵管不通且伴宫旁逆流明显(图 6-1-6,ER6-1-16)或输卵管大量积液时(图 6-1-7A、B,ER6-1-17)易导致假阴性诊断。另外,当一侧输卵管通畅而另一侧不通时,通畅侧输卵管伞端造影剂溢出后可弥散到对侧导致假阴性诊断。针对上述情况可采取 4D-HyCoSy 图像采集后,迅速进入 2D-HyCoSy 的同步造影成像模式(CIS)模式进行扫查并采集动态图像,避免时间过长致对侧输卵管伞端喷出的造影剂弥散到该侧而影响诊断结果,同时可追踪输卵管走行并观察伞端有无造影剂溢出(ER6-1-18),结合 4D-HyCoSy 图像联合分析诊断,避免误诊。

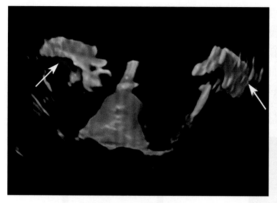

图 6-1-4　双侧输卵管伞端造影剂溢出(箭)

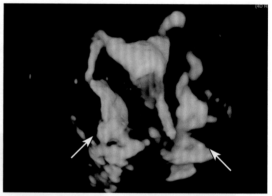

图 6-1-5　双侧输卵管伞端造影剂溢出(箭)

ER6-1-14　双侧输卵管伞端造影剂溢出

ER6-1-15　双侧输卵管伞端造影剂溢出

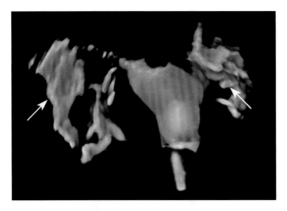

图 6-1-6　双侧宫旁逆流(似伞端溢出假象)(箭)

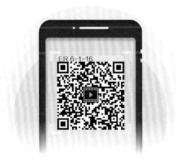

ER6-1-16　双侧宫旁逆流

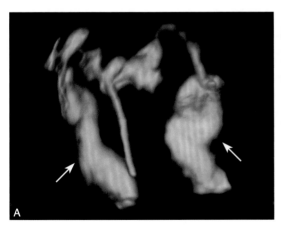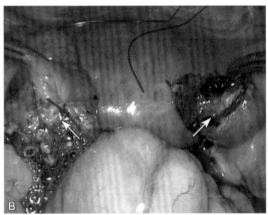

图 6-1-7　双侧输卵管大量积液

A.4D-HyCoSy 图,箭示似伞端弥散假象;B.腹腔镜图,箭示双侧输卵管积液,远段膨大。

ER6-1-17　双侧输卵管大量积液

ER6-1-18　双侧输卵管不通 2D-HyCoSy
追踪,与 ER6-1-16 为同一病例

六、常见不良反应及对策

目前未见应用 SonoVue 造影剂进行子宫输卵管超声造影引发过敏反应的报道。常见的不良反应有疼痛、恶心、呕吐、出冷汗、脸色苍白、血压下降、心动过缓、头晕,严重者可有胸闷、晕厥、抽搐。主要是由于宫腔置管时球囊过大、宫腔注药速度过快以及患者精神过度紧张引起血管迷走神经反应或刺激前列腺素释放使子宫收缩,一般情况下,患者休息20 分钟左右可自行缓解,无需特殊处理;较严重者,可立刻通知临床医生进行相应的治疗处理。患者如果对疼痛非常敏感或血管迷走神经易兴奋也可选择无痛输卵管超声造影检查。

第二节 子宫输卵管超声造影报告书写

子宫输卵管超声造影报告书写应尽可能为临床提供有价值的诊断信息。以下为子宫输卵管超声造影报告书写模板,供参考。

子宫输卵管超声造影报告书写模板

1. 患者基本信息

2. 二维、三维超声表现　子宫位置:□前位　□中位　□后位

　　　　　　　　　　　　移动度:□好　□欠佳　□差

　　　　　　　　　　　　左侧卵巢位于宫体:□上方　□前上方　□后上方

　　　　　　　　　　　　　　　　　　　　　□中外侧　□邻近　□远离 宫角

　　　　　　　　　　　　　　　　　　移动度:□好　□欠佳　□差

　　　　　　　　　　　　右侧卵巢位于宫体:□上方　□前上方　□后上方

　　　　　　　　　　　　　　　　　　　　　□中外侧　□邻近　□远离 宫角

　　　　　　　　　　　　　　　　　　移动度:□好　□欠佳　□差

　　　　　　　　　　　　冠状面示宫腔形态:□正常　□异常

3. 造影过程　宫腔置管,球囊容积□ml

　　　　　　匀速推注造影剂后患者疼痛:□明显　□不明显,推注阻力:□无
　　　　　　□小　□大

　　　　　　推注造影剂□ml,反流□ml

4. 超声造影表现　□左侧　□右侧　□输卵管未显影

　　　　　　　　左侧输卵管于宫腔显影后　□s 显影,管壁　□光滑　□欠光
　　　　　　　　滑　□不光滑,管腔内径　□正常　□纤细　□增宽,形态
　　　　　　　　□柔顺　□僵硬,走行　□自然弯曲　□迂曲　□反折成角。
　　　　　　　　伞端于□s　□大量　□少量　□未见　造影剂溢出。左侧卵
　　　　　　　　巢周围　□环状　□半环状　□未见造影剂弥散。

　　　　　　　　右侧输卵管于宫腔显影后　□s 显影,管壁　□光滑　□欠光滑
　　　　　　　　□不光滑,管腔内径　□正常　□纤细　□增宽,形态　□柔顺
　　　　　　　　□僵硬,走行　□自然弯曲　□迂曲　□反折成角

　　　　　　　　伞端于□s　□大量　□少量　□未见　造影剂溢出

　　　　　　　　左侧卵巢周围　□环状　□半环状　□未见造影剂弥散

　　　　　　　　盆腔造影剂弥散　□均匀　□不均匀

　　　　　　　　子宫肌壁间　□未见　□可见造影剂逆流征象

　　　　　　　　子宫旁　□未见　□可见造影剂逆流征象:□左侧　□右侧

5. 造影提示　左侧输卵管　□通畅　□通而不畅　□不通:□近端　□近段　□远
　　　　　　端　□远段

　　　　　　右侧输卵管　□通畅　□通而不畅　□不通:□近端　□近段　□远
　　　　　　端　□远段

6. 造影后注意事项　两周内不能同房、坐浴、游泳;遵医嘱口服消炎药;几天内出现
　　　　　　　　　少量血性分泌物属正常现象

第三节　子宫输卵管超声造影病例

■ 病例 1

1. 病历摘要　女,42 岁,G_6P_1,未避孕 1 年未孕,性激素六项正常,其丈夫精液检查正常。

2. 超声检查

(1) 二维超声:子宫后位,大小 4.8cm×4.6cm×4.0cm,肌壁回声均匀。内膜厚约 0.47cm,回声均匀,子宫与盆腔组织间移动度尚可。双侧卵巢大小正常,左侧卵巢位于宫体中外侧,邻近宫角,移动度欠佳,右侧卵巢位于宫体前外侧,邻近宫角,移动度欠佳。

(2) 三维超声:冠状面示宫腔形态正常,宫腔内未见明显异常回声,双侧宫角可见。

超声提示:子宫附件未见明显异常。

(3) 超声造影:宫腔膨大,双侧输卵管未显影,双卵巢周围及盆腔未见造影剂弥散 (ER6-3-1)。推注造影剂 7ml,反流 5ml,推注阻力大,加压不可推进,患者疼痛明显。

超声造影提示:双侧输卵管近端不通(图 6-3-1A)。

3. 宫腹腔镜　腹腔镜下双侧输卵管外观未见异常,宫腔置管注入美蓝液后双侧输卵管近端蓝染(图 6-3-1B),未见造影剂流入腹腔,阻力大。宫腔镜下双侧输卵管插管,再次注入美蓝液,阻力明显减小,双侧输卵管伞端均可见美蓝液流出。

手术结果:双侧输卵管近端不通。

ER6-3-1　双侧输卵管近端不通

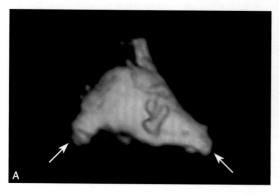
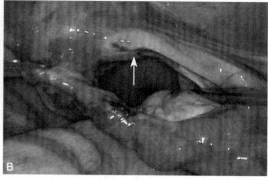

图 6-3-1　双侧输卵管近端不通

A.4D-HyCoSy 图,宫腔膨大,双侧输卵管未显影,箭示双侧宫角;B.腹腔镜下右侧
输卵管通液,右侧输卵管近端蓝染、不通(箭)

4. 诊断依据　4D-HyCoSy 与 2D-HyCoSy 均仅见宫腔显影、膨胀，双侧输卵管未显影，卵巢边缘及盆腔均未见造影剂弥散，造影剂推进少量且加压不可推进，反流量大，患者疼痛明显，符合双侧输卵管近端不通的超声造影表现。

▣ 病例 2

1. 病历摘要　女，29 岁，未避孕 1 年未孕，其丈夫未行精液检查。

2. 超声检查

（1）二维超声：子宫前位，大小 4.3cm×4.1cm×3.6cm，肌壁回声均匀。内膜厚约 0.60cm，回声均匀。子宫与盆腔组织间移动度好。双卵巢大小正常，右侧卵巢位于宫体中外侧，远离宫角，左侧卵巢位于宫体外上方，移动度差。

（2）三维超声：冠状面示宫腔形态正常，宫腔内未见明显异常回声，双侧宫角可见。

超声提示：子宫附件未见异常。

（3）超声造影：右侧输卵管于第 4 秒开始显影，走行弯曲，形态尚柔顺，伞端第 9 秒可见造影剂喷射入盆腔；左侧输卵管于第 8 秒开始显影，近段纤细，走行稍弯曲，形态柔顺，伞端第 23 秒可见少量造影剂溢入盆腔；右侧卵巢周围可见造影剂呈半环状强回声弥散，左侧卵巢周围可见造影剂呈断续环状强回声弥散，盆腔弥散不均匀（图 6-3-2A、B，ER6-3-2）。推注造影剂 20ml，无反流，推注无阻力，患者疼痛不明显。

超声造影提示：右侧输卵管通畅，左侧输卵管通而不畅（图 6-3-2C）。

3. 宫腹腔镜　患者未行宫腹腔镜检查，输卵管造影后 6 个月自然受孕。

ER6-3-2　右侧输卵管通畅，左侧输卵管通而不畅

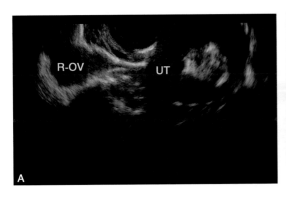
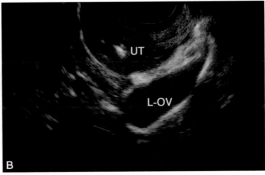

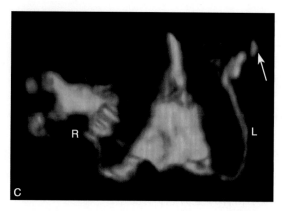

图 6-3-2　右侧输卵管通畅,左侧输卵管通而不畅

A.右侧卵巢周围造影剂环状弥散,UT-子宫,R-OV-右侧卵巢;B.左侧卵
巢周围造影剂断续环状弥散,UT-子宫,L-OV-左侧卵巢;C.4D-HyCoSy 图,
R-右侧,L-左侧,箭示少量造影剂呈"雨滴"状溢出。

4.诊断依据　右侧输卵管形态、走行未见明显异常,伞端造影剂呈大片状弥散,符合右侧输卵管通畅超声造影表现;左侧输卵管近端纤细,显影及伞端弥散均晚于右侧输卵管,伞端溢出量少,呈"雨滴"状,左侧卵巢周围断续环状强回声弥散,符合输卵管通而不畅超声造影表现。

■ 病例 3

1.病历摘要　女,27 岁,未避孕 1 年未孕。

2.超声检查

(1)二维超声:子宫前位,大小 5.1cm×4.6cm×3.8cm,肌壁回声均匀。内膜厚约 0.91cm,回声均匀。子宫与盆腔组织间移动度好。双卵巢大小正常,双卵巢位于宫体后外侧,远离宫角,移动度好。

(2)三维超声:冠状面示宫腔形态正常,宫腔内未见明显异常回声,双侧宫角可见。

超声提示:子宫附件未见明显异常。

(3)超声造影:左侧输卵管于第 3 秒开始显影,稍细,管壁光整,粗细均匀,走行稍弯曲,形态柔顺,伞端第 6 秒可见造影剂溢入盆腔;右侧输卵管于第 9 秒开始显影,稍细,管壁光整,粗细均匀,近段走行反折、成角,形态柔顺,伞端第 11 秒可见造影剂溢入盆腔;双卵巢周围可见造影剂呈断续环状强回声弥散,盆腔弥散尚均匀(图 6-3-3A、B,ER6-3-3)。推注造影剂 20ml,反流 5ml,推注阻力大,加压可推进,患者疼痛明显。

超声造影提示:双侧输卵管通而不畅(图 6-3-3C)。

3.宫腹腔镜　患者未行宫腹腔镜检查。

ER6-3-3　双侧输卵管通而不畅 4D-HyCoSy 图

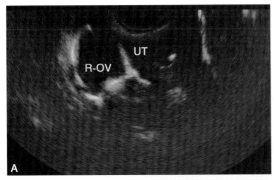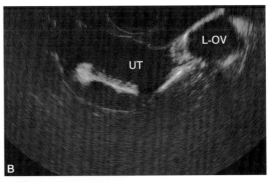
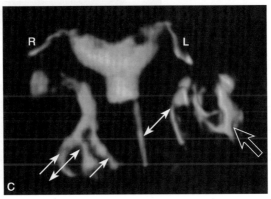

图 6-3-3 双侧输卵管通而不畅

A.右侧卵巢周围造影剂断续环状弥散,UT-子宫,R-OV-右侧卵巢;B.左侧卵巢周围造影剂断续环状弥散,UT-子宫,L-OV-左侧卵巢;C.4D-HyCoSy 图,双侧输卵管伞端可见条状(实心箭)、雨滴状(双箭)及小片状(空心箭)造影剂溢出,L-左侧,R-右侧。

4.诊断依据 双侧输卵管稍细,右侧输卵管近段多次反折、成角,伞端造影剂溢出少,呈条状弥散,左侧输卵管伞端溢出量少,呈小片状弥散,双侧卵巢周围断续环状强回声弥散,推注阻力大,有反流,患者疼痛明显,符合双侧输卵管通而不畅超声造影表现。

病例 4

1.病历摘要 女,42 岁,G_5P_1,未避孕半年未孕,监测排卵有优势卵泡,男方精液活力下降。

2.超声检查

(1)二维超声:子宫后位,大小 4.5cm×5.7cm×4.2cm,肌壁回声不均匀,肌壁间可见多个低回声结节,较大者位于右侧壁,大小约 2.0cm×1.6cm×1.7cm。内膜厚约 0.63cm,回声均匀。子宫与盆腔组织间移动度好。双卵巢大小正常,双卵巢位于宫体外下侧,远离宫角,移动度好。

(2)三维超声:冠状面示宫腔形态正常,宫腔内未见明显异常回声,双侧宫角可见。

超声提示:子宫多发肌瘤。

(3)超声造影:右侧输卵管于第 1 秒开始显影,管壁光整,近段粗细均匀,形态柔顺,远段增粗,走行迂曲,伞端第 24 秒可见造影剂溢入盆腔;左侧输卵管于第 2 秒开始显影,管壁欠光整,走行僵直,粗细不均,近段纤细、远段膨大,伞端未见造影剂溢入盆腔;右侧卵巢周围可见造影剂呈环状强回声弥散,左侧卵巢周围未见造影剂弥散,盆腔弥散不均匀(ER6-3-4)。推注造影剂 15ml,反流 4ml,推注阻力大,加压可推进,患者疼痛明显。

超声造影提示:右侧输卵管通而不畅,左侧输卵管远段不通(图 6-3-4)。

3. 宫腹腔镜　宫腔内置管注入美蓝液,腹腔镜下见右侧输卵管伞端少量美蓝液流入腹腔,左侧输卵管伞端未见美蓝液流出,宫腔镜下将分别将导管置入右侧、左侧输卵管开口,推注美蓝液后,均可见美蓝液反流(ER6-3-5)。

手术结果:右侧输卵管通而不畅,左侧输卵管远段梗阻。

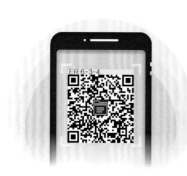

ER6-3-4　右侧输卵管通而不畅,
左侧输卵管远段不通

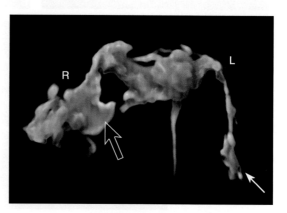

图 6-3-4　右侧输卵管通而不畅,左侧输卵管远段
不通,右侧输卵管伞端缓慢片状溢出(空心箭),左
侧输卵管远段增粗、膨大,可见盲端(实心箭),
R 右侧,L 左侧。

ER6-3-5　宫腔镜下输卵管通液图

4. 诊断依据　右侧输卵管远段增粗、迂曲,伞端溢出晚、量少,呈小片状弥散,右侧卵巢周围可见造影剂呈环状强回声弥散,左侧输卵管近段纤细,远段膨大,走行僵直,伞端未见造影剂溢出,左侧卵巢周围未见造影剂弥散。推注阻力大,有反流,加压可推进,患者疼痛明显,符合右侧输卵管通而不畅、左侧输卵管远段不通超声造影表现。

▣ 病例 5

1. 病历摘要　女,27 岁,G_1P_0,未避孕 7 个月未孕,1 年前超声提示左附件区肿物,男方检查无明显异常。

2. 超声检查

（1）二维超声：子宫前位，大小 3.7cm×3.9cm×3.6cm，肌壁回声均匀。内膜厚约 0.53cm，回声均匀。子宫与盆腔组织间移动度好。双卵巢大小正常，右侧卵巢位于宫体后上方，远离宫角，移动度好，左侧卵巢位于宫体中外侧，远离宫角，移动度差。左附件区左侧卵巢内侧可见一无回声，大小约 3.6cm×3.3cm。

（2）三维超声：冠状面示宫腔形态正常，宫腔内未见明显异常回声，双侧宫角可见。

超声提示：左附件区无回声。

（3）超声造影：右侧输卵管于第 6 秒开始显影，走行上举，中段反折、成角，伞端第 12 秒可见少量造影剂溢出，呈小片状弥散；左侧输卵管于第 6 秒开始显影，管壁光整，粗细不均匀，远段迂曲、膨大，伞端未见造影剂溢入盆腔；双侧卵巢周围均未见造影剂弥散，盆腔可见造影剂弥散，弥散不均匀（ER6-3-6，图 6-3-5A、B）。推注造影剂 20ml，阻力小，无反流，患者轻度疼痛。

超声造影提示：左侧输卵管积液，右侧输卵管通而不畅（图 6-3-5C、D）。

3. 宫腹腔镜　腹腔镜下可见子宫表面弥漫性水泡样慢性炎症表现，左侧输卵管迂曲增粗，未见伞端结构，与左侧卵巢粘连成团，并与左侧盆壁致密粘连。宫腔镜下将导管置入左侧输卵管开口，推注美蓝液，美蓝液流入增粗的输卵管内，未见美蓝液流入腹腔（图 6-3-5E）。将导管置入右侧输卵管开口，推注美蓝液，右侧伞端可见少量美蓝液流入腹腔。

手术结果：左侧输卵管不通积液，右侧输卵管通而不畅。

ER6-3-6　左侧输卵管积液，右侧输卵管通而不畅

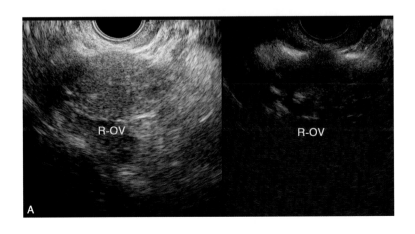

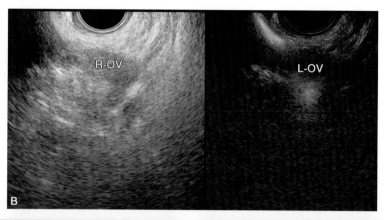

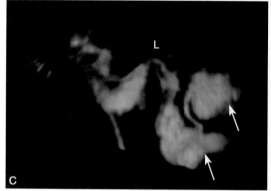

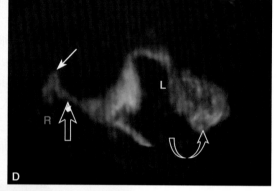

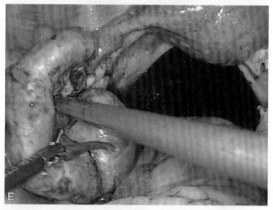

图 6-3-5　左侧输卵管积液，右侧输卵管通而不畅

A. 右侧卵巢周围未见造影剂弥散，R-OV 右侧卵巢；B. 左侧卵巢周围未见造影剂弥散，L-OV 左侧卵巢；C. 4D-HyCoSy 图，L-左侧，左侧输卵管粗细不均，走行迂曲，远段膨大（箭）；D. 与 C 不同角度 4D-HyCoSy 图，右侧输卵管上举（空心箭），中段反折、成角（实心箭），左侧输卵管积液（空心弯箭），L-左侧，R-右侧；E. 腹腔镜下左侧输卵管通液，左侧输卵管增粗，未见美蓝液流出。

4. 诊断依据　右侧输卵管上举、反折、成角，伞端造影剂溢出量少，符合输卵管通而不畅超声造影表现，右侧卵巢周围未见造影剂弥散可能由于输卵管上举伞端未指向卵巢或卵巢位于远场造影剂弥散量少而未显影所致。左侧输卵管远段迂曲、膨大，随着造影剂推进量的增加逐渐加大，伞端无造影剂溢出。此例虽然左侧输卵管不通，但推注阻力小，无反流，患者轻度疼痛，主要是因为输卵管长期较大量积液，所推注的造影剂未引起输卵管张力增加，符合左侧输卵管不通伴积液超声造影表现。不能只根据推注造影剂时无阻力、无反流诊断输卵管通畅。

■ **病例 6**

1. 病历摘要　女,30 岁,未避孕半年未孕。

2. 超声检查

（1）二维超声：子宫前位,大小 4.1cm×4.3cm×3.5cm,肌壁回声均匀。内膜厚约 0.61cm,回声均匀。子宫与盆腔组织间移动度好。双卵巢大小正常,双卵巢位于宫体中外侧,远离宫角,移动度好。

（2）三维超声：冠状面示宫腔形态正常,宫腔内未见明显异常回声,双侧宫角可见。

超声提示：子宫附件未见明显异常。

（3）超声造影：左侧输卵管于第 1 秒开始显影,管壁光整,粗细欠均匀,走行迂曲,形态柔顺,伞端第 8 秒可见造影剂溢入盆腔;右侧输卵管于第 1 秒开始显影,管壁光整,粗细均匀,走行稍弯曲,形态柔顺,伞端第 4 秒可见造影剂喷射入盆腔;双卵巢周围可见造影剂呈环状强回声弥散,盆腔弥散尚均匀(ER6-3-7)。推注造影剂 20ml,阻力小,反流 2ml,患者轻度疼痛。

超声造影提示：右侧输卵管通畅,左侧输卵管通而不畅(图 6-3-6)。

3. 宫腹腔镜　宫腔镜下双侧输卵管开口清晰可见,将导管置入左侧输卵管开口,推注美蓝液,阻力大,可见反流,反复推注后,阻力减小。将导管置入右侧输卵管开口,推注美蓝液顺畅,无阻力,无反流。

手术结果：右侧输卵管通畅,左侧输卵管通而不畅。

ER6-3-7　右侧输卵管通畅,
左侧输卵管通而不畅

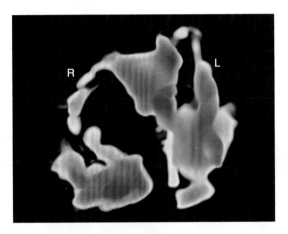

图 6-3-6　右侧输卵管通畅,左侧输卵管通而
不畅,R-右侧,L-左侧

4. 诊断依据　左侧输卵管粗细不均、走行迂曲,伞端造影剂溢出时间晚、速度慢、量少,呈小片状弥散,左侧卵巢周围可见造影剂呈环状强回声弥散,右侧输卵管形态正常,伞端造影剂溢出时间早、速度快、量大,呈大片状弥散,右侧卵巢周围可见造影剂呈环状强回声弥散。符合右侧输卵管通畅、左侧输卵管通而不畅超声造影表现。

■ **病例 7**

1. 病历摘要　女,32 岁,半年前行腹腔镜下右侧输卵管壶腹部妊娠开窗取胚术、双侧卵巢畸胎瘤剥除术。未避孕 5 个月未孕就诊。

2. 超声检查

（1）二维超声：子宫前位,大小 4.1cm×4.3cm×3.8cm,肌壁回声均匀。内膜厚约

0.65cm,回声均匀。子宫与盆腔组织间移动度差。双卵巢大小正常,位于宫体中外侧,远离宫角,移动度差,双卵巢内均可见多发点状、斑块状强回声。

(2)三维超声:冠状面示宫腔形态正常,宫腔内未见明显异常回声,双侧宫角可见。

超声提示:双卵巢内强回声(考虑钙化灶)。

(3)超声造影:左侧输卵管于第1秒开始显影,右侧输卵管于第4秒开始显影,双侧输卵管增粗,以右侧为著,粗细不均,形态僵硬,右侧输卵管走行多次反折、成角,左侧走行迂曲,远段膨大,伞端均未见造影剂溢入盆腔,双卵巢周围及盆腔未见造影剂弥散(ER6-3-8)。推注造影剂20ml,反流8ml,推注阻力大,加压不可推进,患者疼痛明显。

超声造影提示:双侧输卵管不通伴积液(图6-3-7A)。

3. 宫腹腔镜 腹腔镜下可见双侧输卵管增粗,右侧输卵管与子宫及盆壁粘连,走行多次反折、成角,左侧输卵管与盆壁粘连,走行迂曲。宫腔置管后推注美蓝液,双侧输卵管伞端均未见美蓝液流入腹腔(图6-3-7B)。宫腔镜下双侧输卵管口清晰可见,将导管分别置于左、右侧输卵管口,推注美蓝液,推注阻力大,可见反流,双侧伞端均未见美蓝液流入腹腔。

手术结果:双侧输卵管不通、积液。

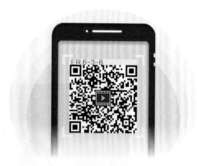

ER6-3-8 双侧输卵管不通伴积液

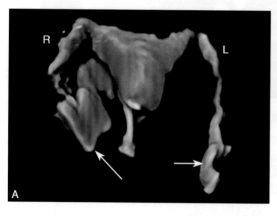
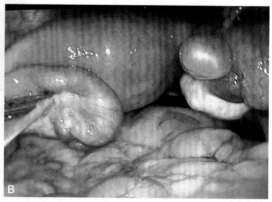

图6-3-7 双侧输卵管不通伴积液
A. 4D-HyCoSy图,右侧输卵管远段增粗,走行多次反折、成角(长箭),左侧输卵管远段增粗,
走行迂曲(短箭),R-右侧,L-左侧;B. 腹腔镜下输卵管通液,双侧输卵管增粗、蓝染,伞端均
未见美蓝液流入腹腔。

4. 诊断依据 双侧输卵管增粗、粗细不均、形态僵硬,远段膨大,呈盲端,双侧伞端均未见造影剂溢入盆腔。双卵巢周围及盆腔均未见造影剂弥散。造影剂推进量少、有反流、患者疼痛明显,符合双侧输卵管不通伴积液超声造影表现。

📖 病例小结1：

输卵管通畅性的判断首先应采用时相节段顺序法全面而细致的多角度观察与分析图像,另外需多种模式联合观察、相互印证,还要结合造影剂推注阻力、反流量及患者疼痛程度综合评估。输卵管通畅、通而不畅、不通鉴别要点见表6-3-1(图6-3-8A~C)。

表6-3-1 输卵管通畅、通而不畅、不同的超声造影鉴别诊断

参数	通畅	通而不畅	不通
输卵管显影范围	全程	全程	近端不通:不显影 中远段不通:阻塞近段显影、阻塞远段不显影 远端:全程
伞端造影剂溢出	有	有	无
伞端造影剂溢出速度	快	慢	—
伞端造影剂溢出量	大	少或中	—
伞端造影剂溢出形状	大片状	水滴状、小片状、条状	—
卵巢周围及盆腔造影剂弥散	有	有	无
推注阻力	无或小	依通而不畅程度不同而不同	大
反流量	无或少量	依通而不畅程度不同而不同	大
患者疼痛度	无或轻微	依通而不畅程度不同而不同	剧烈

注:①通畅与通而不畅诊断困难时,输卵管形态有助于二者鉴别,当输卵管呈过长、迂曲、扭曲、盘曲、纤细、增粗、反折成角、膨大、僵硬等形态时,判断通而不畅的可能性达95%(图6-3-9A~L);②当输卵管不通伴大量积液或逆流明显时,推注阻力可小或无、反流量可少或无、患者疼痛可轻或无。

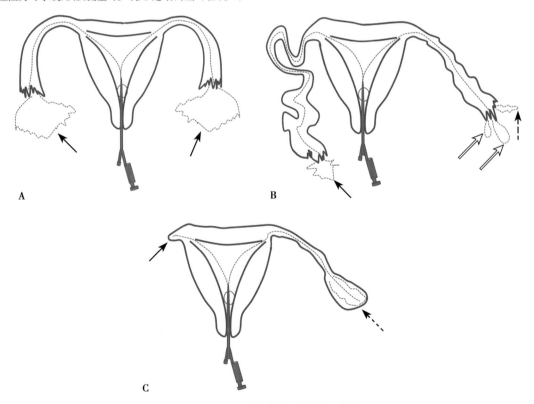

图6-3-8 双侧输卵管通畅性示意图

A.双侧输卵管通畅,双侧伞端大片状溢出(箭);B.双侧输卵管通而不畅,右侧输卵管伞端小片状溢出(实心箭),左侧输卵管伞端"雨滴"状(空心箭)、条状溢出(虚线箭);C.双侧输卵管不通,右侧输卵管近端不通(实心箭),左侧输卵管积液,远段膨大,可见盲端(虚线箭)。

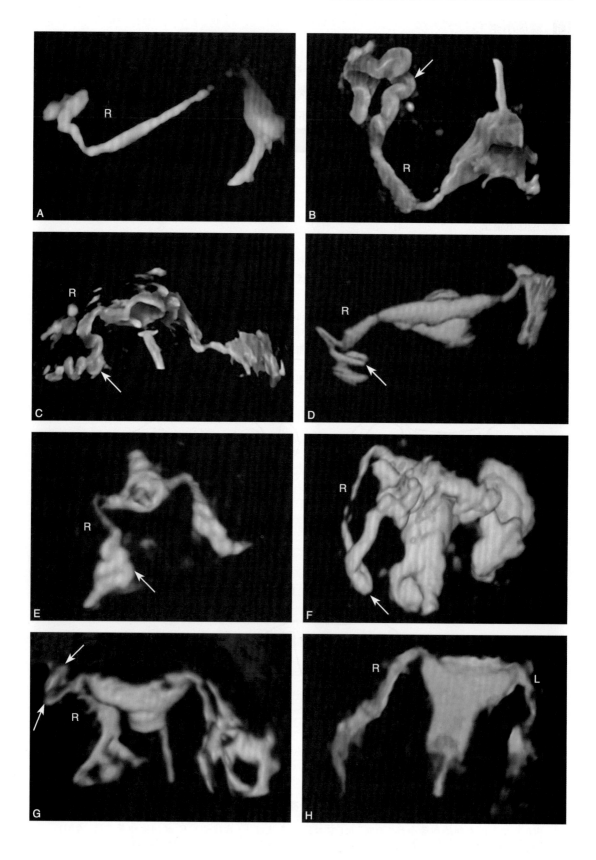

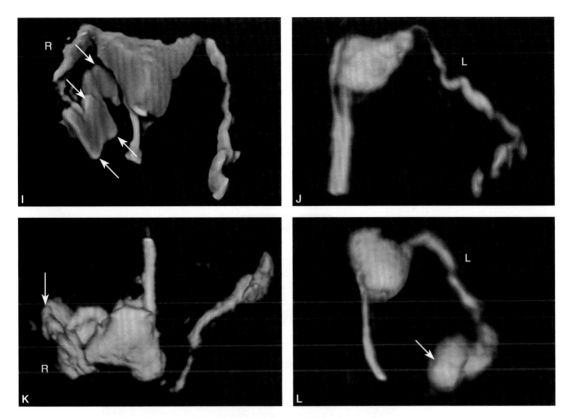

图 6-3-9　输卵管形态

A. 右侧输卵管过长,R-右侧;B. 右侧输卵管迂曲(箭),R-右侧;C. 右侧输卵管迂曲(箭),R-右侧;
D. 右侧输卵管盘曲(箭),R-右侧;E. 右侧输卵管盘曲(箭),R-右侧;F. 右侧输卵管反折成角(箭),
R-右侧;G. 右侧输卵管反折成角(箭),R-右侧;H. 双侧输卵管僵硬,葡匐于盆壁,R-右侧,L-左侧;
I. 右侧输卵管反折成角(箭),R-右侧;J. 左侧输卵管纤细、迂曲;K. 右侧输卵管扭曲(箭),R-右侧;
L. 左侧输卵管增粗、膨大(箭),L-左侧。

▣ 病例 8

1. 病历摘要　女,38 岁,10 年前行人工流产,现因未避孕未怀孕 3 年余就诊。

2. 超声检查

(1) 二维超声:子宫前位,大小 3.9cm×3.7cm×3.0cm,肌壁回声均匀。内膜厚约
0.39cm,回声均匀。子宫与盆腔组织间移动度差。左侧卵巢大小正常,位于宫体中外侧,远
离宫角,移动度差。右侧卵巢似可见,大小约 1.4cm×0.6cm,位于宫体中外侧,远离宫角,移
动度差。右附件区可见管状无回声,范围约 2.5cm×1.0cm。

(2) 三维超声:冠状面示宫腔形态正常,宫腔内未见明显异常回声,双侧宫角可见。

超声提示:右附件区无回声(右侧输卵管积液可能)。

(3) 超声造影:左侧输卵管于第 2 秒开始显影,形态僵硬,粗细不均,中段走行反折成
角、远段盘曲,第 13 秒伞端可见少量造影剂溢出;右侧输卵管于第 4 秒开始显影,形态僵硬,
粗细不均,中段走行扭曲,远段走行迂曲、增粗、膨大,伞端未见造影剂溢入盆腔。右侧卵巢
周围未见造影剂弥散(图 6-3-10A),左侧卵巢周围可见环状强回声造影剂弥散(图 6-3-
10B),盆腔弥散不均匀(ER6-3-9)。推注造影剂 17.5ml,反流 1ml,推注阻力稍大,加压可推

进,患者轻度疼痛。

　　超声造影提示:右侧输卵管不通伴积液,左侧输卵管通而不畅(图6-3-10C)。

　　3. 宫腹腔镜　子宫前壁与膀胱后壁广泛粘连,子宫右侧与右侧输卵管粘连,右侧输卵管远段膨大。子宫腔内注入美蓝液,见左侧伞端有少量美蓝液流出(图6-3-10D),右侧输卵管蓝染。宫腔镜下置输卵管导管于左侧输卵管开口处,推入美蓝液20ml,感阻力稍大,反复推注美蓝液,感阻力稍小,美蓝液自左侧输卵管伞端流出,导管置于左侧输卵管开口处,推入美蓝液20ml,右侧伞端未见美蓝液流出,行伞端造口成形术。

　　手术结果:右侧输卵管不通伴积液,左侧输卵管通而不畅。

ER6-3-9　右侧输卵管不通伴积液,左侧输卵管通而不畅

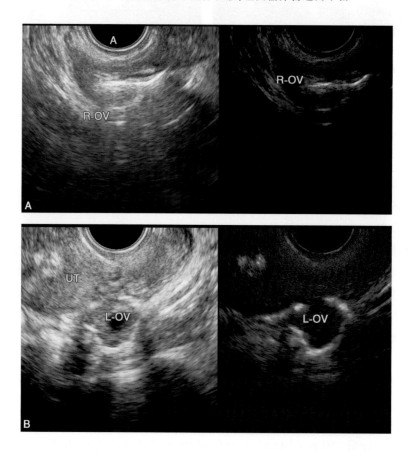

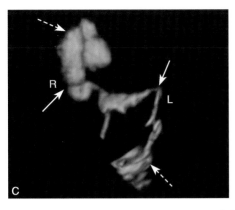
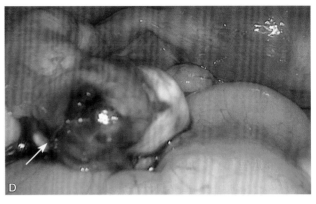

图 6-3-10 右侧输卵管不通伴积液,左侧输卵管通而不畅

A.左侧卵巢周围造影剂环状弥散,R-OV-右侧卵巢;B.右侧卵巢周围造影剂环状弥散,UT-子宫,
L-OV-左侧卵巢;C.4D-HyCoSy 图,右侧输卵管粗细不均,中段走行扭曲(实线箭),远段增粗、走行
迁曲、膨大(虚线箭),左侧输卵形态僵硬,粗细不均,走行反折成角(实线箭)、远段盘曲(虚线箭);
D.腹腔镜下左侧输卵管通液,左侧输卵管伞端可见少量美蓝液溢出(箭)。

4. 诊断技巧 输卵管积液时,远段膨大部易与伞端造影剂大片状弥散混淆(图 6-3-
11A),此时应旋转图像,尽量避免输卵管重叠,然后按时相节段顺序法追踪至输卵管末端。
输卵管积液时末段膨大,形态规则,边界清楚,有体积感,无造影剂溢出(图 6-3-11B,ER6-3-
10),伞端大片状弥散时形态不规则,任何角度观察均呈片状,无体积感。

ER6-3-10 右侧输卵管不通伴积液

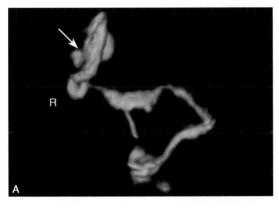
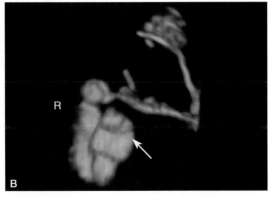

图 6-3-11 右侧输卵管不通伴积液

A.4D-HyCoSy 图,箭示似伞端弥散,R-右侧;B.不同角度 4D-HyCoSy 图,
调整角度后显示右侧输卵管远段膨大、呈盲端(箭),R-右侧。

☐ **病例 9**

1. 病历摘要　女,36 岁,痛经,人工流产 2 次,现因未避孕未怀孕 2 年余就诊。

2. 超声检查

（1）二维超声:子宫前位,大小 5.9cm×6.0cm×4.9cm,肌壁回声不均匀,以后壁为著,后壁与前壁之比 2.9∶1.6,肌壁间可见"栅栏状"高回声,左前壁可见一低回声结节,大小约 1.1cm×1.0cm×1.1cm。内膜厚约 0.42cm,回声欠均匀。子宫与盆腔组织间移动度欠佳。左侧卵巢大小正常,位于宫体后外侧,邻近宫角,移动度欠佳。右侧卵巢大小正常,位于宫体中外侧,邻近宫角,移动度好。

（2）三维超声:冠状面示宫腔底部略向内凹陷,凹陷深度约 0.78cm,宫腔内未见明显异常回声,双侧宫角可见。

超声提示:符合子宫腺肌症合并肌壁间结节声像图表现,弓状子宫。

（3）超声造影:宫腔底部向内凹陷,右侧输卵管于第 4 秒开始显影,粗细不均,形态柔顺,近段走行自然,远段输卵管因声束角度显影部分缺失,第 16 秒伞端可见少量造影剂呈小片状溢出;左侧输卵管于第 4 秒开始显影,形态略僵硬,粗细不均,呈"串珠状",近段输卵管因声束角度显影部分缺失,第 19 秒伞端可见造影剂呈"雨滴状"溢入盆腔。右侧卵巢周围可见半环状强回声造影剂弥散,左侧卵巢周围可见断续环状强回声造影剂弥散,盆腔弥散不均匀（图 6-3-12A、B,ER6-3-11）。推注造影剂 20ml,无反流,推注阻力不大,患者轻度疼痛。

超声造影提示:弓状子宫,双侧输卵管通而不畅（图 6-3-12C）。

3. 宫腹腔镜　宫腔镜下宫腔底部轻度内陷,置输卵管导管于右侧输卵管开口处,推入美蓝液 20ml,无阻力、无反流,导管置于左侧输卵管开口处,推入美蓝液 10ml,阻力大,加压可推进,有反流。

手术结果:弓状子宫,右侧输卵管通畅,左侧输卵管通而不畅。

ER6-3-11　右侧输卵管通畅,左侧输卵管通而不畅 4D-HyCoSy 图

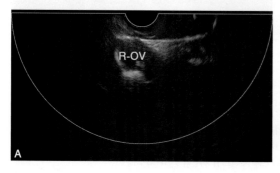

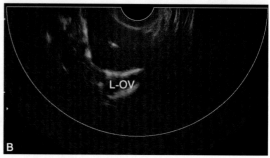

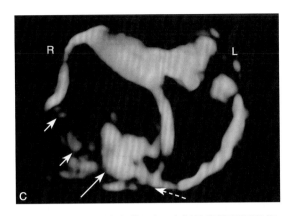

图 6-3-12　右侧输卵管通畅，左侧输卵管通而不畅
A. 右侧卵巢周围半环状强回声造影剂弥散，R-OV-右侧卵巢；B. 左侧卵巢周围断续环状强回声
造影剂弥散，L-OV-左侧卵巢；C.4D-HyCoSy 图，双侧输卵管粗细不均，部分输卵管因声束角度
显影缺失（短箭），右侧输卵管伞端造影剂小片状溢出（长箭）。左侧输卵管伞端造影剂"雨滴
状"溢出（虚线箭），R-右侧，L-左侧。

4. 诊断技巧　本例 4D-HyCoSy 示左侧输卵管伞端仅有点滴溢出，但左侧卵巢周围的环
状弥散明显，通过多角度观察分析，此环实际是由弥散的造影剂与逆流血管共同构成（ER6-
3-12，图 6-3-13A、B），据此征象易误诊为通畅，所以诊断时要多种模式结合、多角度时相节段
顺序法仔细观察，准确鉴别输卵管与逆流征象。

ER6-3-12　左侧宫旁逆流与输卵管构成卵巢环状弥散假象

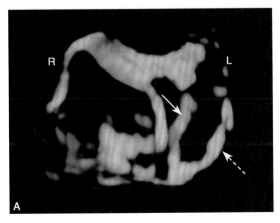
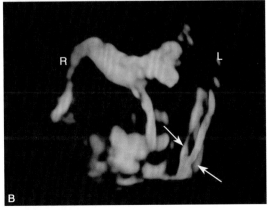

图 6-3-13　左侧宫旁逆流 4D-HyCoSy 图
A. 左侧卵巢周围环状弥散假象，左侧宫旁逆流（实线箭）与输卵管（虚线箭）构成卵巢周围
环状弥散假象，R-右侧，L-左侧；B.调整角度后显示逆流血管分支（箭）。

■ 病例 10

1. 病历摘要 女,37 岁,孕 2 产 1 流 1,2004 年因左侧输卵管妊娠破裂行开腹左侧输卵管中远段切除术,2005 年因右侧输卵管妊娠行腹腔镜下右侧输卵管开窗取胚术,现因正常性生活未避孕未怀孕 2 个月就诊。

2. 超声检查

(1) 二维超声:子宫前位,大小 5.2cm×4.4cm×4.0cm,肌壁回声均匀。内膜厚约 0.56cm,回声均匀。子宫与盆腔组织间移动度好。双卵巢大小正常,左侧卵巢位于宫体中外侧,邻近宫角,移动度差。右侧卵巢位于宫体后外侧,邻近宫角,移动度差。双卵巢周边可见多发点状钙化样强回声。

(2) 三维超声:冠状面示宫腔形态正常,宫腔内未见明显异常回声,双侧宫角可见。

超声提示:双卵巢周边点状强回声(考虑既往炎症所致)。

(3) 超声造影:左侧输卵管于第 12 秒开始显影,右侧输卵管于第 15 秒开始显影,双侧输卵管粗细不均,形态僵硬,右侧输卵管远段反折成角、膨大,可见盲端,左侧输卵管仅近中段显影,中远段未显影,末段膨大,可见盲端。双侧伞端均未见造影剂溢出,双卵巢周围及盆腔均未见造影剂弥散(ER6-3-13)。推注造影剂 10ml,反流 1ml,推注阻力大,加压不可推进,患者疼痛明显。

超声造影提示:右侧输卵管远段不通,左侧输卵管中段不通(图 6-3-14A)。

ER6-3-13 右侧输卵管远段不通,左侧输卵管中段不通 4D-HyCoSy 图

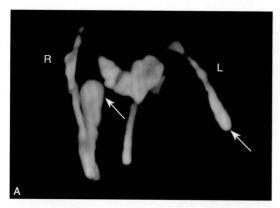
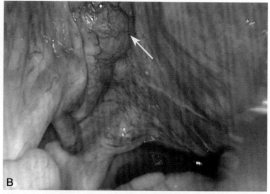

图 6-3-14 右侧输卵管远段不通,左侧输卵管中段不通

A. 4D-HyCoSy 图,右侧输卵管远段反折成角、膨大,可见盲端(箭),左侧输卵管仅近中段显影,末段膨大,可见盲端(箭),R-右侧,L-左侧;B. 腹腔镜下右侧输卵管通液,右侧输卵管内可见美蓝液充盈膨大,伞端未见美蓝液流出(箭)。

3. 宫腹腔镜　腹腔镜下右侧输卵管增粗,左侧输卵管中远段缺如。宫腔镜下双侧输卵管开口清晰可见,导管置于右侧输卵管开口处推入美蓝液,推注过程阻力大,加压推注见美蓝液反流,腹腔镜下右侧输卵管内可见美蓝液充盈膨大,伞端未见美蓝液流出(图 6-3-14B),后反复疏通均未见美蓝液流出,遂行右侧输卵管造口术。

手术结果:右侧输卵管远段不通,左侧输卵管中远段切除术后。

4. 诊断技巧　本例右侧输卵管积液及左侧宫旁逆流似伞端溢出,易误诊为双侧输卵管通畅(图 6-3-15A),此时 2D-HyCoSy 按时相节段顺序法追踪可清楚显示盲端(ER6-3-14),避开逆流征象干扰,然后再按时相节段顺序仔细观察 4D 超声造影图,调整角度、逐帧回放也可追踪至盲端,同时仔细观察左侧宫角起源的管状结构其远端可见分支(图 6-3-15B),因此判断其为逆流,这是与输卵管的主要鉴别点。

ER6-3-14　右侧输卵管远段不通,左侧输卵管中段不通

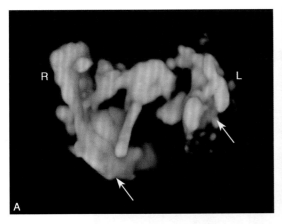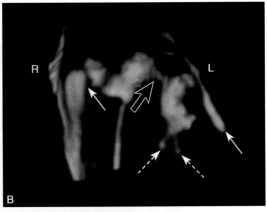

图 6-3-15　右侧输卵管远段不通,左侧输卵管中段不通
A. 4D-HyCoSy 图,右侧输卵管积液及左侧宫旁逆流似双侧伞端弥散(箭),R-右侧,
L-左侧;B.调整角度后 4D-HyCoSy 图,清楚显示双侧输卵管走行,双侧输卵管不通,
均可见盲端(实心箭)左侧宫旁可见逆流征象,该逆流起源于左侧宫角(空心箭),
远端可见分支(虚线箭),R-右侧,L-左侧。

□ **病例 11**

1. 病历摘要　女,39 岁,急性盆腔炎病史,现因正常性生活未避孕未怀孕 2 年余就诊。

2. 超声检查

(1) 二维超声:子宫前位,大小 4.3cm×4.2cm×3.9cm,肌壁回声均匀,宫颈右侧壁可见一低回声结节,大小约 1.6cm×1.1cm,CDFI 示边缘可见血流信号,RI:0.53。内膜厚约 0.39cm,回声均匀。子宫与盆腔组织间移动度好。双卵巢大小正常,均位于宫体中外侧,远离宫角,移动度差。

（2）三维超声:冠状面示宫腔形态正常,宫腔内未见明显异常回声,双侧宫角可见。

超声提示:宫颈低回声结节。

（3）超声造影:右侧输卵管于第 4 秒开始显影,左侧输卵管于第 5 秒开始显影,双侧输卵管粗细不均,走行迂曲,远段增粗、膨大,可见盲端,双侧伞端均未见造影剂溢出,双卵巢周围及盆腔均未见造影剂弥散(图 6-3-16A、B,ER6-3-15)。推注造影剂 10ml,反流 2ml,推注阻力大,患者疼痛明显。

超声造影提示:双侧输卵管远段不通伴积液(图 6-3-16C)。

3. 宫腹腔镜　腹腔镜下双侧输卵管增粗。宫腔镜下双侧输卵管开口清晰可见,导管分别置于双侧输卵管开口处推入美蓝液,推注过程阻力大,见美蓝液反流,腹腔镜下双侧输卵管内可见美蓝液充盈膨大,伞端均未见美蓝液流出,遂行双侧输卵管造口术。

手术结果:双侧输卵管远段不通伴积液。

ER6-3-15　双侧输卵管远段不通伴积液 4D-HyCoSy 图

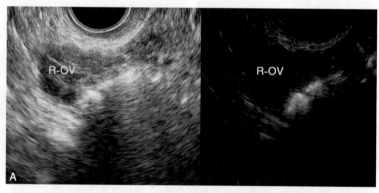

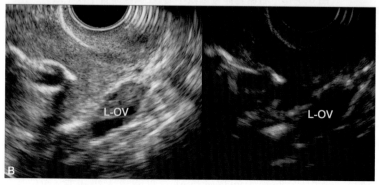

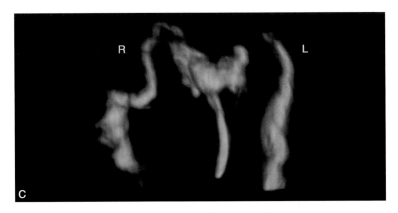

图 6-3-16　双侧输卵管远段不通伴积液

A. 右侧卵巢周围未见造影剂弥散,R-OV-右侧卵巢;B. 左侧卵巢周围
未见造影剂弥散,L-OV-左侧卵巢;C.4D-HyCoSy 图,双侧输卵管远端
盲端,R-右侧,L-左侧。

4. 诊断技巧　输卵管远段积液较多时易误认为伞端造影剂弥散而误诊为输卵管通畅,2D-HyCoSy 时相节段顺序法追踪清楚显示双侧输卵管走行迂曲,远段增粗、膨大,未见造影剂溢出,可见盲端(ER6-3-16),结合 4D-HyCoSy,可提高诊断准确率。

ER6-3-16　双侧输卵管远段不通伴积液
2D-HyCoSy 时相节段顺序法追踪图

□ 病例 12

1. 病历摘要　女,37 岁,G_2P_1,现因正常性生活未避孕未怀孕 4 年余就诊。

2. 超声检查

(1) 二维超声:子宫前位,大小 5.2cm×5.3cm×4.8cm,肌壁回声欠均匀,前壁可见一低回声结节,大小约 3.0cm×1.8cm×2.0cm,CDFI 示其内及周边可见血流信号,RI:0.83。内膜厚约 0.52cm,回声欠均匀。子宫与盆腔组织间移动度好。左侧卵巢大小正常,位于宫体下外侧,远离宫角,移动度欠佳。右侧卵巢大小正常,位于宫体下外侧,远离宫角,移动度好。

(2) 三维超声:冠状面示宫腔形态正常,宫腔内未见明显异常回声,双侧宫角可见。

超声提示:子宫肌瘤。

(3) 超声造影:右侧输卵管于第 3 秒开始显影,较长,粗细均匀,形态柔顺,走行自然,未见造影剂溢入盆腔;左侧输卵管于第 7 秒开始显影,形态略僵硬,粗细尚均,远段盘曲、增粗,末端膨大,未见造影剂溢入盆腔。右侧卵巢周围可见环状强回声造影剂弥散,左侧卵巢周围未见造影剂弥散,盆腔弥散不均匀(图6-3-17A、B,ER6-3-17)。推注造影剂6ml,反流3.5ml,推注阻力大,加压不可推进,患者疼痛明显。

　　超声造影提示:右侧输卵管通畅,左侧输卵管远段不通(图6-3-17C)。

　　3. 宫腹腔镜　腹腔镜下右侧输卵管较长,左侧输卵管未见明显异常。宫腔镜下置输卵管导管于右侧输卵管开口处,推入美蓝液20ml,无阻力、无反流,腹腔镜下可见美蓝液自右侧伞端流出,导管置于左侧输卵管开口处,推入美蓝液5ml,阻力大,加压反流,左侧伞端未见美蓝液流出。

　　手术结果:右侧输卵管通畅,左侧输卵管远段不通。

ER6-3-17　右侧输卵管通畅(因输卵管长未包全致不通假象),左侧输卵管远段不通4D-HyCoSy图

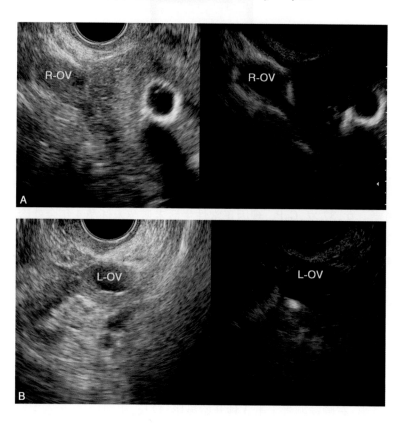

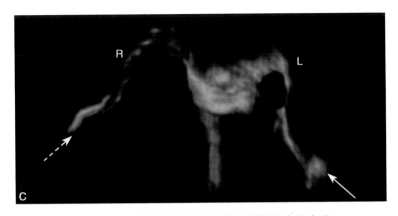

图 6-3-17　右侧输卵管通畅（因输卵管长未包全致
不通假象），左侧输卵管远段不通

A.右侧卵巢周围造影剂环状强回声弥散，R-OV-右侧卵巢；B.左侧卵
巢周围未见造影剂弥散，L-OV-左侧卵巢；C.4D-HyCoSy 图，因右侧输
卵管长未包全致不通假象，虚线箭示假盲端，左侧输卵管不通，实线
箭示真盲端，R-右侧，L-左侧。

4. 诊断技巧　输卵管较长时未完全包括在取样框内易造成信息丢失，导致误诊。本例
右侧输卵管较长，4D-HyCoSy 显像未能显示右侧输卵管伞端，造成右侧输卵管远段不通假
象，2D-HyCoSy 显示右侧输卵管全程显影，伞端可见大量造影剂喷射入盆腔，卵巢周围可见
造影剂呈环状强回声弥散，左侧输卵管远段增粗，未见造影剂溢出（ER6-3-18），4D-HyCoSy
与 2D-HyCoSy 结合诊断右侧输卵管通畅，左侧输卵管远段不通。遇此情况还可针对右侧输
卵管进行重新扫查，确保右侧输卵管及右侧卵巢完全包括在取样范围内。

ER6-3-18　双侧输卵管 2D-HyCoSy 时
相节段顺序法追踪图

■ 病例 13

1. 病历摘要　女，34 岁，未避孕未孕 1 年，超声监测有排卵，丈夫精液正常。

2. 超声检查

（1）二维超声：子宫后位，大小 5.0cm×5.3cm×4.6cm，肌壁回声欠均匀。内膜厚约
1.19cm，回声均匀。子宫与盆腔组织间移动度差。双卵巢大小正常，均位于宫体下外侧，远
离宫角，移动度差。

（2）三维超声：冠状面示宫腔形态正常，宫腔内未见明显异常回声，双侧宫角可见。

超声提示:子宫内膜厚。

(3) 超声造影:4D-HyCoSy 示右侧输卵管显影不佳。左侧输卵管于第 16 秒开始显影,近段粗细尚均,走行自然,形态柔顺,远段迂曲,第 18 秒见造影剂喷射入盆腔,并流向右附件区。2D-HyCoSy 示右侧输卵管显影,远端呈盲端,未见造影剂溢出,左侧输卵管迂曲,伞端可见造影剂喷射入盆腔。4D-HyCoSy 结束时右侧卵巢周围未见造影剂弥散,后期双卵巢周围均可见造影剂环状强回声弥散(图 6-3-18A、B),盆腔弥散不均匀(ER6-3-19)。推注造影剂20ml,反流 2ml,推注阻力不大,患者无疼痛。

超声造影提示:右侧输卵管远段不通,左侧输卵管通畅(图 6-3-18C)

3. 宫腹腔镜　腹腔镜下左侧输卵管壶腹部打折与子宫下段粘连,右侧输卵管峡部与右侧卵巢固有韧带粘连,可见散在紫蓝色结节,子宫直肠陷凹部分消失,宫腔内置管推注美蓝液,可见美蓝液从左侧伞端流出顺畅,右侧伞端未见美蓝液流出。宫腔镜下置导管于右侧输卵管开口处,推注美蓝液,开始时阻力大、有反流,加压后腹腔镜下可见美蓝液自右侧伞端流出。

手术结果:右侧输卵管远段不通,左侧输卵管通畅。

ER6-3-19　右侧输卵管远段不通,左侧输卵管通畅

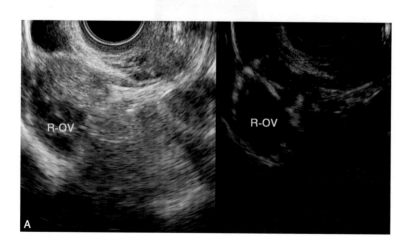

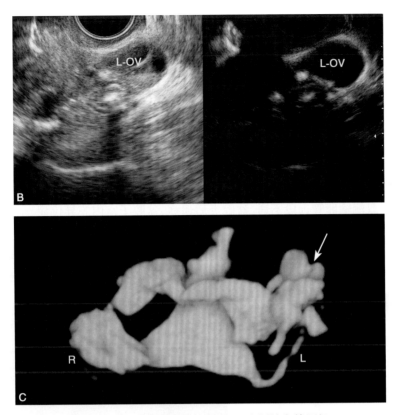

图 6-3-18　右侧输卵管远段不通，左侧输卵管通畅
A. 右侧卵巢周围造影剂环状强回声弥散，R-OV-右侧卵巢；B. 左侧卵
巢周围造影剂环状强回声弥散，L-OV-左侧卵巢；C. 4D-HyCoSy 图，
实线箭示左侧伞端溢出，右侧输卵管盲端，R-右侧，L-左侧。

4. 诊断技巧　卵巢周围造影剂可能来源于对侧伞端弥散。本例 4D-HyCoSy 示右侧输
卵管显影不佳，可能由于盆腔粘连及扫查角度所致，根据 4D-HyCoSy 图像无法判断右侧输卵
管通畅情况，但 2D-HyCoSy 清晰显示右侧输卵管走行及盲端，从而明确了诊断。右侧卵巢周
围及右侧盆腔可见造影剂，若仅以此征象推断右侧输卵管通畅性，则应诊断右侧输卵管通畅
或通而不畅，但 4D-HyCoSy 清晰显示了造影剂自左侧伞端溢出后流向右侧盆腔的整个动态
过程，所以 4D-HyCoSy 与 2D-HyCoSy 可相互补充、相互印证。

病例 14

1. 病历摘要　女，38 岁，痛经，G_1P_0，超声监测有排卵，丈夫精液正常，正常性生活未避
孕未孕 4 个月。

2. 超声检查

（1）二维超声：子宫后位，大小 4.0cm×4.7cm×3.7cm，肌壁回声欠均，肌壁间可见多个
低回声结节，较大者位于左侧壁，大小约 1.1cm×1.0cm×1.1cm。内膜厚约 0.57cm，回声均
匀。子宫与盆腔组织间移动度差。双卵巢大小正常，位于宫体中外侧，远离宫角，移动度差。

（2）三维超声：冠状面示宫腔形态正常，宫腔内未见明显异常回声，双侧宫角可见。

超声提示：子宫肌壁间多发结节

（3）超声造影：双侧输卵管于第 1 秒开始显影，近段粗细尚均匀，走行自然，远段粗细不
均，走行僵硬，呈"串珠状"，右侧远段呈环形，双侧伞端均未见造影剂溢出（ER6-3-19）。双

273

侧卵巢周围及盆腔均未见造影剂弥散。2D-HyCoSy 示右侧输卵管远段呈环状包绕卵巢,末端呈盲端,未见造影剂溢出,左侧输卵管远段迂曲,末端呈盲端,未见造影剂溢出(ER6-3-20)。推注造影剂 10ml,反流 2ml,推注阻力大,患者疼痛明显。

超声造影提示:双侧输卵管远段不通(图 6-3-19)。

3. 宫腹腔镜　腹腔镜下可见骶韧带和固有韧带变短增厚,左侧输卵管与子宫左侧壁疏松粘连,右侧输卵管伞端包裹成团状,注入美蓝液,双侧输卵管蓝染,未见美蓝液流入腹腔。宫腔镜下双侧输卵管开口清晰可见,宫腔镜下置导管于右侧输卵管开口处,推注美蓝液,加压后腹腔镜下可见美蓝液流入腹腔。于左侧输卵管开口置入导管后,加压后仍不见美蓝液流出。子宫左侧壁及后壁剥除 2 枚肌瘤样结节。

手术结果:双侧输卵管远段不通、盆腔炎后遗症、盆腔子宫内膜异位症、子宫多发肌瘤。

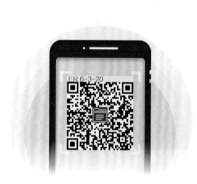

ER6-3-20　双侧输卵管远段不通

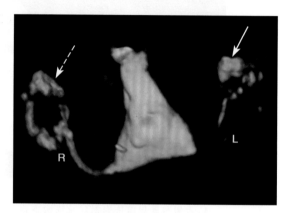

图 6-3-19　双侧输卵管远段不通 4D-HyCoSy 图,虚线箭示右侧环状为迂曲输卵管形成,实线箭示左侧输卵管盲端,R-右侧,L-左侧。

4. 诊断技巧　输卵管远段包绕卵巢易误诊为伞端弥散,将不通误诊为通畅或通而不畅。本例 4D-HyCoSy 显示右侧输卵管远段呈环形,2D-HyCoSy 示右侧卵巢周围环状强回声包绕,但仔细观察该强回声与右侧输卵管延续,边界清楚,可见盲端,未见造影剂溢出。

▣ 病例小结 2:

1. 卵巢周围可见环状强回声弥散不能说明该侧输卵管通畅或通而不畅,卵巢周围环状强回声见于以下几种情况:①该侧输卵管伞端弥散;②输卵管包绕;③对侧输卵管伞端造影剂弥散;④逆流血管。

2. 卵巢周围未见环状强回声弥散不能说明该侧输卵管不通,可能由于输卵管伞端未指向卵巢或卵巢位于远场显影不佳所致。

3. 逆流是输卵管通畅性诊断的主要影响因素,应从其起源及有无分支与输卵管鉴别。

4. 输卵管远段积液易与输卵管通畅时伞端弥散混淆,应从其形状、轮廓、有无体积感及多角度观察进行鉴别。

5. 需善于将 4D-HyCoSy 与 2D-HyCoSy 相结合。

综上所述,子宫输卵管超声造影图像分析受多种因素影响,我们要采取多种模式联合诊断、相互印证,全面而细致地多角度观察与分析图像,去伪存真,提高诊断准确率。

(顾小宁　杨敏)

参 考 文 献

1. 中国医师协会超声医师分会. 中国超声造影临床应用指南[M]. 北京：人民卫生出版社, 2017.

2. 王莎莎. 子宫输卵管超声造影[M]. 北京：军事医学科学出版社, 2014.

3. 任芸芸, 董晓秋. 妇产科超声诊断学[M]. 北京：人民卫生出版社, 2019.

4. Ludwin I, Martins W P, Nastri C O, et al. Pain Intensity During Ultrasound Assessment of Uterine Cavity and Tubal Patency With and Without Painkillers: Prospective Observational Study[J]. J Minim Invasive Gynecol, 2017, 24(4): 599-608.

5. Moro F, Selvaggi L, Sagnella F, et al. Could antispasmodic drug reduce pain during hysterosalpingo-contrast sonography (HyCoSy) in infertile patients? A randomized double-blind clinical trial[J]. Ultrasound Obstet Gynecol, 2012, 39(3): 260-265.

6. 中华医学会计划生育学分会. 剖宫产术后子宫瘢痕憩室诊治专家共识[J]. 中华妇产科杂志. 2019, 54(3): 145-148.

7. Gao Y B, Yan J H, Yang Y D, et al. Diagnostic value of transvaginal four-dimensional hysterosalpingo-contrast sonography combined with recanalization in patients with tubal infertility[J]. Niger J Clin Pract, 2019, 22: 46-50.

8. He Y, Wu H, Xiong R, et al. Intravasation Affects the Diagnostic Image Quality of Transvaginal 4-Dimensional Hysterosalpingo-Contrast Sonography With SonoVue[J]. J Ultrasound Med, 2019, 38(8): 1-12.

第七章

子宫腔超声造影

第一节 子宫腔超声造影临床应用

子宫腔超声造影(sonohyterography,SHG)是在超声的实时监视下,通过向宫腔注入造影剂,使宫腔扩张膨胀,实时观察子宫腔的变化。子宫腔声学造影所用造影剂分为负性造影剂和正性造影剂两种。负性造影剂通常用不含微泡的0.9%的生理盐水或以生理盐水为主要成分的注射混合液,造影声像图主要表现为无回声。正性造影剂目前常用生理盐水稀释的六氟化硫微泡造影剂,造影声像图表现为密集均匀的强回声。子宫腔声学造影可使宫腔与病变及周围组织间呈现明显的回声对比,从而对宫腔病变或宫腔畸形做出明确诊断。

一、适应证和禁忌证

(一)适应证

1. 子宫内膜息肉、黏膜下肌瘤、内膜局部增生的鉴别诊断。

2. 宫腔粘连、宫腔狭窄的评估。

3. 子宫发育异常的鉴别诊断,如纵隔子宫、双角子宫及单角子宫等。

4. 子宫剖宫产瘢痕憩室的评估。

(二)禁忌证

同子宫输卵管超声造影(见第六章第一节)。

二、检查方法

(一)造影前患者准备

1. 常规经阴道二维及三维超声检查后,明确为子宫腔造影适应证。

2. 接受常规妇科检查、白带悬液及阴道洁净度检查结果正常。

3. 检查的最佳时间是月经干净后3~7d内进行,造影前3d内禁性生活。

4. 签署检查知情同意书。

5. 宫腔置管前30min肌注间苯三酚80mg或阿托品0.5mg。

6. 宫腔置管 患者取膀胱截石位,常规消毒铺巾,用窥阴器暴露宫颈外口,碘伏消毒后,宫腔内置入子宫腔声学造影导管。子宫腔声学造影导管可选用有球囊或无球囊的导管(图7-1-1)。前者在球囊内注入生理盐水0.5~1.0ml后,将球囊卡在宫颈内口。后者是利用调节的锥形定位器置于宫颈外口处保持导管的位置。

7. 宫腔置管选择 根据患者检查目的、宫腔病变位置及承受能力选择适合的子宫腔造影导管。两种导管的优势和不足见表7-1-1。

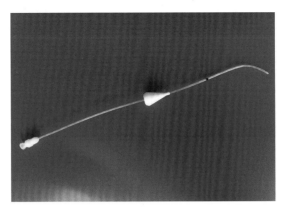

图 7-1-1　无球囊的导管图

表 7-1-1　两种导管的对比

导管类型	优势	不足
12 号双腔导管（有球囊）	1. 宫腔造影结束后,可增大球囊体积,进行子宫腔输卵管超声造影检查 2. 能清晰显示宫腔中、上段病变 3. 价格便宜	1. 因球囊卡在宫内口处,占据宫腔的一部分,容易遮挡宫腔下段病变及剖宫产瘢痕,影响对宫腔病变的诊断及剖宫产瘢痕憩室的准确评估 2. 对于完全性纵隔子宫或双子宫需采用 2 个双腔导管分别置于各个宫腔,2 个球囊可能会加重患者迷走神经兴奋引起的不良反应
Goldstein 宫腔造影导管（无球囊）	1. 能清晰显示全宫腔内病变,明确宫腔病变诊断 2. 无迷走神经兴奋引起的不良反应（即便针对完全性纵隔子宫或双子宫采用 2 个导管时） 3. 操作简单	1. 只能用于子宫腔造影检查,如要同时进行子宫输卵管超声造影检查需更换 12 号双腔导管 2. 价格较贵

（二）仪器设备调节

彩色多普勒超声诊断仪,可采用经阴道二维超声探头或容积探头,配有超声造影软件。探头频率范围 3.0~9.0MHz。当采用负性造影剂时,只需根据子宫的位置、大小进行探查深度和图像增益的调节,以能清晰显示宫腔病变为宜。当采用正性造影剂时,除了调节探查深度和增益以外,需调整机械指数（MI）范围在 0.10~0.15,以获得较高质量的对比声像图。

（三）造影剂配制

1. 负性造影剂　常规使用的负性造影剂为 0.9% 生理盐水 10~20ml。

2. 正性造影剂　目前常用的正性造影剂是注射用六氟化硫微泡造影剂。用 0.9% 生理盐水 5ml 稀释六氟化硫冻干粉末,震荡摇匀 20 秒,配制成微泡混悬液,然后用 20ml 注射器抽取 2ml 微泡混悬液后,再加入 0.9% 生理盐水至 20ml 摇匀备用。

（四）操作步骤

1. 将套有无菌胶套的阴道探头轻轻置于患者阴道穹窿。使用 12 号双腔导管时需观察宫腔内球囊大小及位置,调整球囊容积,使其尽可能小以恰好卡在子宫内口为宜,多数情况下球囊容积在 0.5~1.0ml。使用 Goldstein 导管时,将阴道探头紧贴在宫颈外口即可。

2. 使用负性造影剂时,在 2D 灰阶模式下进行动态观察。使用正性造影剂时,需在 2D 造影模式下进行动态观察。

3. 启动 2D 灰阶(或造影)超声模式,将配制好的造影剂经导管匀速注入宫腔,可根据宫腔充盈情况适量增减造影剂用量。在注射造影剂过程中,动态观察宫腔病变的形态、大小及与周围比邻关系,根据所观察内容采集宫腔连续灌注显影的动态图像存储,并采集 3D 图像存储。

4. 撤出宫腔置管,嘱患者在休息间观察 15~30min,无异常反应后方可离开。

5. 回放并分析存储的 2D 动态图像及 3D 图像,出具诊断报告。

三、操作技巧及需注意的问题

1. 针对同时进行子宫腔病变造影和输卵管造影检查的患者,可先行宫腔负性造影剂灌注显影检查,之后再进行宫腔输卵管正性造影剂灌注显影检查。也可以用正性造影剂先行宫腔输卵管造影,之后缓慢撤管观察宫腔病变,此程序更适用于剖宫产瘢痕憩室的评估。

2. 针对子宫畸形的宫腔造影检查,建议采用 Goldstein 导管,并使用正性造影剂,进行实时 2D 和 4D 图像采集(必要时进行 3D 采集)存储。

3. 使用 12 号双腔导管时,需根据宫腔内口大小调整球囊容积,使其尽可能小以恰好卡在子宫内口为宜,以便很好暴露宫腔下段病变。如果仍无法清晰显示宫腔下段病变,建议采用 Goldstein 导管。

第二节　子宫腔超声造影报告书写

一、宫腔病变造影报告书写模板

造影表现:宫腔内可见造影剂灌注充盈显影,宫腔形态正常,内膜(光滑/欠光滑),宫腔内(未见/可见)异常回声,范围约×cm××cm××cm,位于子宫(左/右)(前/后)壁(上/中/下)段或宫底(前/后/左/右)壁,边缘(规整/欠规整),基底(宽/细呈蒂样)。

造影提示:宫腔(××病变)

二、子宫畸形造影报告书写模板

造影表现:宫腔内可见造影剂灌注充盈显影,宫腔形态异常,子宫横切面自宫底向宫颈连续扫查或子宫冠状面显示,宫底呈(三角状/尖峰状)向宫腔隆起(达到/未达到/超过)宫内口,内膜光滑,宫腔内未见异常回声。

造影提示:子宫发育异常(××类型)

第三节　子宫腔超声造影病例

病例 1

1. 病历摘要　女,26 岁,体检发现子宫发育异常 1 个月,拟行孕前检查。

2. 超声检查

(1) 二维超声:子宫底横径较小,仅右侧宫角可见(图 7-3-1A)。

(2) 三维超声:子宫呈"梭形",宫腔呈"管状"偏向右侧。超声提示:子宫发育异常(单角子宫合并残角子宫)(图 7-3-1B)。

(3) 宫腔造影:注入正性造影剂 12ml 后,可见宫腔呈"牛角"状偏向右侧。造影提示:符合单角子宫宫腔造影表现(图 7-3-1C,ER7-3-1)。

3. 手术病理　单角子宫。

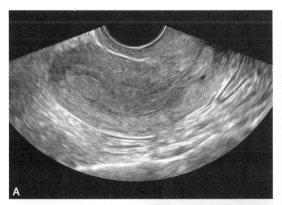
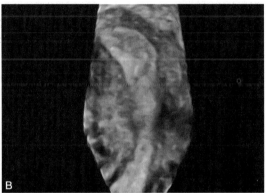
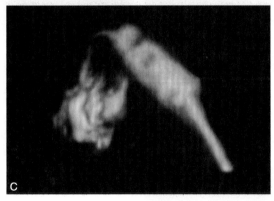

图 7-3-1　单角子宫

A. 二维超声图;B. 三维超声图,子宫冠状面呈"梭形",宫腔呈"管样"偏向右侧;C. 宫腔超声造影图,宫腔呈"牛角"状偏向右侧,右侧输卵管显影(使用 12 号双腔导管)。

ER7-3-1　单角子宫宫腔超声造影动态图

□ **病例2**

1. 病历摘要　女,33岁,孕前检查,平素月经规律,5~7/30,量中等,无痛经。

2. 超声检查

(1) 二维超声:子宫横径增宽,宫底肌壁平坦,可见一等回声分隔自宫底中部向宫腔内延伸,未达宫颈内口,双侧内膜夹角为锐角。超声提示:子宫发育异常(不完全纵隔子宫可能)。

(2) 三维超声:宫腔呈"Y"形,隔长约1.3cm。

(3) 宫腔造影:首先行负性造影剂灌注检查,注入生理盐水约10ml,二维超声子宫横切面观可见双侧宫腔膨胀充盈,其间可见分隔,三维超声冠状面显示宫腔呈"Y"形,分隔长约1.4cm。随后注入正性造影剂10ml,宫腔及双侧输卵管显影,宫腔呈"Y"形。超声造影提示:符合不完全纵隔子宫宫腔造影表现(图7-3-2A~C,ER7-3-2)。

3. 手术病理　不完全纵隔子宫。

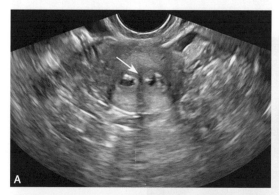

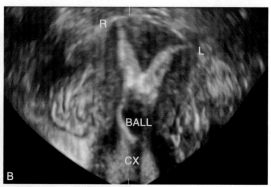

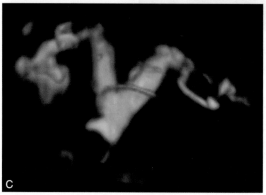

图7-3-2　不完全纵隔子宫

A.负性造影剂二维宫腔超声造影图,子宫横切面显示双侧膨胀的宫腔间可见分隔(箭);B.负性造影剂三维宫腔超声造影图,冠状面显示宫腔呈"Y"形,BALL-球囊,CX-宫颈,R-右侧,L-左侧;C.正性造影剂三维宫腔超声造影图,宫腔呈"Y"形(使用12号双腔导管)。

ER7-3-2　不完全纵隔子宫宫腔超声造影动态图

病例3

1. 病历摘要　女,36岁,月经淋漓不净半年。G_3P_2,既往行剖宫产手术。

2. 超声检查

（1）二维超声:子宫前壁下段剖宫产瘢痕处可见类圆形无回声,范围约0.5cm×1.2cm×0.6cm,与宫腔相通。超声提示:剖宫产瘢痕憩室（图7-3-3A）。

（2）宫腔造影:注入正性造影剂10ml后,可见子宫腔及剖宫产瘢痕憩室膨胀充盈,瘢痕憩室范围约0.9cm×1.4cm×0.8cm。造影提示:符合子宫剖宫产瘢痕憩室宫腔造影表现（图7-3-3A、B,ER7-3-3）。

3. 手术病理　剖宫产瘢痕憩室。

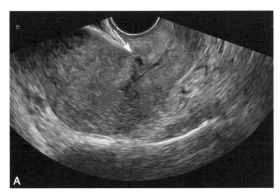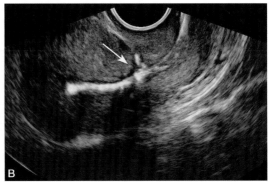

图7-3-3　剖宫产瘢痕憩室超声图
A.二维超声图,子宫剖宫产瘢痕处类圆形无回声（箭）;B.正性造影剂宫腔超声造影图,
剖宫产瘢痕憩室充盈并与宫腔相通（箭）,使用Goldstein导管。

ER7-3-3　剖宫产瘢痕憩室宫腔超声造影动态图

□ **病例 4**

1. 病历摘要　女,37 岁,月经量少半年,G₃P₁,人工流产 2 次。

2. 超声检查

（1）二维超声:子宫内膜厚薄不均,局部内膜连续性中断,可见带样低回声。超声提示:子宫内膜薄厚不均,可疑宫腔粘连(图 7-3-4A)。

（2）三维超声:冠状面示宫腔内带样低回声(图 7-3-4B)。

（3）宫腔造影:注入生理盐水 10ml 后,宫腔膨胀受限,可见条带状高回声与宫底两侧壁相连,子宫内膜欠光滑。造影提示:符合宫腔粘连宫腔造影表现(图 7-3-4C)。

3. 手术病理　宫腔粘连(图 7-3-4D、E,ER7-3-4)。

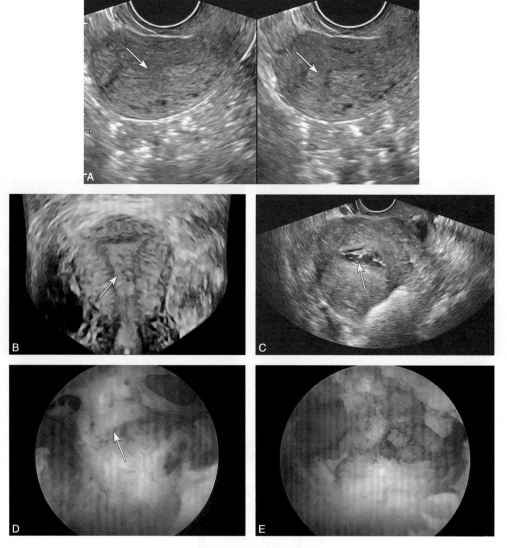

图 7-3-4　宫腔粘连超声图

A. 二维超声图,宫腔内带样低回声(箭);B. 三维超声图,宫腔内带样低回声(箭);C. 宫腔超声造影图,宫腔内可见条带状高回声与宫底两侧壁相连(箭),使用 Goldstein 导管;D. 术中所见,宫腔内粘连带(箭);E.宫腔镜下宫腔粘连松解术后所见,宫腔粘连带切除。

ER7-3-4 宫腔粘连宫腔超声造影动态图

□ 病例5

1. 病历摘要 女,34 岁,孕前检查发现宫腔内异常回声 1 个月。平素月经规律,5/32,量中等,轻度痛经。

2. 超声检查

(1) 二维超声:宫腔内可见一偏高回声,大小约 1.9cm×1.7cm×1.1cm,边界清,形态规则,CDFI 示内可见条状血流信号,与子宫后壁相交通,RI:0.53。超声提示:宫腔内偏高回声,考虑子宫内膜息肉样病变(图 7-3-5A、B)。

(2) 三维超声:冠状面示宫腔内偏高回声(图 7-3-5C)。

(3) 宫腔造影:注入生理盐水 10ml 后,宫腔膨胀充盈,前后壁内膜均呈光滑、弧形高回声,宫腔内偏高回声表面光整,周围可见生理盐水环绕,呈窄蒂样与宫底内膜相连,随造影剂冲击而摆动,内膜基底层连续完整。造影提示:符合子宫内膜息肉宫腔造影表现(图 7-3-5D,ER7-3-5)。

3. 手术病理 子宫内膜息肉。

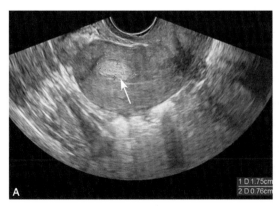

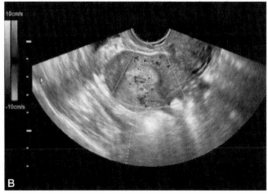

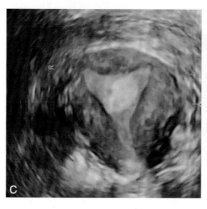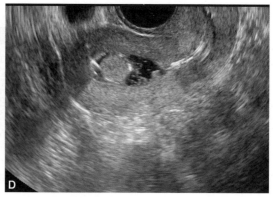

图 7-3-5　子宫内膜息肉超声图

A. 二维超声图,宫腔内偏高回声(箭);B. CDFI 图,包块内可见条状血流信号;C. 三维超声图;
D. 宫腔超声造影图,宫腔高回声周边可见生理盐水环绕,使用 Goldstein 导管。

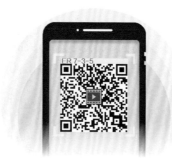

ER7-3-5　子宫内膜息肉宫腔超声造影动态图

病例 6

1. 病历摘要　女 41 岁,间断经间期出血 4 个月,量少于月经,色暗红。

2. 超声检查

(1) 二维超声:子宫内膜回声不均,宫腔内可见数个偏高回声,较大者大小约 1.5cm×1.4cm×1.1cm,边界清,形态规则,CDFI 示内可见条状血流信号,与子宫前壁相交通,RI:0.64。超声提示:宫腔内多发偏高回声,考虑子宫内膜息肉样病变(图 7-3-6A、B)。

(2) 三维超声:冠状面示宫腔内可见 3 个偏高回声(图 7-3-6C)。

(3) 宫腔造影:注入生理盐水 10ml 后,宫腔膨胀充盈,内膜欠光整,宫腔内可见多个偏高回声,分别与子宫前、后壁内膜相连,表面光整,基底较宽,不随造影剂冲击而摆动,内膜基底层连续完整。造影提示:符合子宫内膜多发息肉超声造影表现(图 7-3-6D,ER7-3-6)。

3. 手术病理　子宫内膜多发息肉。

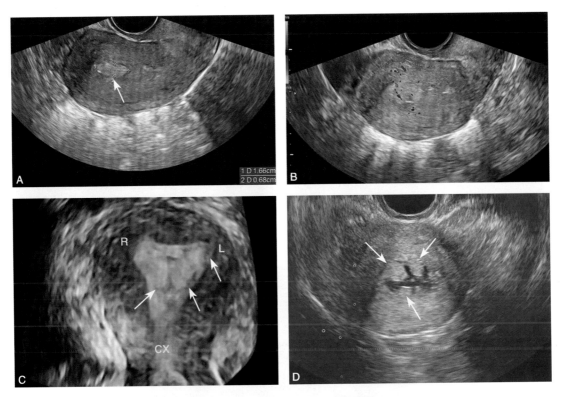

图 7-3-6　子宫内膜多发息肉超声图

A. 二维超声图,宫腔内偏高回声(箭);B. CDFI 图,包块内可见条状血流信号;C. 三维
超声图,宫腔内可见多个偏高回声(箭),CX-宫颈;D. 宫腔超声造影图,宫腔内可见多个
偏高回声,分别与子宫前、后壁内膜相连(箭),使用 12 号双腔导管。

ER7-3-6　子宫内膜多发息肉宫腔超声造影动态图

■ **病例 7**

1. 病历摘要　女,36 岁,同房后出血 2 个月,量少于月经,淡粉色。

2. 超声检查

(1) 二维超声:宫腔内可见一偏高回声,大小约 1.9cm×1.7cm×1.1cm,边界清,形态规
则,CDFI 示内可见条状血流信号,与子宫前壁相交通,RI:0.53。超声提示:宫腔内偏高回
声,考虑子宫内膜息肉样病变。

(2) 宫腔造影:注入生理盐水 15ml 后,宫腔膨胀充盈,内膜光滑,宫腔内偏高回声

表面光整,基底较宽,不随造影剂冲击而摆动,挤压局部肌层,与子宫肌层分界清晰,局部内膜基底层连续完整。造影提示:符合子宫内膜息肉宫腔造影表现(图 7-3-7A~C,ER7-3-7)。

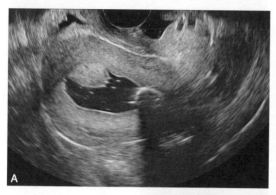
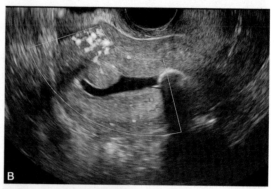
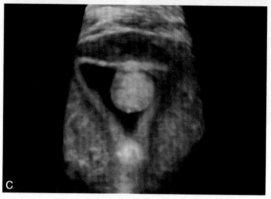

图 7-3-7　宽基底的子宫内膜息肉超声图
A.二维宫腔超声造影图,宫腔膨胀充盈,内可见宽基底的偏高回声包块;B.CDFI 图,
包块内可见条状血流信号,与子宫前壁相连;C.三维宫腔超声造影图,宫腔内包块
与宫底内膜相连,使用 12 号双腔导管。

ER7-3-7　宽基底的子宫内膜息肉宫腔超声造影动态图

病例 8

1. 病历摘要　女,36 岁,月经淋漓不净半年。G_3P_2,分别于 2009 年、2014 年剖宫产。

2. 超声检查

(1) 二维超声:子宫前壁下段剖宫产瘢痕呈细线样低回声。超声提示:子宫未见明显异常(图 7-3-8A)。

（2）宫腔造影：注入生理盐水 10ml 后，可见子宫腔及剖宫产瘢痕憩室膨胀充盈，瘢痕憩室范围约 0.9cm×1.4cm×0.8cm。宫腔内可见条带状高回声漂浮。造影提示：符合子宫剖宫产瘢痕憩室伴宫腔粘连带宫腔造影表现（图 7-3-8B，ER7-3-8）。

3. 手术结果　剖宫产瘢痕憩室并宫腔粘连。

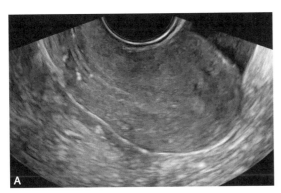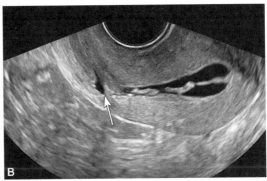

图 7-3-8　剖宫产瘢痕憩室并宫腔粘连超声图

A. 二维超声图，子宫未见明显异常；B. 宫腔超声造影图，剖宫产瘢痕憩室内可见生理盐水充盈（箭），宫腔内可见条带状高回声漂浮，使用 Goldstein 导管。

ER7-3-8　剖宫产瘢痕憩室并宫腔粘连超声造影动态图

分析小结

子宫腔超声造影可以与子宫输卵管造影同时进行，使用 12 号双腔导管，首先将球囊体积调整到尽量小，卡在宫颈内口，向宫腔内注入负性造影剂，进行宫腔超声造影检查；随后增大球囊体积，调整球囊大小，向宫腔内注入正性造影剂，行子宫输卵管造影检查。如需观察剖宫产瘢痕憩室或宫腔下段病变，可先行子宫输卵管造影检查，之后抽出球囊内生理盐水，缓慢边撤管边向宫腔内注入造影剂观察。如导管脱落或仍无法清晰显示宫腔下段病变，建议采用 Goldstein 导管。

正性造影剂和负性造影剂的选择。负性造影剂呈无回声，可以更清晰地衬托、包绕宫腔病变，如子宫内膜息肉、子宫黏膜下肌瘤、宫腔粘连等，而正性造影剂呈细密的强回声，有时容易掩盖宫腔病变，因此，对于宫腔占位性病变或宫腔粘连，建议使用负性造影剂。正性造影剂在造影条件下，与子宫肌层的对比更加明显，更适用于子宫畸形及剖宫产瘢痕憩室的检查。

（刘冬梅　杨敏）

参 考 文 献

1. 中国医师协会超声医师分会. 中国超声造影临床应用指南[M]. 北京:人民卫生出版社. 2017.

2. 郑荣琴. 妇科超声造影临床应用指南[J]. 中华医学超声杂志(电子版),2015,12(02):94-98.

3. 任芸芸,董晓秋. 妇产科超声诊断学[M]. 北京:人民卫生出版社. 2019.

4. 福林,申文凤,包狄,等. 经阴道超声宫腔声学造影在宫腔病变中的应用价值[J]. 中国临床医学影像杂志,2010,21(10):750-752.

5. 中华医学会计划生育学分会. 剖宫产术后子宫瘢痕憩室诊治专家共识[J],中华妇产科杂志,2019,54(3):145-148.

6. 廖林,何敏,杨太珠,等. 三维超声宫腔声学造影对子宫黏膜下肌瘤分型的临床价值[J]. 中国超声医学杂志,2011,27(05):448-450.

登录中华临床影像库步骤

▌公众号登录 >>

扫描二维码
关注"临床影像库"公众号

点击"影像库"菜单
进入中华临床影像库首页

临床影像库
中华临床影像库内容涵盖国内近百家大
型三甲医院临床影像诊断中所能见... ⌄

7位朋友关注

关注公众号

影像库

▌网站登录 >>

输入网址 medbooks.ipmph.com/yx
进入中华临床影像库首页

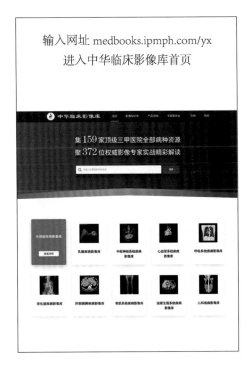

进入中华临床影像库首页

注册或登录

PC 端点击首页"兑换"按钮
移动端在首页菜单中选择"兑换"按钮

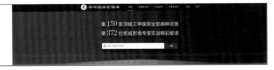

输入兑换码,点击"激活"按钮
开通中华临床影像库的使用权限

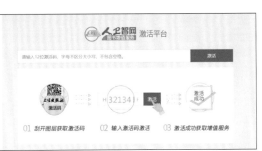

获取图书配套增值内容步骤说明

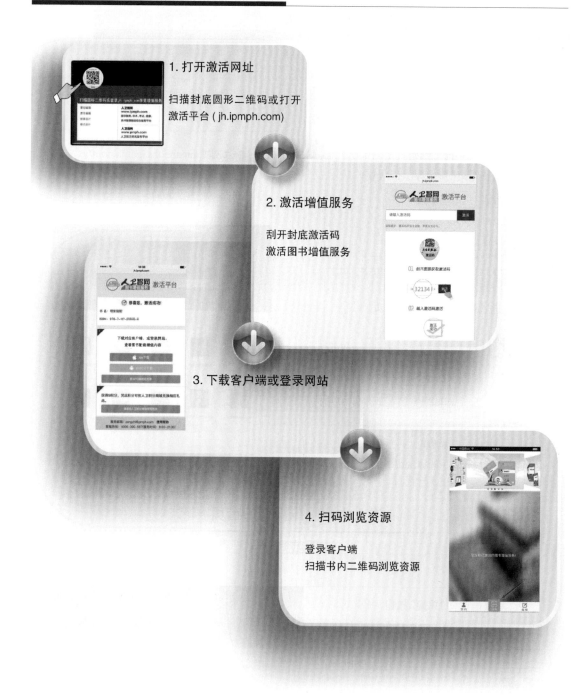

1. 打开激活网址

扫描封底圆形二维码或打开
激活平台 (jh.ipmph.com)

2. 激活增值服务

刮开封底激活码
激活图书增值服务

3. 下载客户端或登录网站

4. 扫码浏览资源

登录客户端
扫描书内二维码浏览资源